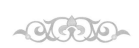

回族汤瓶八诊疗法系列一

国家级非物质文化遗产保护项目

汤瓶八诊

养生方案

—— 来自丝绸之路上的传奇 ——

杨华祥　著

广西科学技术出版社

图书在版编目（CIP）数据

汤瓶八诊：套装版 / 杨华祥著. —南宁：广西科学技术出版社，2016.9
ISBN 978-7-5551-0675-3

Ⅰ．①汤… Ⅱ．①杨… Ⅲ．①回族–民族医学 Ⅳ．①R291.3

中国版本图书馆CIP数据核字（2016）第193090号

TANGPING BAZHEN （TAOZHUANG BAN）
汤瓶八诊（套装版）
杨华祥　著

责任编辑：冯靖城　彭溢楚　朱杰墨子　　装帧设计：苏　畅
　　　　　石　芮　刘晓丽　李　媛　　　责任印制：韦文印
责任校对：赖铭洪

出 版 人：卢培钊　　　　　　　　　　　出版发行：广西科学技术出版社
社　　　址：广西南宁市东葛路66号　　邮政编码：530022
网　　　址：http://www.gxkjs.com　　　在线阅读：http://www.gxkjs.com

经　　　销：全国各地新华书店
印　　　刷：广西大华印刷有限公司
地　　　址：广西南宁市高新区科园大道62号　　邮政编码：530007
开　　　本：730mm×1020mm　　1/16
字　　　数：582千字　　　　　　　　　　　　印　　张：43.25
版　　　次：2016年9月第1版
印　　　次：2016年9月第1次印刷
书　　　号：ISBN　978-7-5551-0675-3
定　　　价：150.00元（共三册）

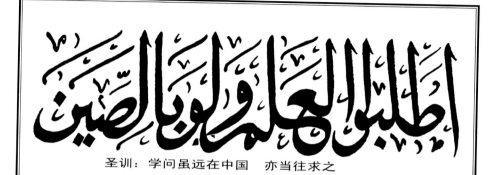

圣训：学问虽远在中国 亦当往求之

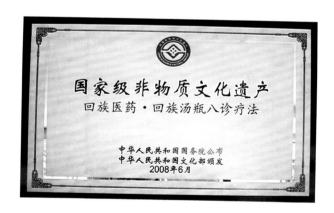

汤瓶八诊

回族文化

弘扬发展

造福中华

陈广元

二OO九年元月十八日

中国伊斯兰教协会会长陈广元题词

汤瓶八诊传承历史

伊斯兰教创始人穆罕默德曾经告诫他的弟子们："学问虽远在中国，亦当往求之。"在这句话的指引下，早在1300年前的唐朝，中东穆斯林先贤就通过丝绸之路不远万里长途跋涉来到中国，不仅带来了香料、珠宝，也带来了阿拉伯医学文化。

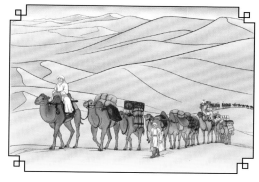

在丝绸之路上，人们在经过驿站或者绿洲补给水源、洗浴和歇息之时，为了消除旅途劳顿，自觉地按照阿拉伯的保健疗法来按揉脚部和身体的某些部位。这些保健方法被穆斯林先贤不断传递、完善着。

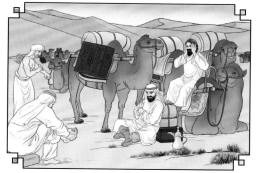

他们到达中国长安后，发现穆斯林洗小净的程序和部位恰与中医所讲的末梢经络相吻合，经络贯通人体周身各部位，内连脏腑，外络皮毛，沟通人体上下内外。此发现给了他们很大的启发，他们又结合原有的保健方法，逐渐形成了具有伊斯兰特色的自然疗法——末梢经络根传法。

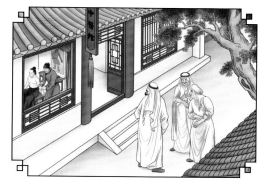

穆斯林先贤为中国经济的繁荣、文化交流作出了很大贡献，唐太宗李世民为了给予表彰，按照穆斯林的习俗打造了一只纯金洗壶送给他们，时人称为"唐壶"。洗壶是穆斯林用于洗大净和小净的水壶，壶内装有热水，古时称热水为"汤"，故渐渐易名为"汤瓶"。这就是汤瓶壶的由来。

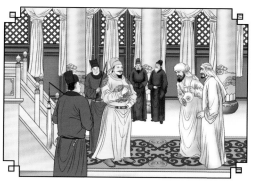

汤瓶八诊传承历史

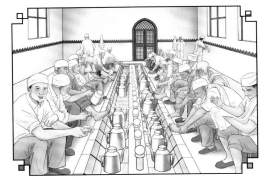

穆斯林先贤把源自阿拉伯的放血疗法、火疗、水疗、油疗以及末梢经络根传法与中医精华相结合，再经历代学者、医者的总结、探索与完善，逐步形成了较为完整的极具回族特色的保健疗法——汤瓶八诊，即头诊、面诊、耳诊、手诊、脚诊、骨诊、脉诊、气诊八种诊疗方法。

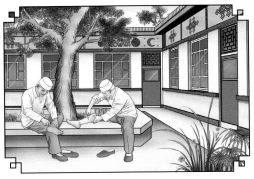

千百年来，汤瓶八诊一直以口传心授、言传身教的方式在回族民间流传，历千年而不殁，经累世而不朽。因其具有操作简便、易学易懂、防病治病、疗效卓越、安全可靠等诸多优点，深受回族群众喜爱和信赖。

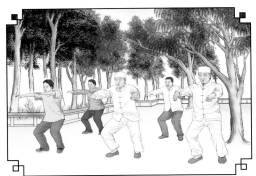

汤瓶八诊这种保健疗法，还包括自我修炼的汤瓶养生功。汤瓶养生功是根据穆斯林的一日五次礼拜、斋日静坐和回族武术与博大精深的中华文化融会而成的一套简便易学的养生功法。每天只要练习 30 分钟，即可达到强身健体、抗衰养颜、安神定志的功效。

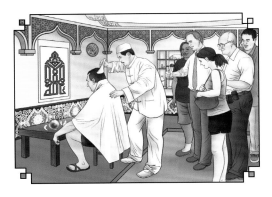

在 2008 年北京奥运会、残奥会期间，汤瓶八诊作为中国回族保健医学的代表、中国非物质文化遗产的代表入驻祥云小屋，引起了各国来宾的广泛关注。2010 年上海世博会期间，汤瓶八诊再次受邀入驻世博园及三民馆，服务于世界宾客，受到社会各界的高度赞扬。

汤瓶八诊历代传承人

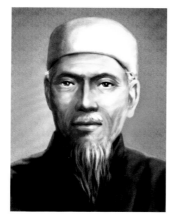

汤瓶八诊创始人杨明公

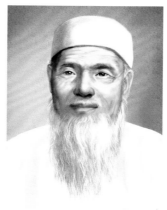

汤瓶八诊第二代传人杨振山

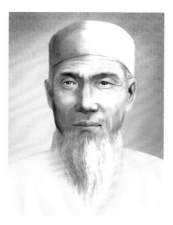

汤瓶八诊第三代传人杨万运

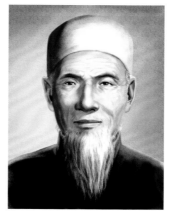

汤瓶八诊第四代传人杨岭云

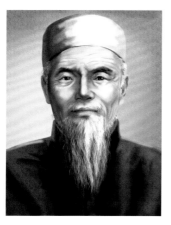

汤瓶八诊第五代传人杨瑞堂

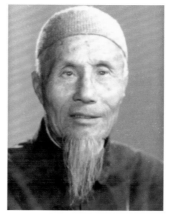

汤瓶八诊第六代传人杨耀钧

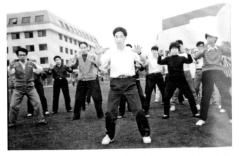

1973 年，汤瓶八诊第七代传承人杨华增在深圳传授汤瓶养生功。

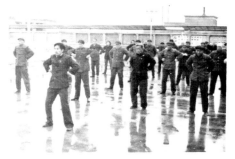

1979 年，汤瓶八诊传承人杨华祥教授在指导铁路系统退离休老干部学习汤瓶养生功。

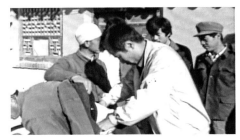

1984 年，汤瓶八诊第七代传承人杨华祥教授在宁夏南部山区为当地贫困农民小儿麻痹症患者义诊。

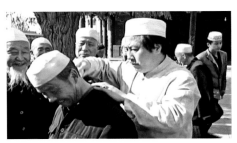

1984 年，应宁夏顾问委员会主任薛宏福邀请，宁夏电视台记者随同汤瓶八诊传承人杨华祥教授赴宁夏南部贫困山区义诊，引起巨大凡响。

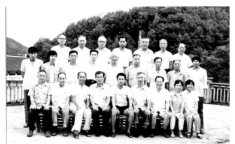

1986 年，汤瓶八诊传承人杨华祥教授应邀在浙江海军疗养院为离休老人传授异经奇脉的位置和转五围的方法。

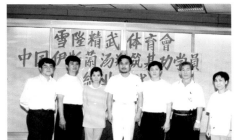

1992 年，汤瓶八诊传承人杨华祥教授应马来西亚精武体育会邀请，为大马民众教授汤瓶养生功和汤瓶八诊。

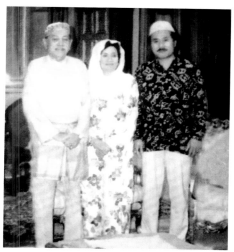

1992 年，汤瓶八诊落户马来西亚，时任最高元首东姑嘉法是汤瓶八诊的受益者，也是支持者。

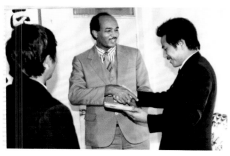

1997 年，苏丹苏中友好医院的法依兹博士专程到宁夏回民医院学习中国回族医学汤瓶八诊，时任院长的杨华祥先生为他颁发结业证书。

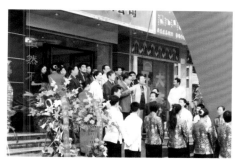

2003 年，中国第一家回族汤瓶八诊养生坊在宁夏回族自治区首府银川市开业。

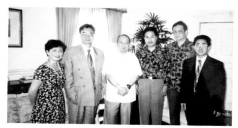

1997 年，时任宁夏回族自治区政府主席马启智率团访问马来西亚，杨华祥教授陪同会见汤瓶八诊的受益者马来西亚财政部长东姑拉沙里。

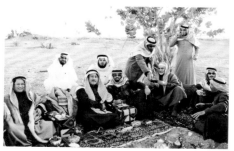

2003 年，汤瓶八诊传承人杨华祥教授在沙特阿拉伯传授中国回族汤瓶八诊养生功。

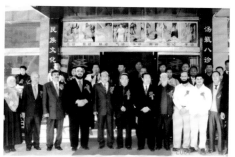

2005 年 9 月，回族汤瓶八诊落户中国回族之乡宁夏吴忠市，时任市长吴玉才和政府副秘书长黑智虎及相关领导与来自沙特阿拉伯、卡塔尔、阿联酋和埃及的宾客共同出席开幕剪彩活动。

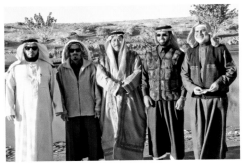

2006 年，汤瓶八诊传承人杨华祥教授应沙特王室成员邀请访问沙特，受到该国王室及著名作家热情接待。

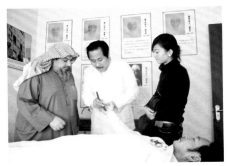

2007 年，卡塔尔王室医生穆罕默德·阿克尔（左）不远万里来到宁夏向杨华祥教授学习回医汤瓶八诊疗法。

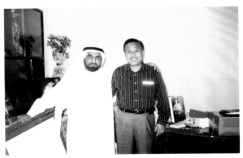

2007 年，杨华祥教授应阿联酋王子、前司法部长谢穆罕默德邀请访问阿联酋，为王室成员提供医疗保健建议。

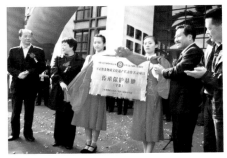

2009 年，在宁夏政府领导的关怀下，宁夏医科大学成立回族汤瓶八诊培训学院。时任自治区副主席姚爱兴等领导亲临现场揭牌。

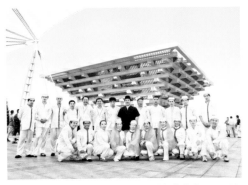

2010 年，举世瞩目的上海世博会期间，汤瓶八诊代表宁夏回族医学文化，应邀参与中国元素文化展示活动。

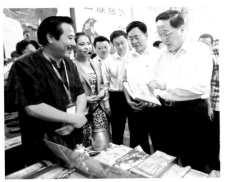

2010 年上海世博会期间，时任上海市委书记俞正声和宁夏回族自治区党委书记张毅与汤瓶八诊传承人杨华祥教授亲切交流，了解汤瓶八诊的传承体系。

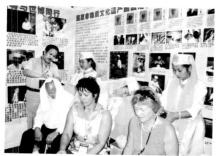

2010年世博会期间，汤瓶八诊传承人杨华祥教授带汤瓶八诊诊疗师为各国来宾演示汤瓶八诊疗法。

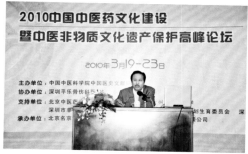

2010年，汤瓶八诊传承人杨华祥教授应邀在中医非物质文化遗产保护高峰论坛上讲解杨氏汤瓶八诊疗法。

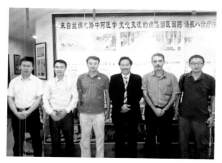

2013年，卡塔尔半岛电视台专程到宁夏拍摄中国国家级非物质文化遗产汤瓶八诊疗法并播出，让世界通过杨氏汤瓶八诊进一步了解了中国回族医学。

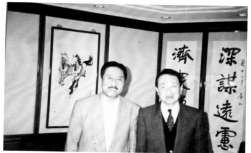

"世界糖王"、商界领秀郭鹤年先生和他兄长郭鹤举，对杨华祥先生在马来西亚建立汤瓶八诊保健养生俱乐部，宣传宁夏，发展汤瓶八诊事业曾给予了很大的支持。

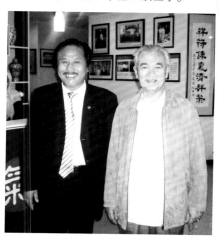

马来西亚前首相敦·阿布杜拉·艾哈迈德·巴达维在银川汤瓶八诊传承基地体验后，给予了高度评价，并题词给予鼓励。

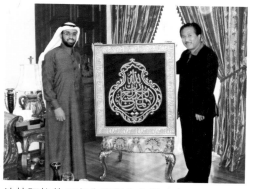

沙特阿拉伯王室为表彰杨华祥对中阿医学文化交流、汤瓶八诊疗法的传承与发展所做出的贡献，特赠予他穆斯林最珍贵的礼品——金丝银丝绣成的天房古兰幔帐。

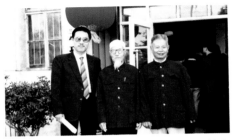

汤瓶八诊是杨氏家族七代人呕心沥血的文化成果，杨华祥的父亲杨耀钧和宁夏银南科委主任老干部金石是汤瓶八诊事业发展的奠基人。

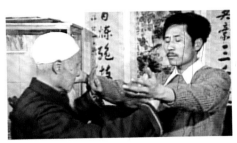

汤瓶八诊是由明末清初杨明公创建，经七代人传承的回族医学文化。这是第六代传承人杨耀钧在指导次子杨华祥修练汤瓶功。

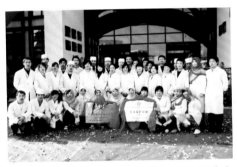

为支持杨氏创编并七代传承的汤瓶八诊疗法，宁夏政府批准成立宁夏医科大学汤瓶八诊职业培训学院。

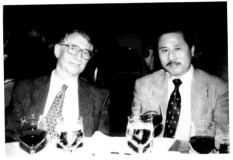

香格里拉集团亚洲区总裁保罗·布什（左）晚年患了膀胱癌，杨华祥教授用汤瓶八诊为他延长了生命。保罗·布什留下了遗书表示对汤瓶八诊事业的支持。

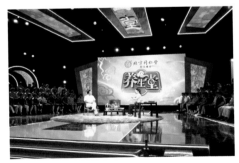

杨氏创编并七代传承的汤瓶八诊疗法应邀走进北京卫视养生堂节目，向全国介绍回医汤瓶八诊疗法。

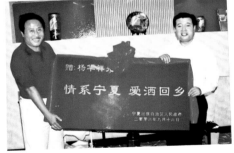

以汤瓶八诊为桥梁，传承人杨华祥几十年如一日，为宣传中国和宣传宁夏做出了杰出贡献。时任宁夏回族自治区政府主席王正伟代表自治区人民政府为表彰杨华祥教授的爱国、爱乡情结，特授牌"情系宁夏爱洒回乡"。

汤瓶八诊
养生方案

汤瓶八诊
养生方案

中国回族汤瓶八诊传承简述

　　近年来，在党中央国务院的亲切关怀下，在宁夏回族自治区党委与国家商务部、中国经贸促进会、宁夏回族自治区人民政府的共同努力下，中国唯一的回族自治区——宁夏，已成功举办了三届中国—阿拉伯国家博览会，并取得了丰硕的成果。"塞上江南，神奇宁夏"借助这个平台，在国内外已广泛得到了解及认识。在此期间来宁夏参会的世界友人，通过对中国国家级非物质文化遗产汤瓶八诊疗法的体验，了解了中国回族医学的独特疗效，增进了了解，加强了友谊。

　　愿中国回医回药汤瓶八诊疗法能为促进中国与阿拉伯国家的文化交流，让世界人民更了解中国、了解中国宁夏回族医学起到抛砖引玉的作用，让中国与阿拉伯医学的结晶——中国回族医学造福各国友人，成为生活中健康的伴侣。

　　"丝绸之路经济带"是中国与世界各国之间互动的重要经济合作平台，宁夏作为中国唯一的回族自治区，曾是古丝绸之路的重要途径，经贸往来的枢纽之一，并和伊斯兰国家在生活习俗、民族信仰、文化传承方面有着许多共同的文化起源。特别在中国回医回药发展演变过程中和阿拉伯医学有着密切的关联。早在1300年前,伊斯兰教的先贤穆罕默德曾在《圣训》中明确记载:"知识虽然远在中国,亦当往求之",中国回医回药就是阿拉伯先贤来到中国后在阿拉伯传统医学的基础上吸取了博大精深的中华民族医学,通过千百年的不断总结实践所形成的具有中阿医学文化特征的中国回族医学。中国回族医学是一种典型的文化转移现象,也是在阿拉伯医学的基础上吸取了中医学所形成的既有阿拉伯医学的元素又有中医学文化特征的典型案例。国家级非物质文化遗产项目"回医回药汤瓶八诊疗法",是具有中医学和回族传统医学与阿拉伯医学交流融合医疗保健养生成果的象征。也是中阿医学文化融合特征的项目之一,是最适合伊斯兰民族的医疗保健的选择项目。

汤瓶八诊是我的祖先——生于明末清初中国河南回族名医杨明公,根据阿拉伯传统医学的医学理论和实践融合了中医学的理论体系创建,之后通过七代人不断地实践总结形成的。汤瓶八诊的内容包括:1. 内病外治非药物疗法,其包括头诊、面诊、耳诊、手诊、脚诊、骨诊、脉诊、气诊八种综合保健理疗方法。2. 内病外治药物疗法,其包括药、水、火、油、理、食、茶、意疗八疗。内病外治药物疗法是通过以阿拉伯香药结合中草药配伍,通过水疗、火疗、油疗、膏、散、贴、敷、熏、灸而达到养生保健治疗的目的。3. 将养生和生活融为一体(根据穆斯林的生活习俗、宗教礼仪,每日礼拜功修而总结创编的汤瓶养生功及食疗与茶疗)。4. 回医回药(在阿拉伯香药的基础上,吸取了适合穆斯林族群,符合宗教习俗的医药方案)。

《汤瓶八诊养生方案》通俗易懂地向大家推介通过杨氏家族七代人实践总结而传承下来的养生方法。自从1987年在宁夏成立中国第一家"中国宁夏伊斯兰医疗康复中心"以来,汤瓶八诊疗法为来自国内外的数万亚健康人群和病患者带来了福音。我们将会陆续把汤瓶八诊疗法的实践养生方法与大家分享,愿杨氏家族七代传承的汤瓶八诊疗法能成为您的健康伴侣。

中国国家级非物质文化遗产

回医回药汤瓶八诊疗法传承人

让回族医学造福各族人民

　　我国自古以来就是一个多民族国家，各民族的独特文化一直相映生辉。民族文化是我们了解过去、展望未来的重要参照，是在特定年代产生的精神财富。更重要的是，它蕴含着我们民族的历史与精神，而民族精神又是民族文化的核心和灵魂，是一个民族赖以生存和发展的精神支撑。

　　但由于时间长河的冲刷和民族文化的融合，很多民族的民间技法和民俗文化渐次湮没，如今已不为人知。因此，发掘、整理、传承、发扬这些濒临失传的文化和技法，就变成了尤为紧迫的问题。

　　杨华祥教授1987年出任中国宁夏伊斯兰医疗康复中心主任，兼回民医院院长，将汤瓶八诊正式用于临床，服务于各族人民。他正是肩负着这样的使命，几十年如一日地进行着既艰巨又有意义的工作。作为回族"汤瓶八诊"的第七代传人，他自小受回族医学和杨氏"汤瓶八诊"文化的熏陶，并广泛涉猎了其他民族的医学著作，在发掘和整理中，不但继承了原有的八诊文化，更使其日渐充实，使汤瓶八诊既具有了自己的特色，又兼容了其他医学文化的特长。

无论回医还是中医，乃至其他民族的医学，都生长在广袤的中华大地上，共同汲取着这片土地的营养。它们既是独立的，又相互影响和借鉴，从未割裂开来。杨教授始终抱着取精、融合、发展的态度，把发扬民族医学和弘扬中华文化紧密地结合在一起。从上海到宁夏，从国内到国外，到处都有他传播汤瓶八诊，展示回医精髓，弘扬中华精神的足迹。

杨华祥教授毕生的追求是想通过回族医学汤瓶八诊促进民族的团结和相互了解，传承中国回族保健医学的结晶，并以此向世界展示中华医学的博大精深。爱国是爱教的一部分，在他的心里，民族情怀、宗教情怀和祖国紧紧地联系在一起。也正是在这种信念的激励下，杨教授始终怀着一腔热忱来宣传宁夏及汤瓶八诊这一保健疗法，将它带到世界各地，为更多的人带来了福音。同时，也赢得了世界各地的穆斯林的关注与认可。

2008年6月，汤瓶八诊被国务院、文化部列入国家级非物质文化遗产名录，和其他非物质文化遗产项目一同参加了2008年的北京奥运会和2010年的上海世博会的展示，受到国内外广大人士的欢迎与推崇。这是我们宁夏的荣誉，也是回族人民的骄傲。

兼容并蓄方显大家气度，心念民瘼遂成一代名医。作为一位医生，一位亲善的民间文化大使，一座沟通各民族乃至国家的桥梁，杨华祥教授的努力和付出都是有目共睹的。也正是因为他心系国家与人民，才想把汤瓶八诊文化推广开来，让它为民所有，为民所用。

"民族的就是世界的。"医学文化也是不分国度的，回族保健医学——汤瓶八诊不仅为世界人民预防"亚健康"做出了巨大努力，还承担着"以汤瓶八诊为桥梁，让世界更了解中国"的民族使命。希望本书的出版能把健康传递给更多的人，让大家更了解回族医学文化，让世界人民都从汤瓶八诊中受益。

第十一届全国人大民族事务委员会主任委员

马启智

二〇一〇年八月

汤瓶八诊，开启回族文化之门

塞上江南钟灵毓秀，不仅孕育了朴实善良的中华回族，也孕育了异彩纷呈的回族文化，回族汤瓶八诊就是其中的一种。走进汤瓶八诊，如同翻阅回族医学文化的悠长历史，有萱草般陈旧而悠长的味道沿着汤瓶的脉络流淌。

回族汤瓶八诊疗法已有1300年历史，一直以口传心授的方式在回族民间流传。据书载，古阿拉伯人通过丝绸之路，长途跋涉到中国来经商，路途中人困马乏，疲惫不堪，腰酸腿痛，在歇息之时，通过揉脚减轻疲劳，当到达中国长安后发现了中国中医经络学理论，认识到经络贯通人体周身各部，脉脉相连，络络相通，后形成于此的诊疗称为末梢经络根传法，也就是回族汤瓶八诊的雏形。

回族汤瓶八诊是波斯保健医学和中东伊斯兰医学汲取和融合了中华医学，而形成的具有中国回族特色的养生保健疗法，分为头诊、面诊、耳诊、手诊、脚诊、骨诊、脉诊、气诊。回族汤瓶八诊疗法作为回族保健医学文化的组成部分，已于2008年1月被列入"国家级非物质文化遗产代表作名录"，填补了宁夏伊斯兰文化和回族医学文化的空白，是一项值得称赞的标志性成果。

　　宁夏医科大学回族医学研究所特邀研究员杨华祥教授是回族汤瓶八诊疗法杨氏家族的第七代传人，他承袭发扬回族汤瓶八诊，通过不断的挖掘、完善汤瓶八诊疗法提升宁夏的文化内涵，管窥汤瓶八诊，能捕捉到宁夏走向世界的清晰轨迹——如今汤瓶八诊已在马来西亚、澳大利亚、卡塔尔、阿联酋等地陆续开花，为提升宁夏在国际上的知名度做出了积极贡献。

　　愿汤瓶八诊成为一把钥匙，让更多的人通过这把钥匙开启回族文化的大门，走进多姿多彩的魅力回乡。

时任宁夏回族自治区人民政府主席

王正伟

2009 年 12 月 10 日

汤瓶八诊　养生方案

发扬回族医学的优秀传统

　　回回民族简称回族。回族是由境外的阿拉伯、波斯、古代突厥等穆斯林移民群体与中国境内的汉、蒙古、维吾尔等民族成分融合而成的一个民族共同体。回回民族在形成发展的过程中把阿拉伯医学输入到中国。

　　从唐代起，阿拉伯国家的药物乃至医术已经传入，段成式（803—863）撰写的《酉阳杂俎》记载了数十种阿拉伯国家的动物、植物名称，对其性状有具体的描述，成为唐代及以后中国人认识阿拉伯药物的重要参考书。

　　晚唐，五代时土生波斯人李珣撰写了《海药本草》，它是一部纯粹的本草书，而作者是波斯人的后裔，其家以经营香药为业，故对多种胡药的性状、炮制及功能主治具有深厚的知识，是一位本草学家。因此，其记述的上百种药物中以阿拉伯药物居多，《海药本草》在扩大中国人的本草知识，丰富中医的内容有重要作用，是阿拉伯医药于唐五代传入中国的重要证明。

　　宋代，阿拉伯与中国的海上贸易更加繁盛，中国于11世纪陆续设置了市舶司，加强了海上贸易的管理。海上贸易的主项仍然是药材、香料生意。

当时输入的药物很多，《宋史》记有白龙脑、白砂糖、乳香、腽肭脐（海狗肾）、龙盐、银药、五味子、扁桃、琥珀、无名异、木香、血竭、没药、硼砂、阿魏、熏香、白龙黑龙涎香、苏合香。

《岭外代答》又记有没食子、珊瑚、摩挲石、栀子花、蔷薇水、甘露。

《诸蕃志》介绍的阿拉伯医药有丁香、肉豆蔻、安息香、芦荟、血竭、黄蜡、水银、白铜、生银、朱砂、紫草。阿拉伯药材的大量输入是行医配药所必需的。它不仅为传统中医服务，也为中国境内的阿拉伯医服务。传统中药是以汤药为主要剂型，阿拉伯医学多用树脂类药，有挥发性，如果仍然熬制，势必失去其有效成分。因此，必须根据医治目的、药物性状之不同，做成丸、散、膏、丹、酊等。这些阿拉伯药制成丸、散者，十分普遍。

还有《圣济总录》卷四十七载有治胃虚冷的《荜拨丸方》，其成分为：荜拨、高良姜、白豆蔻、肉桂、缩砂、附子、白术、胡椒、诃黎勒。其中多为阿拉伯药，为阿拉伯医方的常用药，可见，阿拉伯药已大举进入中国草药市场，并得到医家的广泛运用。

阿拉伯人的药用蒸馏器是北宋年间输入中国的。北宋年间，中医也和西医一样分了科，北宋太医局为培养医学生，将中医分为九科，这与阿拉伯医学在宋代对中医产生的重大影响有关。无论是拉齐（865—925）的《医学集成》，还是伊本·西那的《医典》，其内容都是按科别称述。

公元 13 世纪，蒙古军西征南下，建立了元朝。蒙古西征攻破了西域各伊斯兰国家，1258 年攻陷巴格达，阿拉伯帝国灭亡。西域各国人民迁徙东来，进入中国，被称为回回人。东来的回回人中有不少的阿拉伯穆斯林医生，他们把阿拉伯医学介绍到中国，服务于当时的战争和社会生活。元代朝廷有西域侍卫亲军，这是一支主要由回回人组成的侍卫部队，还有一批回回官员，中都（北京）有回回 2293 户。因此，朝廷增设了为回回人和孤寒者服务的医疗机构，先后有西域医药司、广惠司、京师医药院、上都与大都回回药物院、回回药物院局。《元史·百官志》中记载：

广惠司，秩正三品，掌修制御用回回药物及和剂，以疗诸卫士及在京孤寒者。至元七年（1270）始置提举二员。十七年（1280）增置提举一员。

汤瓶八诊
养生方案

延祐六年（1319）升正三品,置卿四员,少卿、丞各二员,后定制司卿四员,少卿二员,司丞二员,经历、知事、照磨各一员。

广惠司者,回回人隶焉。(《山居新语》)

《元史·百官志》又云:

大都（北京）,上都（多伦）回回药物院二,秩从五品,掌回回药事。至元二十九年（1292）始置。至治二年（1322）拨隶广惠司,定置达鲁花赤一员,大使二员,副使一员。

《元史·百官志》还云:

御药院秩从五品,掌授各路乡贡、诸蕃进献珍贵药品,修造汤煎。

这条资料所说的"诸蕃进献珍贵药品",当然包括回回药物在内。说明御药院里也制回回药物。回回医药在朝廷比重甚大,机构正规庞大。

阿拉伯医药文化与中国传统医药文化交融的结果,产生了三部著名的医药著作。

《饮膳正要》,作者忽思慧,他取蒙古族、汉族、回族食疗和营养保健经验撰写成此书,其中部分反映了回族医药状况。例如所载马思答吉汤、木瓜汤、鸡头粉血汤大抵是穆斯林方,内用回回豆子、羊肉等,以及咱夫兰（番红花）、回回葱、八檐仁、必思答、回回青、回回小油,均是回回食品或药品。

《回回药方》,三十六卷,现北京国立图书馆收藏,仅存四卷的残本。此书是按百科全书式的体裁写成的。此书或为元末回回医生所撰,此医生可能供职于回回药物院。书内皆阿拉伯方、回回所习用医药。《回回药方》内容十分新颖、丰富,是输入中国之后的阿拉伯医学的代表作,是回回医理与方法的集大成者。学术界的一种看法是《回回药方》与几种最有影响的阿拉伯古代医书,如拉齐的《医学集成》、麦朱西的《医术全书》、伊本·西那的《医典》、秘书监司天台所藏《忒毕医经十三部》等有渊源关系。《回回药方》给中国文化融入了一种新的特质,向我们介绍了阿拉伯的哲学思想,它传播一种与中国传统中医学风格迥异的完整的医学体系,给中国介绍了一种其时代最先进的医学成就,极大地丰富了中医的本草学,为解决中阿文化交流史中的存疑提供了详细的考证材料。

《瑞竹堂经验方》,回族医学家沙图穆苏撰。元泰定三年(1326)之前已流行,明中叶亡佚。今本从日本仿明刻重校本来,已修入《四库全书》。

吴澄在《瑞竹堂经验方》序中云:盱江郡侯,莅官余暇,注意于医药方书之事,遇有得必藏之,积久弥富,题曰《瑞竹堂经验方》,侯名萨德弥实,瑞竹堂者,往时侯插竹为樊,竹再生根,遂生竹叶,人以为瑞,而侯以匾其堂云。此书五卷,卷一讲调补、劳伤、遗浊,每方均以香药为主,多波斯舶来之品;卷二讲喘嗽、痰饮、湿气、诸痛、补益、脚气、疝淋、泄、蛊;卷三讲眼、耳、鼻、唇、齿、面、髭发,几乎90%方中有香药或舶来品;卷四讲女、幼科;卷五讲疮科,也有50%以上用香药、海上方。可见回医喜用香药、海方。书中有治疥疮热毒"一浴散":"入浴堂内先令汗出便沐浴,将疥抓破,用前药搽之,再入堂内洗,如此搽洗三次,然后出浴,更不须再搽药。"这是将用药与穆斯林卫生沐浴相结合。此书之经验方多所新创,或为外来之经验,如木瓜虎骨丸、秘传隔纸膏、潜针丸、刷牙药、铁刷汤等,用药之奇,别出心裁。如木瓜虎骨酒已成为中医传统药酒。

元代,回回医生被称作"回回医人"、"回回医官",他们深入各地民间行医为计,治病救人,他们能治愈诸种疑难杂症,其高超的医术令中国人称奇。陶宗仪撰写的《南村辍耕录》记载:元大都(北京)"有一小儿头疼不可忍,有回回医官,用刀划开额上,取一小蟹,坚硬为石,尚能活动,顷焉方死,疼也遄止"。

"取一小蟹"实际上是回回医官为小孩做了一次切除肿瘤的手术。唐代杜环《经行记》记载,他在埃及看到的"开脑出虫"术与陶宗仪讲的是一回事。元代回回医术是对前者的继承。陶宗仪又讲,平江城阊门处有"过客马腹膨胀倒地,店中偶有老回回见之,于左腿内割取小块出,

汤瓶八诊
养生方案

其马随起即骑而去，信西域多奇术哉"。

类似的医学经验，在元代著名外科医生齐德云的《外科精义》一书中也有反映，他的书中有"迥疮蟾酥锭子"一方，云系"陕西医局提举马云卿亲传经验方"，此马云卿可能为回族人，治方特殊，中土所无。其云"治疗疮毒气攻心欲死"，方用天南星、款冬花、巴豆仁、黄丹、白信、独活、斑蝥等。研极细，加新蟾酥和药，如黍米大捻作锭子。其法以针刺其疮，并"以银作细筒子，一个长约三寸许，随针下至疮痛处，复以细银丝子内药于筒内推至痛处"，下锭子于其内，然后以膏药敷之，脓出自瘥，这个套管探针给药法，是传统汉医所没有的。

于此可知，元代是阿拉伯医学在中国得到最充分的表现与推广的黄金时代，阿拉伯医药文化通过陆海丝绸之路，直达中原内地，又由于阿拉伯民族善于经商，香药和中国药物的互市尤为兴旺，回族医药成为中阿医药交汇的产物，这和历史上回族的迁徙形成等紧密联系在一起。

到了明代，朝廷不再设置回回医药机构，回族医学或师徒相授，或家学渊源传承，各地回回医生独自开业。戴良的《九灵山房集·高士传》记西域人丁鹤年曾"避地四明或为童子师，或寄居僧舍，卖药自得"。可见回族人多于药业有特长。明代王沂的《伊滨集》卷五中录有《贾胡歌》。颇见回回人摆地摊卖药情景，歌云：

西域贾胡年八十，一生技能人不及。
《神农本草》旧知名，久客江南是乡邑。
朝来街北暮街东，闻掷铜铃竞来集。
……
瘤疾跛癃易得瘥，金丝膏药熬较好。
伤折近来人苦多，川船南通有新药。
……

这首歌词反映了明代在基层和民间回回医生行医者大有人在，明代以下直至今日，回回医生既保存了一些阿拉伯医学内容，又普遍学习了中华医学，二者兼用。

2008 年被列入国家级非物质文化遗产名录的"中国回族汤瓶八诊疗法"，也正是在这样的时代变迁中不断地完善、发展，最终成为世代承袭流传下来的优秀的回族保健医学。

友人杨华祥先生，幼承家学，学习回族武术和回族医术，多年来，致力于回族民间传统医学的研究和实施。他的事业得到了宁夏回族自治区人民政府的大力支持，自治区人民政府认为："随着人们生活水平的提高和国家非物质文化遗产保护力度的加大，回族汤瓶八诊疗法必将迎来更为广阔的发展前景。自治区有关部门和职业学校要统一思想，提高认识，积极配合，推动回族汤瓶八诊疗法的传承和发展。"

据此精神，经宁夏回族自治区教育厅批准，由宁夏医科大学与中国汤瓶八诊国际健康事业连锁机构联合办学，宁夏医科大学中医学院在师资和教学科研等方面给予了支持；在银川已建立开业的汤瓶八诊养生坊作为宁夏回族汤瓶八诊亚健康疗法职业培训学院基地。汤瓶八诊，已在马来西亚、中国台湾建立了正式的医疗点，并在澳大利亚、卡塔尔、加拿大、阿联酋建立了汤瓶八诊疗法传承点，已派有关技术人员前去传承教学。

在此基础上，杨华祥先生著成《汤瓶八诊养生方案》一书，介绍了回族传统医学的历史渊源，八诊疗法和预防保健方面的实际运用及回族传统医学的理论。此书的编辑出版使回族医学的整理工作推进了一大步，也增强了深厚而丰富的中华医学内涵。

我应杨华祥先生嘱托，撰成《发扬回族医学的优秀传统》一文，展示回族医学的历史形成、特点及对中华医学的贡献。欲作为读者了解《汤瓶八诊养生方案》的文化背景，如有不当，敬请读者指正。

宁夏社会科学院名誉院长、宁夏伊斯兰教协会副会长

杨怀中

写于 2009 年 4 月 22 日

第 一 章

要长寿，更要健康的长寿

第一节　解析"回族老人多长寿"的秘密

作为一个回族人，我感到很骄傲。回族是一个极具包容性的民族，千年以前，那些来自阿拉伯、波斯、中亚等地信仰伊斯兰教的回族先民在中国定居后，为了求生存、保信仰，很快地融入中国社会，一方面吸纳了中华文化的精髓为我所用，另一方面也丰富发展了中华文化。

作为一个从业近四十年的回医来说，我深刻地发现，回族医学也是如此，它不仅吸取了中医文化的精髓，自身也有很多优秀的保健方法，值得继承与发扬光大，值得与各兄弟民族同胞一起分享。但由于种种原因，回族医学很多仅在民间流传，甚为可惜。

众所周知，宁夏是全国 5 个少数民族自治区之一，全区总人口约 610 万，其中回族人口 217 万，约占人口总数的 1/3，而且主要集中在南部贫困山区。目前宁夏共有百岁老人 102 位，回族老人就占到了 86% 之多！仅占宁夏人口 1/3 的回族，却有宁夏近 90% 的百岁寿星，这在全国来说，是极为罕见的。更关键的是，回族的百岁老人跟其他相同岁数的百岁老人相比，容貌普遍更显年轻，气色也更好、更健康。而且患"三高"（高血糖、高血脂、高血压）的人数极少，你很难见到大腹便便的回族老人，他们大都步履轻盈、面色红润，精神状态和身体状态都很好。在宁夏，你还能看到很多回族老人骑着自行车去赶集、上清真寺礼拜、参加田间劳动，有的老人还可以骑着骆驼或马匹奔走于各地之间，可见他们身体之硬朗。

我们要知道，自古以来，回族人聚居的宁夏地处大西北，自然环境恶劣，备受风沙侵袭，又缺医少药，普通回族人的生活都比较艰苦，在这样艰苦的生存条件下依然有这么多的寿星涌现，不能不说我们回族人的确保健有方、养生有道。

作为回医世家，我们杨氏家族中人也普遍长寿，我太爷爷活到 112 岁，我爷爷 101 岁，我父亲也活到了近百岁。

回族人究竟有什么长寿秘方，从古至今，让这个绵延数百年的民族得以健康昌盛？无论是在自然环境恶劣、缺医少药的过去，还是在环境污染日渐严重的现在，回族人为什么能一如既往地享受健康和长寿呢？

排出毒素，净化肠道——斋戒的附赠品

大家都知道，我们回族人是信奉伊斯兰教的，教义要求我们要封斋、礼拜及洗大小净等，其实这些不仅仅是宗教礼仪，更是极好的生活习惯。

封斋又名斋戒，是阿拉伯语"索姆"的意译。伊斯兰教历二年八月

由先知穆罕默德依据《古兰经》启示，宣布每年的伊历九月（赖买丹月）为穆斯林的斋月，凡成年健康且理智健全的穆斯林男女都必须在此月封斋，从每天黎明前一直到日落，戒除饮食、房事及一切邪念与罪恶。

斋戒是伊斯兰教的五项基本功课之一，《古兰经》说："你们斋戒，是对你们更好的。"穆圣说："伊斯兰建立在五件事情上：作证万物非主只有真主，穆罕默德是真主的使者；立站拜功；完纳天课；封'赖买丹'月的斋；朝觐天房。"念、礼、斋、课、朝这五项功课是每个穆斯林必尽的宗教义务。

除了宗教意义之外，斋戒还能抑制人的欲望，规范人的言行，使人知足，感恩，珍爱食物，杜绝浪费。更重要的是，封斋有类似于饥饿疗法的作用，有利于人体消化系统的新陈代谢，使肠胃减负与获得合理的休息，不致因机体过分疲劳而导致衰老和疾病。斋戒就是给肠胃作一次彻底清理，可以清除、减少滞留在肠腔内和血液内的有害物质，增加胃肠道的消化、吸收和排泄能力，从而达到肠清、胃洁、血纯、体健，起到预防糖尿病、冠心病、脂肪肝等疾病的作用。

大净和小净

五功中的礼，即每天的五次礼拜，包括晨礼、晌礼、晡礼、昏礼和宵礼。这也是伊斯兰教教义的要求。

晨礼的时间段，是从黎明时起，到日出时为止。晌礼的时间段，是从正午后，太阳稍偏时开始，至物体影子达到其一倍时为止。晡礼的时间，是从物体的影子达到一倍时起，直到太阳落山前。昏礼的时间段为日落时起，直到晚霞完全消失。宵礼的时间段自晚霞散尽直到夜半。由于各地纬度不同，礼拜的时间也各有差异，只要在规定的时间段内即可。另外，穆圣曾禁止在日出、正午及日落这三个时间内礼拜。

每次礼拜前都要"小净"。每个礼拜五，我们都会齐聚清真寺进行集体礼拜，这个礼拜前则要"大净"。不做大净就会被认为是不洁的，因而不能进入清真寺内的礼拜殿，不能触摸和诵念《古兰经》。

大小净能清洁人的身体，礼拜能净化人的心灵，礼拜时有节奏的动作如站立、抬手、鞠躬、叩头、转项、捧掌等能强健人的体魄，长期坚持可以行神俱养。另外，夫妻房事后或者妇女月经后，以及出远门旅行、参加婚礼、葬礼，或过古尔邦节、开斋节、圣纪节等重要活动前，都必须大净。

洗大小净也是有严格顺序要求的，不能随便乱洗，正确的顺序是从上到下，从右到左。已经洗净的地方溅上脏水要重新再洗，洗完后要用干净的毛巾擦干全身。

小净，我们回民通常称为"阿布代斯"（波斯语）。小净时每个部位都要洗三遍。小净的洗法有以下几道程序：

1. 洗两手至腕部。

2. 洗两便。我们也叫"净下"，净下时，须蹲成南北方向，用右手拿汤瓶，左手来洗，从前到后，洗净为止。净下之后，再洗手和腕，洗时可打上清真肥皂洗得干干净净。

3. 漱口。用左手拿汤瓶倒水，右手掬水入口，仰面灌喉之后吐出，连续三次。有些回族漱口前先刷牙，有的漱口时还刮刮舌头。总之通过漱口、刮舌，使口腔内部清洁。

4. 呛鼻。左手拿汤瓶倒水，右手掬水吸入鼻腔内再喷出，连续三次，以呛净鼻涕为宜。

5. 洗脸。从前额发际处至下颌，两边至双耳，从上到下，连续三次。

6. 洗两手至两肘。右手拿汤瓶倒水，先用左手掬水洗右手至肘，然后再用右手掬水洗左手至肘。

7. 抹头、抹耳、抹颈。右手拿汤瓶倒水，左手掬水后再给右手倒一部分，两手从前额发际处抹到脑后，再从头两旁抹至前额，然后把两大拇指放于耳外，两食指放在耳内，从上向下抹，最后用两手背从脖颈上抹下。

汤瓶八诊 养生方案

8. **洗脚至两踝骨**。先右后左，洗右脚时，从小脚趾开始，依次洗到大脚趾。洗左脚时，从大脚趾开始，依次洗到小脚趾，最后洗遍全足。洗完脚再把手冲一下，最后口含一点壶里剩余的水。

破坏小净的主要是大小便和下气、呕吐、出血昏迷、休克，等等。在洗小净的过程中，如不慎走了下气，整个小净还要从头开始洗。

大净，我们回民通常称之为"务苏里"（阿拉伯语），就是用清洁的水洗涤全身。大净的洗法是，先按程序洗完小净，然后用水洗头（当水浸湿发根之后，再往头上倒三次水），最后用吊罐的水冲洗全身。冲洗要从上至下分三截冲洗。

先洗肚脐以上，其顺序是先洗右肩右臂，后洗左肩左臂，先前胸，后背心。

再洗肚脐以下，膝盖以上，先洗右臀后洗左臀。

最后洗膝盖至足。这一截还是从右到左，先洗右小腿，后洗左小腿，先右脚，后左脚，洗右脚时，从小脚趾开始，洗左脚时从大脚趾开始。

洗完脚要用干净毛巾擦全身，至此整个大净就算结束。如果在洗大净过程中，因遗忘少洗了一个部位，那整个大净无效，要从头开始重洗。

洁净身体，净化心灵

我们回族人对浴具也是很有讲究的，汤瓶壶和吊罐是家家必备的洗浴用具，因为使用汤瓶壶和吊罐冲洗身体，用过的污水就会流走，不能再次使用，就不易得传染病，而使用脸盆和浴盆则容易交叉感染。

为了方便教众，清真寺里面一般都建有沐浴室，我们通常叫"水房子"，是专供穆斯林使用的公共卫生设施，里面有专门的师傅烧水。为了取水方便，自来水管道或水井就设在锅炉旁，小净用的每个小隔间都有一个南北方向的下水池，大净用的每个沐浴间都有更衣用的小木板或小木床，还备有洁净的浴巾。沐浴室里有特制的木头架供放汤瓶、毛巾、帽子之用。沐浴后，换上干净的衣服，立马给人焕然一新的感觉。

在沐浴的时候，最好有一些联想。洗手时要想到靠双手勤劳致富，不拿不义之财；洗脸时要想到顾及体面，不做见不得人的事情；漱口时要想到不说脏话，不胡言乱语，不伤及别人的感情；抹头抹耳时要想到行得正走得端，不在背后随便议论别人；洗脚时要想到走正道，不走歪门邪道。基于我们民族的宗教信仰，作这种联想是很自然的事情，反过来也可以净化心灵，祛除疾病的根源。

回族清洁卫生的习惯，有着悠久的历史传统和文化根基，讲究卫生的习俗和程序的形成，首先是伊斯兰文化的影响，《古兰经》言："须应当远离污秽。"我们回族人视洁身净心为一种文化，一种社会意识，做人的原则。

大小净不仅有宗教上的意义，对我们的身体也有许多益处，主要是可以调节精神、消除疲劳，使身体时刻处于清洁的状态，促进身体的生长发育和体内的新陈代谢，可以起到降压、镇咳、排除体内垃圾的作用，增强身体的免疫能力。

不碰烟酒饮好茶

据我的家族传承经验和我近 40 年的行医体会来看，我们回族人之所以长寿，除了讲究卫生、经常洗浴以外，饮食结构合理、喜爱运动也是非常重要的原因。

大家都知道，回族人多居住在高原沙漠地区，气候干燥寒冷，果蔬匮乏，以食牛羊肉、奶制品为主。但这些都属于高脂肪、高胆固醇的食物，吃多了容易引发各种各样的疾病。后来我们的老祖宗发现有一种东西可以很好地解决这一问题，那就是茶叶。茶叶中含有大量维生素和多酚类物质，不但可以"滋饭蔬之精素"，还有助于去油除腻，消积化滞，醒脑提神。所以，千百年来，茶叶一直被我们回族人视为生活必需品，饮茶也远远超出解渴这一基本功能。回族人特别是回族老人，每天早晨起来都习惯先饮茶，然后再吃早饭。"早起节食喝茶汤"，这是在我们宁夏穆斯林中间流传非常广泛的一句谚语。

据我观察，回族长寿老人的共同特点就是早起、节食、喜饮茶、讲卫生。这就是他们的极简养生法。

回族老人嗜茶如命，宁可三天不吃饭，不能一日不喝茶，茶比饭还要紧。有句俗话说："不吸烟，不喝酒，盖碗子不离手。"回族老人喝茶非常讲究，他们一般喝"白糖青茶""红糖砖茶""三香茶""五珍茶""八宝盖碗茶"等。宁夏回族人最爱喝八宝茶，虽然名为八宝，但其实内容不限，一般会有茯苓、桂圆、红枣、枸杞、芝麻、葡萄干、核桃仁、冰糖等，可根据个人喜好和身体需要随意加减。

他们还有自己的茶道，简单来说，就是三个步骤，先嗅，再品，后饮。用茶香引出津液，然后分三步缓缓咽下，有提神醒脑、滋阴养颜、提气补虚的保健作用。据统计，回族患高血压、脑血管疾病的比例就远远低于汉族。

回族老人除了习惯早起喝茶，也不吸烟、不饮酒，平时吃面喝汤，做到熟食、热食、热汤，不吃损伤胃气的冰镇食品，有良好的饮食习惯。

武术强身，回医疗疾

我们回族一直具有团结尚武的精神，全国各地的回族人都喜欢武术、摔跤等运动。练武又是圣行，所以武术在穆斯林中流行极广，练武之风在回族人聚居地非常盛行。回族武术继承了中华武术的传统，同时在拳术、器械、对练等方面有独特的创造。回族出了许多武术大家，如"神枪"吴钟、"心意大侠"买壮图、"大刀王五"王正谊、通臂劈挂拳的创始人马凤图等。

我们杨家则世代习练汤瓶拳。汤瓶拳又名汤瓶七式，因其拳式动作似回民所用汤瓶壶而得名。汤瓶七式有前七式、后七式之分。每套七式，每式又化七式，共四十九式。前七式是单练套，以金梁起架为起势，翻身吊打为收势；后七式是对练，又叫硬架子对练，以破法、顺法为主，打法有二十七进法，是后发制人的自卫性拳术。汤瓶拳式的歌诀为："金梁起架最难防，左开右进探心掌，合手杀下千斤坠，隔臂打耳破命伤。"

我在这本书里要介绍给大家的汤瓶养生功，就是我根据汤瓶拳以及洗小净的动作和礼拜的动作编成的一套非常适合养生健体的养生功法，多年来一直用口传心授的方法，在回族群众中流传。

每日练功虽可强身健体，但只要是人就会生病，生了病怎么办？我前面说了，早些年，我们回族人生存条件恶劣，缺医少药，所以回族先民在阿拉伯医学的基础上，吸收了中医以及蒙、藏、维医学的精华，逐渐形成了一套独特的回族医学。

回族医学包括药物疗法和非药物疗法两大体系。药物疗法不用我解释，大家都明白，就是内服或者外用药物来治病祛疾。回族医药很有特点，那就是香料的应用非常广泛。香料源自阿拉伯，唐宋时期开始通过丝绸之路输入中国，品种多达几十种，数量比较大的有乳香、没药、苏合香、樟脑、龙涎香等，这些药材都直接被中医采用。与此同时，阿拉伯药方、波斯药方也随之传入中国，如"补骨脂方""悖散汤"等，在中医药典中还出现了许多以阿拉伯、波斯药材为主的药剂，如乳香丸、木香汤、没药散、安息香丸等。由于回医是在阿拉伯医学的基础上，融合了中医的精华所形成的，所以回族医药既包含中国式的丸、散、膏、汤，又保存有阿拉伯式的芳香挥发药、滴鼻剂、露酒剂、油剂、糖浆剂等。

非药物疗法就是不用任何药物的一种疗法。回族先民当年行走在丝绸之路上，整天在马背上或骆驼背上颠簸，所以脊柱和骨骼容易受到冲击，经常出现问题。也正因如此，穆斯林对小关节错位、脊椎歪斜等都有很好的治疗办法。像回族的震骨板推经锤等器具，就是专门针对这些问题而发明的。正是由于生活条件艰苦，医药难以自给，他们平时就通过彼此按摩、放血、拔罐等非药物的方法来缓解病痛。再加上迁入中国后，融合了中医的理论、治法，慢慢地，就形成了一套有回族特色、行之有效的保健医疗方法。

除了常见的推拿、放血、刮痧等方法，水疗、油疗、火疗、塌罐、茶疗、食疗等疗法具有更浓厚的回族特色。除了茶疗、食疗以外，这些疗法全属于内病外治疗法，操作非常简单，一学就会，对身体也没有副作用，可以作为家庭保健疗法在家中使用。

明末清初，杨氏家族的杨明公在世代相传的末梢经络根传法的基础上，根据穆斯林的宗教礼仪、生活习惯的启示，创建了转五围的自我保健方法，发现了人体的异经奇脉，后又吸纳了中医经络学的理论精髓，这就是回族汤瓶八诊的雏形。后经杨家历代传承，不断完善，又结合了回族医学的药物疗法和意念疗法，以理脉、理气、理骨为核心，逐步形成了非药物疗法的头、面、耳、手、脚、骨、脉、气八大诊疗方法，旨在清除人体三垢：血垢、骨垢、毒垢，维护人体腺体分泌的平衡，从而重启并恢复人体功能，激活人体细胞，最后达到美容、保健、治疗、延年益寿的功效。

比如说气诊，就跟武术密不可分，气诊是通过汤瓶功来修炼内气，然后治病健身的。我把它简化成汤瓶养生功，现在很多回族人，还有国外穆斯林都在练习。这些动作比武术简单，但又具备武术健体强身的特质，还对身体的某些部位和疾病有针对性的疗效。

长寿其实很多人都能达到，但靠药物与高科技维持长寿又有何意义？长寿而且健康才是我们最终的目的。正如回族老人一样，不仅长寿，更重要的是，他们还能自觉地通过强身健体随手疗疾，即使银发高龄，也能不受病痛的困扰。

我一直认为，回族人好的生活方式，尤其是饮食方面的好习惯，都是可以推广开来，造福更多人的。像八宝茶，我看很多餐厅都有，不单单是清真饭店。这说明回族的好的东西，健康的东西已经开始为越来越多的人所喜爱，所接受。而回族医药更是不声不响地在为老百姓治病疗疾，相信大家通过对汤瓶八诊的了解，能在强身健体、祛病延年方面得到更多的启示。也真心希望更多的人能像回族的长寿老人一样，心灵安宁，身体康健。

第二节　用汤瓶给心灵洗个澡

"回回家里三件宝，汤瓶盖碗白帽帽。"这是宁夏广为流传的回族谚语。汤瓶原是用来熬茶、熬汤的，后来作为回族沐浴净身的专门用具，到现在已经有 1300 多年的历史了。我们杨家祖传的这套保健医学为什么会叫做"汤瓶八诊"呢？这就要从汤瓶壶说起了。

汤瓶的命名源于唐朝。相传，唐太宗李世民有一天做了一个奇怪的梦，梦见金銮殿里的一根大梁即将倒下，就在他不知如何是好之际，说时迟那时快，赶来了一位头缠白巾、身穿绿袍、手持汤瓶、高鼻深目的大汉，大汉过来之后奋力将大梁擎了起来。唐太宗醒后不知其意，便召集文武百官解梦。

徐茂公说："陛下梦中所见之人，乃西方阿拉伯的圣贤。身穿绿袍，头缠白巾，是他们做礼拜的衣裳，汤瓶是他们净身的用具。如能将其请进中原，定保唐室江山无虑。"于是唐太宗传下圣旨，选了几名精干使臣带足金银财宝，去西方聘请梦中贤士。唐朝使臣，沿着丝绸之路历尽千难万险来到了阿拉伯的麦加，谒见了穆罕默德。穆圣听明唐朝使者的来意，即派出三名弟子盖思、吴外思、宛葛思出使唐朝，但盖思、吴外思因不服水土而中途病逝，只有宛葛思及其属下二十余人进入长安朝见唐太宗。唐太宗依照大食国净仪的习俗，赏赐每人一把精美无比的纯金洗壶。当时人们把这种洗壶叫做"唐瓶"。洗壶是穆斯林用于洗大净和小净的水壶，为使之清洁肌肤、净化心灵，壶内装有热水，古时热水称为"汤"，所以就慢慢演变成了"汤瓶"。

汤瓶形状如茶壶，身长腹大，颈长如瓶，一侧有柄供手提用，一侧有壶嘴供倒水用，瓶口有盖供存水用。汤瓶的材质、造型多种多样，有铜汤瓶、瓷汤瓶、塑料汤瓶，还有砂泥汤瓶、铝汤瓶、锡铁汤瓶、轻铁汤瓶等。不少汤瓶上都饰有花纹或阿拉伯文字，制作十分精美。

汤瓶的主要功能就是用来作大小净，因为无论大净或小净，其洗涤方式有一个共同的特点，那就是要用活水，这是因为我们回族穆斯林非常重视水的清洁，自古便有不用"回头水"的规矩。所以洗浴时绝不许用盆和桶，更不能在浴池内洗涤，因为手和肢体一进入盆或桶内，其水便被认为是污水，就不能再洗涤其他部位。用汤瓶进行冲洗就不存在这个问题了，这种大肚小嘴的水瓶使用起来既卫生又方便。汤瓶壶身高颈窄，颈长弯曲，腰部鼓肚，瓶口有盖子，灰尘和不洁之物无法污染水质。另外，由于汤瓶的容量有限，使用汤瓶以节约用水为原则，每次小净用水应在 1.5 千克以内，大净应在 3.5 千克以内，这也符合回族勤俭节约、反对奢侈浪费的道德规范。

汤瓶外可清洁身体，内可净化心灵。身体的清洁固然很重要，但是更重要的是心灵的清洁。我这个养生疗法叫做汤瓶八诊，就是要告诉大家时时刻刻都要保持心灵的清洁。心灵得到净化了，我们自然就会形成一种平和的心态，我们的气血、阴阳就会得到调整和平衡，这是健康最重要的保证。

比如洗小净，洗脸，就是以崭新的面貌面对人；洗耳朵，就是不听坏话；洗嘴巴，就是不说脏话；洗脚，就是走正路……这个仪式包含着净化心灵的意义。汤瓶八诊的文化底蕴也体现于此。我们穆斯林每天都要做五次礼拜，每做一次就是用汤瓶给心灵洗个澡，每天要做五次，就意味着每天心灵都要洗五次澡，这样一来，我们的烦恼，我们的痛苦，我们的忧愁，就统统释放掉了，我们的心灵就得到了宁静和平和。

心情跟疾病又是密切相关的。因为人在茫茫宇宙当中，听、视、感、觉、触，都会给你带来反应。你看到一朵玫瑰花，心里就油然生出一种喜悦；听到一首悲伤的歌，会心生忧郁；看到父母身体很健康，你就心情舒畅；身边发生了不好的事，你心里一受刺激，身体就有反应，可能会胸闷气短。所以我一直都强调，在治疗疾病的同时，也要兼顾心灵的疗愈，要想根除疾病，也必然要保持积极的心理情感。

汤瓶，洗涤的是身体，也是心灵。汤瓶八诊，不光能解决气血的问题，治疗肉体的疾病，更能净化心灵，让我们从烦恼、痛苦的情绪中解脱出来。

第三节　汤瓶八诊的传承历史

介绍完了汤瓶的由来，我再详细说一下汤瓶八诊的传承历史。

汤瓶八诊源自汉唐，当时大量的中东穆斯林通过丝绸之路来到中国，并把穆斯林的生活习俗、医药保健也带入了中国。长途跋涉中，为了减轻和消除旅途疲劳，穆斯林在驿站洗浴和歇息之时自创了一种保健方法，就是通过揉脚和按摩身体的某些部位来消除旅途的劳顿。随着大批的穆斯林先民来到中国，连带着伊斯兰医药文化也一并传入我国，并汲取了传统中医的阴阳理论、经络理论、腧穴理论、脏腑理论之精华，经过我国穆斯林先民长期的探索、总结和完善，而形成了具有中国回族特色的自然疗法——末梢经络根传法，这就是汤瓶八诊的雏形。但末梢经络根传法最初只有对手脚与耳的捏、推、点、揉等手法，并不完备。

安史之乱的时候，大食（阿拉伯）应中国之请派精兵支援，安史之乱平定后，大食人定居中国，其中大部分长期居住在长安西市一带，从事奇香异药的经营；到唐末五代时，最负盛名的西域医药家李珣著成《海药本草》一书，对唐代海外药物临床应用的本草学做了一个总结；另外，还有郑虔的《胡本草》。与此同时，一些西方的药方也传入中国，如《千金翼方·养性》中所记载的悖散汤，本为波斯、大秦医方，曾在朝野间广为流传，对治疗气痢、一切气病、健运脾胃其效甚佳。

宋代随着海上丝绸之路的兴盛，大量进口的阿拉伯香药以及西域胡医方术的传入，进一步推动了中国药物制剂方法和中医医术的发展。《太平惠民和剂局方》是宋代官方和剂局的成药配本，书中以香药命名的医方不下 30 种，其中有不少名方流传至今。

元代蒙古人统治时期，将人分为四等，即蒙古人、色目人、汉人及南人，穆斯林属色目人，当时与蒙古人享受同等待遇，这为阿拉伯医药的广泛深入传播与兴盛打下了良好的政治基础。元朝时期，继续奉行南宋时的海外贸易政策，推行少数民族医药共存的方针。由于元代统治者对阿拉伯药物高度重视，元代阿拉伯人在当时政府中的医药机构里占有极大势力，并设有专管回族医药的"广惠司"。

金元之际，西域技术之士，医家之流多入仕于元。医学文化领域学术活跃，百家争鸣，回族医药文化此时也发展到鼎盛时期，并涌现出集阿拉伯医药学与中国传统医学为一体，具有中国回族特色的医药大型综合性医书——《回回药方》等专著。《回回药方》标志着回族医药学的形成，全书共 36 卷，现残存 4 卷。

元朝末年的农民起义军中有许多回族人，朱元璋的队伍中更是涌现出了十几员回族的文臣武将，其中最著名的是常遇春、胡大海、冯国勇、冯胜、丁德兴、蓝玉、沐英、华云、李文忠等，民间一直流传有"十回保一朱"和"十大回回保明朝"之说。战乱中，为了保护回族人，有位将军曾下令说："从今以后，只要在你们回族人家门口挂上汤瓶，我们义军一定尽力保护。"几年后，朱元璋做了皇帝，他的回族将军、开国功勋常遇春知道了这件事后便规定："凡我回回者，都挂汤瓶也！"久而久之，挂汤瓶便相沿成习，作为回族饭馆、饮食摊点及其他回族经营场所的"清真"标志了。

清朝时，回族政治地位低下，某些地方甚至发生了屠回、忌回事件，迫使许多回族人隐姓埋名，末梢经络根传法从此开始了小范围流传于回族聚居区的漫长历史。祖居北平顺天府通州汾县的伯颜察尔的后代子孙迁居河南孟县，改姓杨氏，这就是我们杨氏一族的始祖。我们杨氏家族世代习武业医，除了家传的末梢经络根传法，祖训更要求我们精通中医，自幼便要练习回族武术，如汤瓶七式、心意六合拳、回回十八肘等。

到了杨明公（1710—1850）这一代，汤瓶八诊才真正得到系统整理和完善。杨明公自幼酷爱中医，潜心研究中国古代易学和《黄帝内经》，他结合临床实践以及回族武术，将回族医学不断完善，并以口传心授、言传身教的方式传给后人。就这样，形成了较为完整的、自成一体的八种疗法，正式命名为"汤瓶八诊"。据家谱记载，杨明公曾创杨氏武馆，开当地尚武、悬壶济世之先河，名震百里之外，仙寿140岁，地方志有"杨老太公"之颂，为汤瓶八诊的真正创始人。

明公之子杨振山（1744—1844）文武双全，曾应试中举，为继承父业，转而研究医道，尤其精通《周易》、五行以及中医的经络学说，医技绝伦，经常为百姓义诊，德艺双馨，为汤瓶八诊第二代传人。

杨振山之子杨万运（1780—1879）为汤瓶八诊第三代传人，痴迷于汤瓶功以及回族医学，40岁时已经闻名中原。

杨万运之子杨岭云（1825—1928）为汤瓶八诊第四代传人。他6岁起便跟随父亲练功习医，但生逢道光年间清廷忌回、屠回之际，为避免汤瓶八诊这一民族瑰宝失传，曾一度隐姓埋名流落他乡，一生受尽磨难。

杨岭云晚年将汤瓶八诊疗法密授于最小的儿子杨瑞堂（1863—1950），他便是我的爷爷。爷爷不负我曾祖所托，秉承家学，潜心研究养生之道，擅长针灸，有"神针武师"之美誉，为汤瓶八诊疗法第五代传人。

我父亲杨耀钧（1900—1991），自幼就跟随我曾祖及祖父练习中医、汤瓶七式和心意六合拳，熟记异经奇脉，尽得家学。我父亲可谓是汤瓶八诊的集大成者。他系统整理和挖掘了回族医学，为汤瓶八诊的发展作出了巨大的贡献。他还是心意六合拳第八代嫡系传人，是名震一方的中医、武术、气功大师。后来因故携家迁徙上海，是汤瓶八诊第六代传人。

而我则是汤瓶八诊的第七代传人，父亲见我喜欢医术，从小便苦心栽培我，将家传绝学尽数传授于我。我花费了近四十年的时间，将世传的汤瓶八诊疗法系统地整理出来，并广泛应用于实践之中。我自小便有个心愿，想将汤瓶八诊疗法发扬光大，耗尽半生心血也算小有所成。现在汤瓶八诊疗法已远播至马来西亚、菲律宾、沙特阿拉伯、阿联酋、卡塔尔等国，以及北京、宁夏、河南、广东、台湾等地区。

汤瓶八诊可说是在伊斯兰文明和中华文明的交流碰撞中产生的一套自然疗法，它吸收了中国传统医学的精华，也具有鲜明的回族特征，将回族医学、回族武术、养生保健完美地融合到了生活当中。

第四节　清除三垢，激发人体自愈力——汤瓶八诊的保健原理

说起自愈力，其实我们每个人都体验过，比如感冒了，不吃药不打针，过几天它自己就会好；腿擦破了皮，不管它，过一两天自然会结

痂，痂掉了就会长出新的皮肤。再比如红军长征时期，很多将士身负枪伤刀伤，但无医无药，大家只能眼睁睁看着他伤口化脓长蛆，高烧不退，但最后有一部分人还是痊愈了。这些都是自愈力的体现，只要你稍微注意一下，就会发现自愈力是多么神奇。

我在宁夏回民医院的时候，有一个68岁的肝癌晚期患者，我们几个专家都认定他基本上是没救了，也就剩下6个月左右的寿命，鉴于他的经济条件不是太好，就劝他回家休养。其实之前他的儿女已经带他去自治区人民医院以及北京的大医院检查过，医生都告诉他同样的结果，只是他的儿女非常孝顺，仍然心存一线希望罢了。再次确诊后，他的家人终于死心了。但这个患者性格非常好，得知自己已经病入膏肓也没有太过强烈的反应，像以前一样，平时就养花种草，没事的时候就约上老友去钓钓鱼什么的，什么事也不操心，整天乐呵呵的。

一年半以后，他的儿女又带他来医院检查，我们都吃了一惊，这个老人非但活着，而且面色红润，气色相当好，没有一点绝症病人的迹象。检查结果出来以后，我们更是惊讶，原先的癌细胞已经奇迹般地消失了！

我问他的女儿，是不是给老人做过手术或者吃过什么东西，他的女儿说："我们什么也没做啊，就是只给他吃应季的新鲜瓜果蔬菜，其他也没什么啊，可能是我爸他心态好吧。"

这样的病例我不止见过一例，还有一个60岁的女性患者也是得了癌症，也是晚期，被医院宣判了死刑之后，顽强地多活了7年才去世。

以上这些事例只说明一个道理：我们的身体是蕴含着强大的自愈力的，有一部分疾病，不吃药不打针，也可自行痊愈。依据我多年的临床经验，也可以这么说，80%的疾病都是有可能自行痊愈的。我们只是没有意识到自愈力的存在，没有完全激发出它的强大能量而已。

可是自愈力是从哪里来的呢？它来自人体的自愈系统，除了通常所说的针对致病微生物的免疫能力外，还有排异能力、修复能力（愈合和再生能力）、内分泌调节能力、应激能力等。比如断裂骨骼的接续、黏膜的自行修复或再生、皮肤和肌肉以及软组织的愈合、通过免疫系统杀灭肿瘤和侵入人体的微生物、通过减食和停止进食的方式恢复消化道功能、通过发热的物理方式辅助杀灭致病微生物，等等，这些都是自愈力发挥作用的表现形式。我们汤瓶八诊就是通过八诊的方法，让身体的真气、正气变得充盈，从而达到提高身体自我修复的能力，保持健康，治疗疾病的目的。"正气存内，邪不可干"，只有正气充盈，才能百病不侵。

这么说吧，人体就好比一池塘水，身体患了病或者亚健康了，就是水脏了。这时我们可以用两个方法让它变清。一个就是化学的方法，这就相当于吃药治病。虽然水看似清了，但水中的杂质依然存在，对于某些疾病来说，治标不治本；另一个方法就是从源头上换一池清水，这才能从根本上解决问题，这就相当于用自愈力治疗疾病。

激发自愈力和用药治病并不矛盾，它们是两种不同的治疗方式，也各有对症。药疗对短时改善、压制疾病症状，缓解病人痛苦功不可没，特别是为危重病人争取更好方式的治疗赢得了时间。但它的不足之处就是按下葫芦浮起瓢，摧残了自愈力，使其不能很好地发挥作用，进而难以从本源上彻底地战胜疾病。只有拥有强盛的自愈力，才能真正做到百病不生，百毒不侵。

那么，如何把我们体内的自愈力激发出来呢？事实上，激发人体的自愈力并不是难事。比如我们可以通过针灸、按摩来调理气血，治愈一些慢性疾病；可以利用刮痧板刮拭刺激体表，从而将黏附在组织间的有毒物质提引至皮表，从而达到促进新陈代谢，快速将毒素排出体外的效果；可以使用放血疗法来调和气血、泻热、止痛、急救、消肿、镇静；还可以通过合理膳食，改善睡眠，来为人体提供必需的气血能量……

汤瓶八诊就是用自愈力治病养生的自然疗法之一。汤瓶八诊中使用的众多诊疗手段，包括末梢经络根传法、汤瓶养生功，以及穆斯林传统疗法中的汤瓶水疗、放血疗法、刮痧疗法、塌罐疗法、火疗等，都可以不用药或少用药就达到祛病健体的目的。请专业的汤瓶八诊诊疗师来治疗效果当然更好，而且这套方法并不难学，很适合家庭日常保健使用，而且关键是完全没有副作用，非常安全。

因为汤瓶八诊汲取了中医的精华，所以它与中医在治疗手法上有一定相通之处，但是在保健原理上是有着很大区别的。汤瓶八诊依据的是回族医学的真一七行论、四液四体论等，这一套理论体系与阿拉伯哲学密切相关。汤瓶八诊的保健原理就是八个字：清除三垢，身心平衡。

哪三垢呢？就是骨垢、血垢和毒垢。

先说骨垢。随着年龄的增大，骨内的无机物相对增多，而有机物相对减少，无机物堆积在骨内就形成了骨垢，骨垢使骨骼失去柔韧性，变得粗糙、坚硬，而易折断。这就像一个铁质水管表面生锈了一样，不但会影响人的微循环及脉络的气机运行，它还会影响骨本身的呼吸与代谢。骨也是由大量的细胞所组成，它是具有呼吸功能的，也就是说骨也是可以和外部进行物质、能量的交换的。骨垢的形成必会影响这些功能的正常运行。同时，因为骨代谢失调，很多外来邪气被储留，时间长了人体就会出现许多不适的症状，比如腰酸背疼，容易感受风寒暑湿燥火等外邪。骨垢沉淀下来以后，就很难排掉，但汤瓶八诊的八大诊疗方法可以让骨垢的沉积速度减慢，并清除骨垢，使骨骼更健康。

血垢指的是血液里面的垃圾、毒素。血垢聚积过多就会形成脉结石。众所周知，血液里有很多物质，而血管壁膜就有过滤有害物质，净化血液环境的作用。但是在毛细血管里比较容易滞留一些废旧物，也就是我们说的脉结石了。脉结石一般出现在脚部，如果有脉结石的话，你用手碰到血管时就会引起疼痛感。

中医经常提到邪气一词，在这里所表述的毒垢也就是指体内的病邪之气。毒垢的形成根源很广，空气的污染、不洁食物对人体的影响、内分泌的失调、脏腑器官的病变等，都会引起邪气的形成，病气的滞留。八诊则通过外调内排的方式，使人体的细胞更好地吐故纳新，进行新陈代谢，激发正气，驱逐病气，清除毒垢。

汤瓶八诊养生方案

正所谓有病治病，无病强身，汤瓶八诊通过对身体骨肉脉络的梳理，对气血循环的疏通引导，对心理的正面暗示，全方位地清除体内的垃圾毒素（三垢），唤醒身体的自愈能力。比如头诊的水疗法，当温热的水从汤瓶中缓缓流到额头上时，水的温度，水的压力，以及水把病气和负面情绪从身体驱除的想法，都让大脑得到了非常好的良性刺激。做完之后不但身体轻松，脑清目明，还会有豁然开朗，平静泰然的感觉。什么是自愈力？八诊带给人的身体的调试，心理的安泰就是千金不换的防御力，是抵抗病邪的铜墙铁壁。

但是，我们也要切记一点，自我康复能力、自愈力不是万能的，日常保健可以，一旦得了病，只靠自愈力硬扛是不可取的，当人体免疫细胞抵挡不住病毒时，就需要借助药物，不要延误了治疗时机。正因如此，汤瓶八诊也会采用药物疗法去治疗一些疾病，而且认为有些病必须用药。

第五节　最简单的经络养生说明书——异经奇脉

很多人问我，汤瓶八诊与中医的区别在哪里。我告诉他们，最大的区别，一个是回药的应用，另一个就是异经奇脉。异经奇脉是汤瓶八诊的创始人杨明公在医疗实践中，参考中医经络学的独特发现，这一发现为以后汤瓶八诊理论的完善做了铺垫。

异经——五围

穆斯林在洗小净的时候，顺序是洗两手至腕部，洗两便，漱口，呛鼻，洗脸，洗两手至两肘，抹头、抹耳、抹颈，洗脚至两踝骨。千百年来，穆斯林一直都是这样洗的，只知道是教义规定这么洗，但原因何

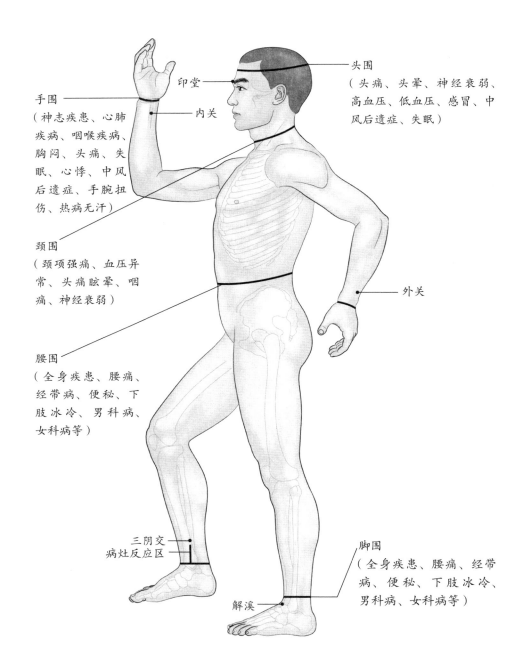

头围
（头痛、头晕、神经衰弱、
高血压、低血压、感冒、中
风后遗症、失眠）

印堂

手围
（神志疾患、心肺
疾病、咽喉疾病、
胸闷、头痛、失
眠、心悸、中风
后遗症、手腕扭
伤、热病无汗）

内关

颈围
（颈项强痛、血压异
常、头痛眩晕、咽
痛、神经衰弱）

外关

腰围
（全身疾患、腰痛、
经带病、便秘、下
肢冰冷、男科病、
女科病等）

三阴交
病灶反应区

脚围
（全身疾患、腰痛、经带
病、便秘、下肢冰冷、
男科病、女科病等）

解溪

汤瓶八诊

养生方案——

"五围"源自回族宗教习俗中洗"阿布代斯"过程中必须清洗的人体的重要部位。经常转五围可以解除疲劳，增强体质，"有病治病，无病强身"。

在，没有人探究过。

杨明公发现，洗小净时会经常擦到头围，还有颈、手腕和脚腕等处。而回族人即使上了年纪，也多是手脚灵活、耳聪目明的，这其中似有某种联系。后来在临床实践的基础上又体会到，人体的头、颈、腰、腕、踝为人体的百络交汇，神经敏感的区域，很多疾病都可以靠转擦额头和颈、腰、手腕、脚腕去治疗。也有很多比较重的病人，当在常规疗法外又配合这些动作的话，就会比其他病人好得更快些，而且愈后身体也更强健。

这种转擦头部、手腕、脚腕的方法叫转五围，而这个五围就是异经奇脉中的异经。

回族医学认为，头是司掌身体功能和思想感情的最重要的部位。头围部有很多经络窍穴和神经。看看中医经脉的走向也知道，头部汇聚了诸阳脉和任督二脉，而且转头围的时候要顺带着擦擦额头中央，这是印堂所在，道家叫天眼，内部对应着的是松果体。激发和调动松果体对预防老年痴呆症，醒脑明目开慧，作用都是不可估量的，人老之后，眼不花耳不聋，就跟它有直接关系。转头围对所有头面五官的疾病也有很好的疗效。转过头围之后要捏耳，这是一套连贯的动作。如果每天这么傻转，效果不大，但是你通过擦印堂，再加上擦按耳朵和耳周，作用就会大大加强。所以说在转头围的时候，可以让全身气血都得到调整，让头部的思维更活跃，加上压力对大脑，尤其是松果体的刺激，能调节褪黑激素，让人睡得更好，还可以调节月经周期等。头围的保健有助于醒脑开慧，调理因脑部问题而引发的病变，如头晕、头胀、头痛、焦虑、健忘、失眠等。

现在科技这么发达，办公室都强调无纸化办公，人们一天到晚都对着电脑，十个人里面八个都有颈椎病。遇到这种情况，你怎么来修复？这就要讲到转颈围了。除了在脖子这里转擦外，还可以捋脖子，通过器具刮拭你颈部的血管、窍穴，这都能让你体内的血流更通畅，循环更快。

颈部有颈椎的椎动脉、椎骨，椎间孔狭窄会直接影响人的平衡，导致头晕、头胀、眼花、血压增高、四肢无力、酸痛麻木、睡眠障碍等。

腰的道理和脖子是一样的，腰是联系我们下肢和躯干的通道，俗话说人老腰先衰，腰的问题很大程度上是衰老和全身疾病的先兆。腰这个地方是肾的所在地，还涉及带脉，转腰围可以通过捏、捋、搓等手法去刺激腰部囤积的脂肪，使多余的脂肪加速代谢，同时它对女性月经失调、痛经有很好的调节作用，还对便秘、腰酸、肾虚有直接帮助。

再说手围、脚围，也就是手腕、脚腕。手腕脚腕是人体的百络交汇点，联系着人的十二经脉，末梢经络必通过腕而传导通达，通过腕的转、揉、挤、压，可达到醒脉、活络之功效。它对人体心血管的保健，内环境的调节，内分泌的改善会起到辅助治疗的功效。大家可以抓紧手腕试试看，一把手腕抓住后再去活动手腕，就会感到巨大的压力。你再一松手，被扼住的气血一下子就又冲了上来，它就是通过压力，通过这种收缩和放松反复地去刺激百络汇聚的地方，这样我们的手脚就不会冰凉，更不会发麻。等到老了，别人的腿脚肯定没有你灵便。

脚围具体指的是人体的脚腕。汤瓶八诊通过实践验证此区域为病灶沉积区，通过对踝骨区域的转、捏、压、揉等手法可以提升人的自愈力，改善男女性功能，清除人体毒垢和调整内分泌。长期自我调理可起到腿轻、腰轻、身轻、增强免疫力，达到健康、健美、益寿之功效。

转五围，不仅可以行气血，温四肢，疏通末梢神经循环，还能防止末梢肢体毒素的沉淀，加速排毒，调理内分泌和脏腑阴阳。

第二个优点就是做法简单，哪里有这么简单的能刺激到身体重要部位的方法呢？比方说有的人喜欢跷二郎腿坐着，那你就可以顺便转脚腕。平时看书写字累了，转转手腕，再有随时随地都可以用两只手弄一弄头。回族人转五围是跟生活融为一体的，穆斯林在清真寺里面坐得时间长了腿都会麻，那怎么办？他就两条腿一盘，转转脚腕，立即就缓解了。

转五围的具体动作：两手摩擦发热之后，用虎口水平方向揉搓额头，两手各做 6 下；然后用大拇指从下往上揉搓印堂 6 下。搓完印堂之后，

汤瓶八诊
养生方案

两手手指并拢从印堂开始，沿着督脉的走向往头顶方向走，经过百会，到耳后两手分开，让耳朵从中指和食指之间穿过。中指和食指叉开，揉搓耳朵两侧 6 下。然后揉搓脖子，左手搓右面脖子，右手搓左面脖子，各 6 下。接下来，用两手大鱼际搓腰部，前后各 6 下；最后是搓手围和脚围。

四条奇脉

接下来，我们再来说一下奇脉。奇脉有四条，第一条在头颈部，从百会至大椎这条线的两侧；第二条在背部，脊柱两侧，督脉和膀胱经的中间；第三条是从大椎绕过肩胛骨，然后到肩膀上，沿肩髎到中指；第四条是从尾椎至环跳，再回到臀部正中，然后往下，一直到脚跟。

这四条奇脉疏通好了，就可以打通你身体上的关节点，荣养四肢百骸和其他的脉络。中医治病的时候很强调窍穴，我们更强调整条奇脉的疏通。无论是哪个部位生了病，首先就要把整条经脉都疏通了，只是针对不同病症，侧重点不太一样。汤瓶八诊认为督脉和膀胱经中间的这条奇脉跟全身的脏器和部位都有联系。如果说心脏有问题的话，你就在胸椎段两侧的奇脉上多下工夫，但不是只做这一小段，整条奇脉都要做，在疏通整条奇脉之后，再分段治疗，重点做胸椎这段，只是别的地方做 5 下，这一段要做 10 下。

脊柱旁边的奇脉是最重要的，对全身所有疾病都有极好的疗效，尤其是对内脏疾病，更有奇效。从大椎到中指的奇脉对于头、颈、肩、心脏等处的疾病有很强的针对性。从尾椎到脚跟的奇脉除了对下肢疾病的疗效不错外，更能治疗生殖系统的疾病，对某些具体的问题还有意想不到的效果。比如痔疮，就可以通过汤瓶养生功里的拔跟提气一节，激发调动这条奇脉，让肛周乃至大腿内侧各处的气血得到充分灌注。

回医也经常会用到中医的各条经脉，而奇脉和一般经脉相比，最大

头颈奇脉
（头痛、眩晕、失
眠、耳鸣、脑中风
后遗症、近视、咽
喉炎、颈项强直疼
痛、上肢麻木无
力、血压异常）

背部奇脉
（五脏六腑疾病、
胸闷、低血压、感
冒、腰痛、下肢麻
木、痛经、遗精、
月经不调、男性功
能障碍、痔疮、脚
跟肿痛、前列腺、
不孕症）

下肢奇脉
（下肢麻木、麻痹、
膝痛、腰痛、坐骨
神经痛、痔疮、生
殖病、跟腱无力、
踝关节扭伤、失
眠）

泥丸宫（百会）

大椎

肩髎

命门

环跳

长强

督脉

委中

上肢奇脉
（上肢痛麻、
五十肩、肩
关节炎、喉
痛、腕痛、
网球肘）

汤瓶八诊

养生方案

24

回族汤瓶八诊疗法在临床施治过程中发现了异于十四经之外的异经奇脉，其运行独特并
结合了回族武术及其修炼中的三关（泥丸宫、大椎、命门）定位。根据奇脉的循行部位
不同分为头颈奇脉、背部奇脉、上肢奇脉、下肢奇脉，其主治也有所不同，在临床中主
要运用于骨诊和脉诊。

的特点就是作用更明确，对脏腑的调节作用更明显。回医强调脉脉相连，络络相通，奇脉通，则百脉通，这就是汤瓶八诊的一个突出概念。

自从杨明公发现异经奇脉到如今已经有两百年的时间了，其间我的先辈们虽然在临床中发现异经奇脉的妙用，但却没有揭开它符合现代科学的谜底。随着科学的不断发展，很多理论也在不断完善，像西医发现的自主神经系统，其实跟奇脉就有殊途同归的效用，只不过中国的先民们在更早的实践中就开始利用它了。

如果是作为单纯的养生，那么我建议在平时就可以对这四条奇脉多多调理，可以拍打，可以用羊角板刮痧，还可以跟家人互相按摩。如果按到哪里觉得特别疼，或是有结节的话，可以重点治疗。后面我们还会讲到在治疗各种疾病中，这些奇脉的具体作用。

汤瓶八诊对异经奇脉的调理有一个很重要的要求，那就是手不离穴，穴不离脉。用推、按、点、颤什么手法都可以，但不能离开这条经脉。经脉就像一根水管子，汤瓶八诊就是要把病灶、病气从这一头一直推到那一头，直到推出去为止，否则一松手病气就回来了，排除不彻底。

所以我们平时在家通过调理异经奇脉健身强体的时候，要注意除了点按揉等方法，还要多捋捋，这样可以帮助我们更好地疏通经脉，保证异经奇脉的畅通。

第六节　汤瓶八诊疗法的特点

前面我就说过，汤瓶八诊分两个体系：内病外治非药物疗法和内病外治药物疗法。这其中的内病外治是个很好的治疗理念，也是很多人喜欢汤瓶八诊的原因。

不吃药的自然疗法——内病外治

人病了，无非就是五脏六腑、气血、肌肉筋骨等方面出了问题。无论中医还是西医，更倾向于用药，这是它们治病的主要手段。回医当然也可以用药，因为回族也有很多经典的，很好的药方。但我们汤瓶八诊更讲求从外部去治疗，无论用不用药，都侧重于从外部去调节。这也是由于以前生活条件和医疗条件不好，回族人被迫发展起来的方法，久而久之，它的作用得到了证实，效果得到了认可。

内病之所以可以外治是因为人体本来就是一个整体，我们常听说"全息"这个词，在医学上可特指某一个部位能反映出全身的病症，同时通过某一个部位的治疗也可以治疗全身的疾病。既然这样，那么通过外部的刺激，让力量和气息通过皮肤毛孔穿透到肌肉、骨骼、脏腑，达到对病灶的治疗则是完全可以实现的。

内病外治有四大好处。第一，安全、放心。我们常说是药三分毒，无论是补药还是治病的药，如果需要长期服用的话，肯定会有毒副作用，而且有的药副作用还很大，现在人们过敏的也很多，有些药疗效是很好，但一部分人由于过敏反应接受不了。所以跟吃药相比，从外部治疗的方法更安全，受众更广。

其次，内病外治的效果很好。以前就有很多人问过我，不吃药是不是效果肯定要打折。我用实际的治疗反驳了他们的偏见，看过我治病的人都会被汤瓶八诊的魅力折服。不用药物，我曾让多年卧病在床、腿部肌肉已经萎缩的病人重新下床活动；不用药物，我曾让被医生宣判死刑的癌症病人又快乐地多生活好几个年头。太多太多的事实都证明，从外部是可以治疗内部疾病的。

再次，内病外治很经济，省钱。很多人都跟我反映过，现在的医疗负担让很多急需救助的人望而却步。内病外治多不用药，只要理疗师凭借自己的技术或简单的器具就可以完成。用药的话也多是比较简单的药

汤瓶八诊 养生方案

物，不会很贵。比如对风湿性关节炎、老寒腿等病人，在治疗的时候需要外部用药，但也就几味，价钱还都很便宜。

最后，内病外治给患者带来的痛苦小。汤瓶八诊的患者有一个共识，就是舒服。虽然在做各个部位诊治的时候有时也会用到放血等方法，但比起西医的手术真是小巫见大巫。比如对头疼的治疗，有些重症就需要在做头诊时采用放血的方法，但创伤并不大，而且见效快，一般患者都能接受。当然，更多的还是通过点、按、推、敲等手法来进行治疗的。所以说汤瓶八诊是患者乐于接受的方法。

前后上下的换位治疗

汤瓶八诊讲究前病后治，后病前治，上病下治，下病上治。

相对于脊椎，脏腑是在前面的。脏腑出了问题，就可以通过调理背部脊椎两侧的奇脉来缓解。而对于脊椎和奇脉来说，气血和肾精又是至关重要的。肾为先天之本，肾气饱满了，脊椎自然就健康。如果说一个女人 45 岁以后才生孩子，那这个孩子肯定先天不足，脊椎肯定就不饱满。我妈生我的时候就是 50 岁，好在我后天一直练习汤瓶功，我要是不练功，就很容易骨折，身体肯定没有其他人好。同样，也只有调理好脏腑，才能让骨骼更强健，让身体更结实。

正如前后是一个相对的概念一样，上下也是如此。汤瓶八诊可以用头诊来治疗躯干和腿脚的疾病。而脚诊也一样可以治疗头部、脏腑等地方的疾病。我常说脉脉相连，络络相通。身体的经脉都是相互连接，相互影响的，我按你脚后的奇脉，你身体的其他部位就能接收到信号。通过调理你的头部，既可以让脑发挥它统领其他脏腑的功能，又可以调节情绪，这样间接就能促进其他器官、部位的健康。当然，通过头诊也可以直接治疗其他部位的疾病。这都属于上病下治、下病上治的范畴。

第二章

汤瓶八诊内病外治八大疗法

第一节 汤瓶八诊常用保健疗法

汤瓶八诊是回族人根据常年的宗教礼仪、生活习俗及原始的阿拉伯医学，又吸取了中华医学而创造的一种疗法。它包括两大体系，内病外治非药物疗法和内病外治药物疗法。

内病外治非药物疗法又包括两部分，一部分就是利用末梢经络根传法来进行施治，另一部分则是借助某些器具，比如汤瓶壶、牛角棒、耳诊棒、塌罐等来治疗。

内病外治药物疗法则包括敷、贴、熏等，这些都需要借助一些药物。比如水疗，在做头诊的时候，如果只用温水施治，那就属于非药物疗法，如果为了治疗某些特别的病症，特意在水里加入一些药物或用精油，那就要算药物疗法了。塌罐、火疗等也是如此，如果只是用白水煮罐，就属于非药物疗法，如果用药水煮罐，就属于药物疗法。

在用汤瓶八诊治疗的过程中，经常会用到一些方法，比如末梢经络根传法、水疗、火疗、塌罐、刮痧、放血等。除此之外，回族人在养生治病的时候还有一些很有特色、很有效果的方法，比如吹法、熏疗、油疗、茶疗、食疗等。这些方法配合使用，疗效更加显著。

末梢经络根传法

末梢经络根传法是汤瓶八诊独有的手法，也是汤瓶八诊的雏形。末梢经络根传法源自汉唐，当时大量的中东穆斯林通过丝绸之路进入中国，长途跋涉中，为了减轻和消除旅途疲劳，他们用自身原有的保健方法，就是通过揉脚和按摩身体的某些部位来消除旅途的劳顿。后来穆斯林先民们又汲取了传统中医的阴阳理论、经络理论、腧穴理论、脏腑理论之精华，经过长期的探索、总结和完善，形成了一套具有中国回族特色的自然疗法——末梢经络根传法。但末梢经络根传法最初只有对手、脚与耳的捏、推、点、揉等手法，后来经过我们穆斯林先贤的不断补充，才进一步充实、完善并流传至今。

"末梢"也称为"三节四梢"。其中，"三节"含义有二：一是将人体分为上、中、下三节，头为梢节，胸腹为中节，腿足为下节或"根节"。二是将四肢也分为三节，上肢的手指为梢节，肘为中节，肩为下节；下肢的脚为梢节，膝为中节，胯为根节。"四梢"是指发、甲、齿和舌，其中发为血梢，甲为筋梢，齿为骨梢，舌为肉梢。"经络根传"是指脏腑气血在体表的循行和流注次第。"三节四梢"根传的畅通是经脉气血正常运行的关键。借助各种特殊手法，调整三节四梢根传，则阴阳平和、升降有序、气血顺畅、脏腑安和而百病不生。

末梢经络根传手法根据作用可分为放松类、温通类、助动类和整复类四种，以及小儿末梢经络根传手法。末梢经络根传法的所有手法首先都以持久、有力、均匀、柔和为原则，要求达到深透和渗透的目的。所谓"持久"是指要求达到一定的时间。所谓"有力"是指手法要有一定的力度，达到一定的层次。在用力时应根据患者的体质、病情选择适当的力量。力量大时可达肌肉、骨骼，力量小时仅达皮肤和皮下，但力量并不是越大越好。所谓"均匀"是指手法的力量、速度及操作幅度要均匀。在操作时力量不可时轻时重，速度不可时快时慢，幅度不可时大时小。在改变力量、速度、幅度时要逐渐、均匀地改变。所谓"柔和"是指手法要轻柔缓和，不使用蛮力、暴力，做到"**轻而不浮，重而不滞，松而不懈，紧而不僵**"。所谓"深透"是指每个手法应用完之后，均能使该部位浅层组织和深层组织得到充分放松。所谓"渗透"是指一些手法产生的效果是从浅层组织渗透到深层组织，如应使按摩法产生的热逐渐渗透到深层组织，这称为"透热"。

其次，末梢经络根传法在汤瓶八诊的具体使用过程中，更要求手法的起承转合、交替互用过程中始终做到"**手不离脉，脉不离手；有机衔接，浑然一体；酣畅淋漓，一气呵成**"。手法是防病、治病、保健是否有效的关键所在。

汤瓶水疗

汤瓶水疗包括水浴和足浴，源于回族先民在洗"阿布代斯"过程中的理性总结。《古兰经》云："须应当远离污秽。"所以我们回族人非常爱洁净，但我们对清洁卫生的理解，已从一般意义上升到了道德修养和品质的高度。我们认为，身体和环境的清洁仅仅是"洁身"的基本层次；而较高层次的清洁，是要自觉地、主动地把"洁身"同"净心"联系起来，即洗涤其身，洁诚其心。不仅要做到身体与周围环境的清洁，还

汤瓶八诊 养生方案

要做到内心灵魂的清洁，身心并重。正如《清真指南》中说，"日日洁体"，"则身心自然检束久之，明德自明，嗜欲潜消，自然摆脱魔缠"。

汤瓶水疗操作手法：取清洁的水加热至40℃左右，倒入汤瓶壶内。然后手持盛满热水的汤瓶壶，壶嘴对准治疗部位，让热水直接刺激局部皮肤。在浇注过程中，壶嘴与治疗部位应保持一定的距离，以便能够产生由近而远、先低后高、沿经脉走向前后左右移动的不同程度的水冲力刺激，从而达到治疗的目的。其间可反复更换热水，每个治疗部位可水疗10～15分钟。拭干后再局部运用末梢经络根传法。

汤瓶足浴操作手法：分为热水足浴和药液足浴两种。足浴前喝1～2杯白开水，便于体内循环和排毒。但是，饭前饭后30分钟不宜进行足浴，若水温低于37℃时也达不到预期效果。

（1）热水足浴法。取清洁的水加热至40℃，倒入盆内，赤足在热水中浸泡，每次20～30分钟。如果怕烫，可适当加入冷水，也可待水温稍低时再洗。总之，水温要以患者能够耐受为宜。拭干后局部运用末梢经络根传法。

（2）药液足浴法。根据疾病性质选择适当方药，用水煎煮或用热水溶解成药液，然后将药液倒入木盆内，将双脚或患脚放入药液中浸洗。每次20～30分钟。拭干后局部运用末梢经络根传法。

回医油疗

在汤瓶八诊的施治中，选择的润滑方法有两种。一种是润滑剂和水结合，用于经脉窍穴的推拿，这种方法对于头诊、面诊、手诊、脚诊、脉诊都适用，且很方便，不易伤到毛囊。另一种是精油或药油，即用汤瓶吊罐直接将温热的植物精油淋洒在头部的印堂穴上，然后配合手法沿头部经脉窍穴轻揉抚揩。加温后的精油有醒脉、调节情绪的功效。精油与水不同，它有黏稠度，当油从高处淋洒到肌肤上时，会使人心脑松弛，把人引入一种特别的状态，仿佛有一种欲痴欲仙的感觉。它对脊柱病变及气滞血淤所造成的筋骨酸痛、颈椎及椎间盘病变有很好的保健作用。因为精油的价格比较高，我们一般用胡麻油等植物油或中药熬制成的药油代替。油疗多与脉诊结合使用，理疗师用脚掌对人的背、臂、腿部的异经奇脉推、踩、颤、捋、揉、压，它的强度与渗透力要远大于用手的力度。

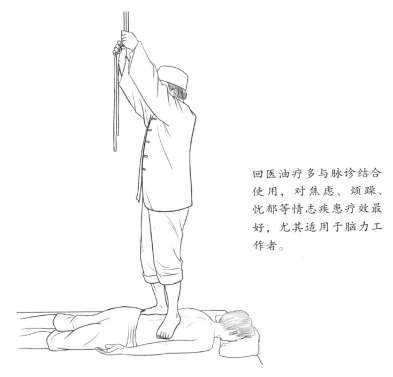

回医油疗多与脉诊结合使用，对焦虑、烦躁、忧郁等情志疾患疗效最好，尤其适用于脑力工作者。

　　我20多岁的时候，在兰州铁路局中卫机务段工作。我的一位同事椎间盘发生了病变，疼痛难忍，久治不愈，当时我父亲从上海来宁夏探亲，他知道我父亲是一位武术及回医的传承人，便请求我父亲帮他治疗。那时大家都很穷，也买不到什么植物精油，在父亲的指导下，我买了两斤本地的胡麻油，在他的背部做了油疗。三次后，他的症状就大大减轻了。

　　上世纪90年代，我应台湾雅歌丹香熏疗法公司董事长邀请赴台交流，在高雄我给一位陈先生做过一次油疗的调理。调理后他久久不想起身，当周边的人问他有何感觉时，他说："真是无法形容，让我产生一种幻想，仿佛进入了仙境一样，奇妙难言。"

油疗的作用真的非常神奇，它能够通过汤瓶吊罐的淋洒把精油的作用导入人的大脑，使人进入一种特殊状态。尤其是那些肌张力较高的人，手按的力度相对不足，这种情况最好在背部涂抹精油之后，再用脚推、踩、捋、颤，同时用手配合施治，它对舒缓肢体的疲劳，修复脊柱，排除淋巴的毒素，特别是对神志方面的症状都有特殊的调理功效。

为了使油疗发挥更大的功效，针对各种不同的病症，我特别研制出了一系列相对应的复合中药通络油。比如固元强肾油，主要成分为枸杞、熟地黄、附子、威灵仙、川乌等；行气活血油，主要成分为人参、党参、黄芪、当归、鹿茸等；通脉清垢油，主要成分为藏红花、丹参、白芷、细辛等。在临床使用中，效果都非常好，有事半功倍之效。

在现代社会中，汤瓶油疗对紧张的生活、工作节奏所造成的心情压抑、神经紧张，的确是很好的保健方式。在阿拉伯帝国及古埃及与波斯，油疗曾是皇室贵族的一种高级保健方式，它的程序细腻到了繁琐的程度，但用现代科学来解释，它的每个环节都有着严谨的保健价值。经我精简后共分五步进行操作。

第一步：热身法。通过滚、揉、按、推、点、颤、摇、拉等手法使患者放松身心，进入到一种完全放松的状态。

第二步：以在特制药水里浸泡过的木块或砭石等有利于调动潜能的物体，放于人背后的奇脉及腧穴上，达到温脉、活血的功效。

第三步：将配制的回回驱寒散风散撒在背部约一铜钱厚，盖上用陈醋浸泡的纯棉布，点燃特制的松脂火把（可用酒精火把代替）在棉布上有节奏地拍打，而达到祛风散寒、活血化淤、醒脉通络之功效。

第四步：通过经窍仪或推经锤加强患者奇脉的兴奋，以调动、刺激人体整体潜能。

第五步：将精油或者通络油（也可用一般的植物油如胡麻油、菜籽油、花生油等代替）加温，从距离印堂一尺的位置缓缓滴下，同时用手沿头部经脉抚摸按揉，以达到净化心灵、调动元神的目的。在油淋洒的同时，加上手法的抚按会引导人进入到一种身心放松、心脑愉悦的状态，使人体的细胞都能够舒展、放松。同时，运用脚部在患者背部奇脉踩、推、拨、颤、挤、压等，配合温热的精油，可将深伏于关节、经络、骨骼的淤血、痰油等病邪从毛孔透出体外，使精油从毛孔渗入体内，达到养护细胞及增加自愈力，促进体内细胞的新陈代谢、吐故纳新、内病外治的作用。它对焦虑、烦躁、神经性紧张、头昏、头疼、紧张恐慌、忧郁、失眠、气喘、支气管炎、消化不良、高血压及低血压、血液循环差、不孕、阳痿、前列腺问题等诸多身体病症都有效果，尤其适用于脑力工作者和精神压力较大的人群。

回医塌罐疗法

在中华医学和阿拉伯医学的传承中，都有拔罐疗法的记载。汤瓶八诊所用的拔罐方式是中华医学和阿拉伯医学的荟萃，我们回族也叫拔塌罐。回族拔罐一般有三种拔法，一为拔水罐，二为拔火罐，三为刺血拔罐。

水罐一般是把黄杨木罐或竹罐在清水或药水中浸煮，靠水的热气把它牢牢吸附在身体表面。这不但可以拔出淤血，还可以拔出痰湿。此法对风寒湿所引起的疾病，因气滞血淤所形成的病痛有着特殊的疗效。

在贵州、云南、四川、广西民间也有以药泡竹罐治病的方法，但中国回医的水罐有木、竹两种，配药主要选用阿拉伯通经活血、祛风散寒的香料，后来又吸取了中华医药的精髓，不断地完善。

除了水罐，回族人也拔火罐，火罐一般用陶质的。为什么呢？因为陶相对于玻璃来说不是很致密，组织间有一定的缝隙。在拔罐的时候，

汤瓶八诊 养生方案

病气被拔出来后，通过这些缝隙很容易就排出去了，换成非常致密的材质的话，排病气的效果会差很多。火罐适合风、寒、湿类型的疾病，能祛寒活血。由于它操作起来比水罐简便，所以被很多普通家庭所采用。

有的症状，光拔罐疗效不太显著，必须得配合放血，在放血之后迅速拔火罐，这就是刺血拔罐。选定治疗部位后，用75%酒精棉球消毒皮肤，先用梅花针或三棱针快速点刺局部，以皮肤红润稍有渗血为好。将火罐迅速拔在刺血部位，火罐吸着后，留置时观察出血多少决定拔罐的时间。血少留罐可时间稍长，血多则即刻起罐。一般每次留罐12分钟。起罐后，用消毒纱布擦净血迹，每次吸出的血不可太多。

刺血拔罐时，压差可使拔罐的区域血流增加，通过局部刺激，促使血液和组织液流动而起到活血作用，同时促进代谢产物的排出，有散淤消肿、祛除病邪的功效。刺血拔罐在中华医药的传承中也早有记载。《素问·血气形志》篇曰："凡治病必先去其血。"实践证明，去除毛细血管内不流动的血淤的确有通经活络、开窍泻热、消肿止痛的作用，对各种气滞血淤、经络淤滞、疼痛等病症确有显著疗效。

在传承中，我们杨家先人又把放血疗法和改良后的竹罐有机地结合起来，采用先进的微痛刺血法，可以把黑色痰状淤血直接从病灶处拔出来，比普通拔罐功效提高了很多倍，此法特别适用于颈、肩、腰、腿疼、风湿、关节炎、咽炎、鼻炎、头疼、便秘、肥胖、经络不通等各种病症，因此一直被认为是回族医学中一个重要的保健医疗方法。它取材于自然，运用于自然，治疗于自然，很值得推广。

无论是拔水罐还是拔火罐，有一个问题要注意：拔罐的时候不要拔跟身体相通的地方。什么样的地方是跟身体相通的呢？比如肚脐、阴部，这些地方都是可以直接通到身体内部的，拔罐时切忌不可拔这些部位。再有有皮损的地方也不要拔，虽然木、竹、陶等材质不容易让皮肤受伤，但如果本身就不健康的皮肤也禁受不住这种吸力。孕妇、经期妇女、6岁以下儿童、70岁以上老人、精神病、水肿病、心力衰竭、活动性肺结核、急性传染病、有出血倾向的疾病以及大血管通过的部位、骨骼凹凸不平的部位、毛发过多的部位等，均不宜用拔罐疗法。

回医放血疗法

放血是一种非常古老的治疗方法，3000 年前的埃及第一次记录了这种疗法。大量的古代医学书都记载了如何放血、在何处放血及放多少血。1506 年的一本医书中就提到，人体有 43 处可以用于放血，其中 14 处在头部。中世纪，著名阿拉伯医学家伊本·西那在《医典》中，对放血疗法作了详细的论述，其中包括静脉的选择，切口的大小与形式和适应症、禁忌症以及患者的年龄、体质等。

我们伊斯兰教的先知穆罕默德说过，有五件事是万圣的圣行，一是知耻，二是容忍，三是放血，四是刷牙，五是点香。《圣训经》有穆圣训："放血、饮蜜与火烙，如对症候，便是有效的疗法。"穆圣还说："放血者真好，放余血，使人身轻眼明。"又说："在十七日、十九日、二十一日放血，百病可除。"

为什么放血被穆圣称为"圣行"？这是因为穆圣在长途行军的过程当中，发现将士们生病了，可是缺医少药，怎么办呢？穆圣就用放血疗法来为将士们防病疗疾，效果非常好，所以放血被称为圣行。由于穆圣明确提出放血是对身体有益的，所以对于穆斯林来说，即使没有任何病症，很多人也会每年做 2 ~ 3 次放血来防病健身。

汤瓶放血手法是汤瓶八诊疗法的一种传统针刺手法。放血手法即用三棱针或其他针具刺入经脉，使血液适量流出或加挤压流出，以达到治疗疾病目的的一种独特外治方法。此法具有疏通经络、调和气血、泻热、止痛、急救、消肿、镇静等作用。放血手法也是伊斯兰回族医学中一种独特的、简便有效的针刺治疗方法之一。

常用的放血部位有眉心、太阳穴、腋窝、肘窝、中指、外耳郭、内

汤瓶八诊养生方案

迎香、关节扭伤红肿等处。

虽然放血有诸多好处，但也要注意它不是万能的。与其他疗法一样，放血有其适应症，也有其禁忌症。体质虚弱、贫血、低血压的人一般不放血的好，孕妇、产后、习惯性流产者，还有处在经期的女性最好也不要放血。动脉处不要切割，或刺得太深。血友病、血小板减少性紫癜等凝血机制有障碍的患者也不要采取这种疗法。

回医刮痧

刮痧就是利用羊角板或者刮痧板，在人体体表一定的部位或窍穴上施以反复的刮拭、捏提、揪挤、挑刺等手法，使皮肤出现片状或点片状淤血（或出血）的刺激反应（即痧痕），以达到疏通经络、调节脏腑、恢复生理状态、扶正祛邪、排泄病毒、退热解惊、开窍醒神、祛除疾病的目的的一种刺激疗法。

刮痧手法是回族医学中最古老的治疗方法之一。与其他民间疗法一样，它的历史非常悠久，中世纪伊本·西那所著的《医典》中就对中医典籍《黄帝内经》中有关经脉医理、针刺论述予以吸收和引用，这无疑为回族医学利用刮痧手法防病治病奠定了坚实的理论基础。刮痧手法由于方法独特、简便易学、器具简单、操作方便、适应广泛、安全可靠、疗效显著等特征，在我国回族聚居区广为流传，深受回族群众的信赖。

刮痧手法与放血一样，也是根据不同的疾病和病情，在人体体表之相应部位或窍穴皮部予以刮治刺激，或为激调，或为平抑，或用传导，或用暗示，从而起到调整生理功能之作用。

刮痧手法的适用范围十分广泛。凡针灸、按摩疗法适用的疾病均可用本疗法治疗。本疗法不仅适用于痧症，凡内科、儿科、妇科、皮肤科、眼科和耳鼻咽喉科等临床各科常见病和部分疑难病症均可治疗，而且都有较好的疗效。

回医火疗

在自然条件艰苦地区生活的阿拉伯人，经常会面临风寒冻馁，他们染上风寒症或得老寒腿的概率就特别大。他们也世世代代不断地积累着抵御这些疾病的经验，用火的温热燥湿的特性来治疗相关的疾病。阿拉伯人擅长用香料，于是他们又把这些芳香性的药物和火结合在一起，大大提高了治病的功效。

像我们熟知的拔火罐，也属于火疗的范畴。还有一个很有特色的火疗方法——拍打法，也是穆斯林常用的治病方法。一般在患处垫层湿纱布，中间放上配好的药粉，上面再敷层湿纱布，然后用火把拍打，直至纱布变干。后来回族人又不断地完善火疗，实践中发现用醋代替水去润湿药物对于治疗某些疾病比较好，就把纱布放到醋中去浸湿，然后敷于患处。而所用药物大部分是阿拉伯药物，像没药、白胡椒、乳香、荆棘、回回葱等，把它们晾干粉碎后即可使用。

后来人们在居家使用时，觉得用火把很不方便，就用筷子绑上棉花，然后蘸上酒精来代替火把，也有用长镊子夹住酒精棉进行拍打的。这种火疗方法可以直接作用于患处，通过这种热渗透，使药物直接渗到肌肉筋骨，对风湿、痛风，老寒腿等因为风寒湿邪导致的疾病特别有效。

回医茶疗

回族人嗜茶如命，宁可三天不吃饭，不能一日不喝茶。这是因为回族人喜欢吃牛羊肉，难免油腻，而茶具有解油腻、助消化的功能，通过多种原料的搭配又可以治疗其他疾病，这么好的方法，当然就很容易推广开。宁夏回族人最爱喝八宝茶，一般是由八种材料冲调而成。有很多人问我这八宝茶究竟是哪八种宝贝，这很难讲，因为八宝茶其实没有固定的配伍。一般会有茯茶、桂圆、红枣、枸杞、芝麻、葡萄干、核桃仁、冰糖等。

芝麻，味甘性平，能补血、润肠、通乳、增智、养发。《五服经》说："服之不息，可知万物，通神明。"对增强记忆力，提高思维能力起着极其重要的作用，确有青春常驻的功能。

红枣，维生素C相当丰富，每百克含量高达540毫克，素有"维生素C丸"之称，有了它大脑才能机敏灵活。《食物本草会纂》说："久服轻身延年，补中益气，坚志强力，除烦闷。"

桂圆有滋补营血、安神养心、补灵长智、开胃养脾的功效。《神农本草经》说："可治五脏邪气……久服强魂聪明，轻身不老，通神明。"

核桃仁的营养价值比鸡蛋、牛奶、瘦肉都高，经常在茶水里泡核桃仁，对增强记忆力，保持旺盛的精力大有益处。

八宝茶可以根据个人喜好和身体需要随意加减，好比说你想补血养颜和补益气血，就可以多放点红枣、枸杞、桂圆，以它为主体，再放别的。如果你血压高，里面就放点决明子，再稍微放一点盐，可以使你的血黏度指标下降。就是说茶里面有八种东西，但是不管怎么搭配，回族人这个茶里面都少不了两样重要的东西，就是枣和枸杞。

宁夏人喝八宝茶一定会放枸杞，宁夏枸杞是驰名中外的滋补佳品，有滋肝补肾、生精益气、补虚安神、祛风明目等功能。冬天在茶内加入酥油，还可润肺化痰，治疗支气管炎、哮喘病。所以常喝八宝茶，可以驱寒健胃，提气补脾，明目清心，延年益寿。

除了原料的搭配，回族老人喝茶还有特定的三部曲——嗅、品、饮。

首先，要把盖碗的盖子打开，闻一下，热气裹着茶香就会通过鼻腔进入到鼻窦，上升到额窦，对于改善脑部的微循环，防止脑血管的气滞血淤，都有很好的作用。通过这种热熏，还可以提神醒脑，回族老人中风者少得很，我认为跟这个有很大关系。

第二步是品，就是用舌尖点蘸一点茶水，品的目的不是为了尝尝好喝不好喝，只是为了用这一滴水做引子引出自己的津液。津液就是口水，它能"润五官、悦肌肤、固牙齿、强筋骨、通气血、延寿命"。现代医学研究已经证实，口水津液含有丰富的水分、酶、B 族维生素、蛋白质、氨基酸、钾、钙以及淀粉等多种有益人体的成分，并具有消炎、解毒、助消化及润肌减肥等多项功能。那怎么能把津液作为一种药，去激发调动你自身的自愈力呢？你可以分三步下咽，第一步咽到膻中，第二步进入丹田，第三步自我暗示，意念导引，让这股津液通过你两腿的内侧，或者通过异经奇脉，从脚心把体内的病气排出去。

最后一步才是饮用。

这三个步骤就是汤瓶八诊的茶道之精华。

回医食疗

我们回族人对饮食一向非常讲究，有很多禁忌，处处突出"洁净"二字。禁食猪肉以及马、驴、骡、狗等不反刍的动物肉，性情凶残的禽兽（如鹰、虎等）肉，自死禽兽的肉和一切动物的血，也都在禁食之列。穆斯林不禁食的动物，都请阿訇念经代宰后才能吃。以现代医学的角度来看，不吃自死的动物和血液，是有道理的，因为自死的动物和血液，可能含有诸多病菌，吃了对身体反而有害。我们回族人最爱吃牛羊肉和面食，也爱喝茶，在历代先民不断的经验积累中，也发现了很多独特的回族食疗方。

如以羊心朱砂同用治疗心血不足之失眠、心悸、震颤。方法是取新鲜羊心一个，朱砂 1 克（擂细），由羊心动静脉孔纳入，用棉线把口缝住，蒸熟或炖熟，吃时切成肉片，每晚服半只，有养血、镇静的作用。

再比如把砖茶 15 克，山楂 15 克，红糖 20 克共同炒焦。冲水饮用治疗急性痢疾、腹寒腹痛，有止痢、暖胃作用。

用桂圆肉 30 克，大枣 10 克，红糖 30 克，黑豆 30 克长期煎服治疗贫血、产后血虚，有补血作用。

将绿豆面、荞面等用清水调匀敷于疮疡处治疗疔毒疮疡，有拔毒祛火清热作用。

用清油一两熬沸，放入花椒 15 克，炸枯。取油服用，有驱虫、润肠、通便的作用。

回医吹法

吹法是极具回族特色的疗法，就是通过给患者吹药和吹杜阿一来治疗疾病。吹法一直广泛地在回族民间应用，比如咽喉部的一些疾病，吃药比较慢，喝药作用于患处的时间比较短，药水只能在喉咙处停留一下就过去了，而上药又不容易看到深部的病灶。这时吹药的优势就显露出来了。

吹的人可以把药粉轻轻吹进患者的喉咙、鼻腔、耳腔等处，让药粉直接沾在病灶上，作用既持久，又不痛苦。比如将枯矾、五倍子细末吹入耳腔，可治疗化脓性中耳炎；将硼砂、青黛、冰片共研细末吹入喉咙，可治疗急性咽炎、扁桃体炎等。比较深的部位，可以用细管辅助进行，比如鹅毛管或细的吸管等。

回族人还有一个独特的吹法，就是吹杜阿一。吹杜阿一不需要药物，而是理疗师一边念祷词，一边吹患者的病灶，这是通过一种很强的心理暗示来治疗身心疾病的方法。其实日常生活中有很多情况跟吹杜阿一很相似。比如小孩子摔倒了，母亲会一边给他吹磕破的地方，一边说："不疼啦不疼啦，吹吹就好了。"这就有很强的心理暗示的作用在里面，妈妈吹过后小孩子很快就能平静下来，好像疼痛也马上减轻了很多似的。吹杜阿一的治疗原理就类似于此，它在治疗情志方面的疾病时有很好的疗效。

但回族医学中的吹杜阿一绝对不是吹几口气那么简单，它对吹者有很严格的要求，要求做到三正——心正、气正、神正，只有具备这三正，才能以正气去病气，用人道驱邪道，为患者疗病驱疾。

第二节　回民家家必备的保健工具

我们回民家庭多少都会一些自我按摩、刮痧、拔罐等疗法，所以很多人家里都有一些常用的保健工具，比如汤瓶壶、羊角板等。这些都是回族特有的保健工具，极具民族特色，也非常结实耐用，材料都是回民身边的普通物品，一套工具可以惠及几代人。下面我就把汤瓶八诊常用的保健工具简略地说一下，并给大家介绍一下它们的功能。

汤瓶壶

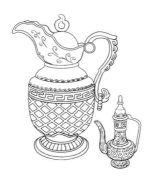

关于汤瓶壶的介绍，前面我已经讲了很多，汤瓶壶是穆斯林的浴具之一。回民喜欢用汤瓶是因为汤瓶有盖、有把、有流水的高翘壶嘴，盛水的主体部分一般呈鼓状圆台形，不洁之物不易进去。灌入温水用来冲手、洗浴，既方便，又卫生。在清真寺洗小净时只用两个汤瓶即可，洗大净时汤瓶与吊罐并用。

羊角板

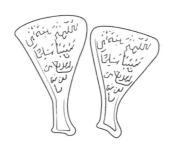

　　羊角板取自阿訇所宰杀的羊的肩胛骨。古时回族人为了方便学习《古兰经》，通常会将阿訇所宰杀的羊的肩胛骨蒸煮、清洗干净，然后由阿訇刻上"杜阿一"（祈祷辞）或者《古兰经》经文，以便不时拿出来诵读。渐渐地，人们发现羊角板还可用来按、刮身体的各个部位，使疲劳、不适等症状得到缓解。久而久之，回族人习惯将刻有"杜阿一"及《古兰经》经文的羊角板用于刮痧，作为一种驱除病痛的简单的医疗器具。由于按伊斯兰教规，非穆斯林禁用刻有"杜阿一"及《古兰经》经文的器具，所以其他人可以用普通的刮痧板来替代。

牛角棒

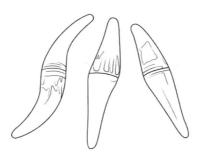

　　牛角棒是末梢经络根传法最常用的器具，其功能类似于按摩棒。它是用阿訇所宰杀的黄牛角制成的，可以用于窍穴的点压。牛角棒很方便携带，大家也可以用普通的牛角按摩棒来代替。

耳诊棒

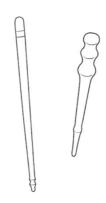

　　用桃木制成，长约 15 厘米，直径 0.8 厘米左右，一头为圆形，一头为尖形。传统治疗中通常要在特制的草药中煮后再用，主要用于耳部窍穴的点压施治。如果家中没有耳诊棒，用火柴棒效果也不错。

塌罐

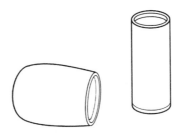

　　塌罐有两种材质，木制和竹制，木罐多用胡杨木或者枣木。塌罐罐口直径分 3 厘米、4 厘米、5 厘米三种，长短约 8 ～ 10 厘米。里外光滑，吸拔力大。口径大的，用于面积较大的腰背及臀部。口径小的，用于四肢关节部位。

　　至于日久不常用的胡杨木罐，常因过于干燥，容易透进空气，故使用后，一定要先用煎煮开的特制药水浸泡七日，再阴干密封保存备用。如果没有现成的木罐，也可以用真空罐来代替。

汤瓶八诊 养生方案

经窍仪

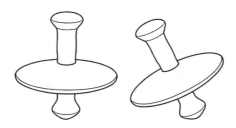

经窍仪是由牛骨或檀香木制成的手持循经治疗的辅助器械。其外形恰似带轴的圆饼形的陀螺。

治疗操作时，理疗师以右手食指、中指根部夹持经窍仪最细的部位，掌心朝下，五指自然分开，握住饼状圆盘，使经窍仪下部的锥尖贴于要施治的经络窍穴，进行治疗。

推经锤

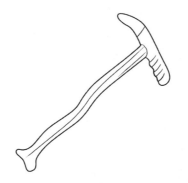

推经锤是由牛骨或檀香木制成的"工"字形循经治疗的辅助器械。操作时，理疗师左前侧立，两肘前屈，左右手分别握持推经锤的前后端上部，使推经锤的锥尖对准施治部位的经脉进行治疗。

震骨板

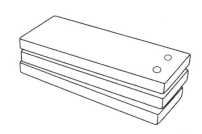

由檀香木或枣木制成的循骨治疗的辅助器械。是由三块长约 15 厘米，宽约 5 厘米，高约 2 厘米，表面刻有《古兰经》饰纹的长方形木块加工固定而成。操作时根据需要常单手握持震骨板固定住的一面，用另一面紧贴骨骼进行施治。

足浴盆

木制，使用前先盛满水浸泡 12 小时，使木质膨胀而相邻木块间的间隙密闭，以便再盛水时不致泄漏。现在多使用塑料袋铺垫于盆内再盛水，既可防止水渗漏，也可在使用过程中用塑料袋包裹下肢，以起到保温作用。这种足浴盆很多大型超市都有销售。

第三节　汤瓶八诊之头诊

头诊是回族人根据常年的宗教礼仪、生活习俗及原始的阿拉伯医学，又吸取了中华医学精华而创造的一种疗法。通过对头部进行放血、汤瓶水浴或者刮、压、摁等末梢经络根传手法的刺激，起到疏通脑脉、行气活血、健脑益智、安神定志的作用，从而预防和治疗某些疾患。

汤瓶水疗、末梢经络根传法、回医放血疗法是头诊中最常用的三种手法。头诊可以按水疗、刮、挤压、按压的步骤进行，也可以根据患者的具体病情、病位、体质等情况灵活选用不同的手法和程序。要注意的是，头颈部有外伤史、皮肤病患者禁用头诊。

头诊的操作步骤：汤瓶水疗—头部刮法—挤压法—按压法—放血法。

头诊的适应症：

1. 头部疾患：高血压、感冒、神经性头痛、偏头痛、眩晕、中风后遗症、脑梗死、脑萎缩等。

2. 精神障碍：老年痴呆、失眠、抑郁、神经衰弱等。

3. 其他：高脂血症、脂肪肝、肥胖症、痛风、糖尿病、慢性疲劳综合征、美容保健等。

（一）头部汤瓶水疗

1. 头部督脉水疗法：患者俯卧在床上，理疗师右手持内装温水（水温40℃左右）的汤瓶，瓶嘴距患者头皮10～50厘米，由下（后发际正中点）至上（前发际正中点）循着督脉的走向缓慢浇注热水5～8遍。

2. 环百会水疗法：患者俯卧在床上，理疗师右手持内装温水的汤瓶，瓶嘴距头皮10～50厘米，先浇注百会，高低交替刺激约10次。然后再以百会为中心，顺时针方向旋转浇注，并逐步向四周延伸，直至整个头部，浇5～8次。

（二）头部末梢经络根传法

1. 刮法：右手持羊骨板，以患者头顶的百会穴为起点，沿着发际中线向下梳刮。也可沿中医经络走向从百会向下刮，梳刮5～10次。

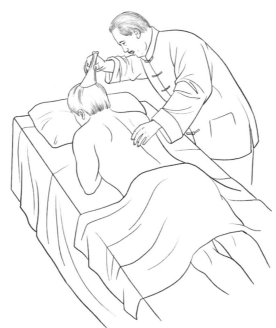

梳刮的力度要适中，以患者能忍受为度，切勿逆发梳刮。

2. 挤压法：分别以两手掌心挤压患者头部两侧 3～5 次，挤压前额和枕部 3～5 次，斜向挤压左额右枕、右额左枕各 3～5 次。力度应适中，以患者能忍受为度。

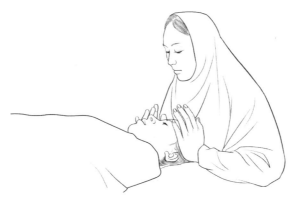

挤压法即以两手掌心分别挤压患者的头部、前额、枕部等位置。

3. 按压法：以双手拇指指腹交替按压颅骨矢状缝（在督脉循行线上），由后向前移动，双手其余四指支撑于头两侧，反复按压 3～5 次，用力适中。以同样的方法按压颅骨冠状缝和人字缝各 3～5 次。

48

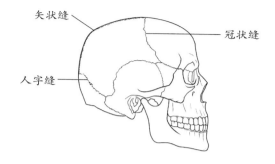

矢状缝　冠状缝　人字缝

（三）头部放血法

放血疗法就是用消过毒的三棱针或者缝衣针等在某些窍穴或特定部位点刺 2～3 下，用手协助挤出几滴血液，以外泄内蕴的热毒，达到治疗疾病的一种方法，具有消肿止痛、祛风止痒、开窍泄热、消肿散结、祛淤通络、醒脑开窍及镇静止痛等功效。

放血疗法最突出的优点就是简、便、廉、验，且无副作用。

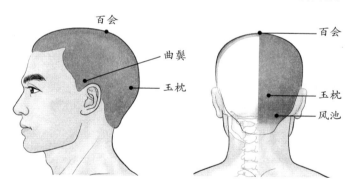

百会　曲鬓　玉枕　百会　玉枕　风池

头诊中，多选择在风池、玉枕、百会、曲鬓等处进行放血。

百会位于头部后发际正中直上 7 寸处，相当于两耳尖直上与头顶正中线的相交处。在百会处放血可治疗头痛、头晕、中风、高烧、昏迷、癫狂、脱肛等多种病症。

第四节　汤瓶八诊之面诊

面部是穆斯林小净必须要洗的部位，按照中医的理论，五官与五脏之间有着极为密切的联系，故有"鼻为肺之官、目为肝之官、口唇为脾之官、舌为心之官、耳为肾之官"之说。如果面部的经络受阻，脸色就会发暗，整个人看起来就没有神采，还会感到浑身乏力，头晕目眩，视力低下。通过对面部的调理不但可以养颜美容，还能预防和治疗部分头面部及全身性疾患。

面诊就是通过对面部经穴窍关施行汤瓶末梢经络根传手法的刺激，或者使用牛角棒、羊角板等理疗工具疏通面部经脉，而达到气活血畅、补泻五脏、美容驻颜的作用。汤瓶水疗、末梢经络根传法、回医放血疗法是面诊中最常用的三种手法。

面诊的操作步骤：面部汤瓶水浴法—面部窍穴点压法—面部经脉按压法—面部经穴复合揉压法—眉心放血法—太阳放血法。

面诊的适应症：

1. 面部疾患：痤疮、咽炎、牙龈炎、黄褐斑等。

2. 头面部疾患：牙痛、口腔溃疡、近视等。

3. 全身疾患：高血压、高脂血症、脂肪肝、肥胖症、痛风、糖尿病、头痛、失眠、抑郁、老年痴呆等。

4. 其他：慢性疲劳综合征、美容保健等。

（一）面部水疗

患者闭目仰卧于床上，理疗师右手持内装40℃左右温水的汤瓶，使瓶嘴距面部皮肤10～30厘米的可调范围内，然后依次对患者从前额到下巴浇注温水，再在面部左右也分别从上向下浇注3～5次。然后选取双侧四白、迎香、地仓之连线部位，由上向下，先左后右缓慢浇注3～5遍。

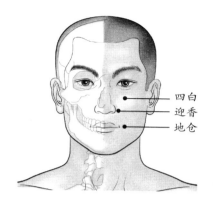

四白
迎香
地仓

（二）面部末梢经络根传法

1. 面部窍穴点压法：患者清洁完面部后仰卧在床，理疗师正坐于患者头侧，先给患者涂点按摩油，然后以双手食指和中指依次按阳白、印堂、四白、迎香、太阳、承浆，先以顺时针方向按揉 10 次，再以逆时针方向按揉 10 次，后用两手掌按于面颊部和颞部，轻拍 30 次，使局部皮肤发红发热。

2. 面部经脉按压法：用双手拇指交替按压面部经脉循行线或以双手的食指、中指合并向外侧打小圈。揉压的力度应适中，每条经络线按摩 3 ～ 5 次。

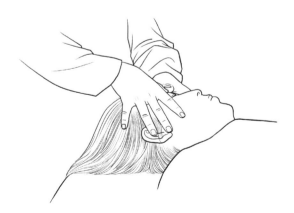

面部经脉挤压法所按压部位都是面部经脉循行线。

3. 面部经穴复合揉压法：

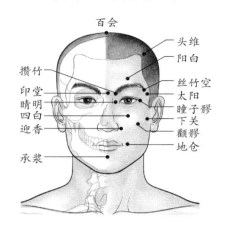
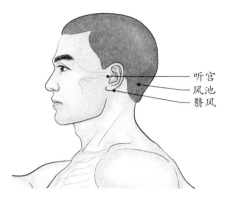

第一条：先点压承浆 8 ~ 10 下；然后向外打小圈，沿下颏至耳下的翳风，再点压 8 ~ 10 次。

第二条：点压口角的地仓 8 ~ 10 下；然后向外打小圈，沿颧骨下方至颧髎、下关点压 10 ~ 15 下；再至耳前的听宫，点压 8 ~ 10 下。

第三条：点压鼻翼旁的迎香 8 ~ 10 下；然后沿颧骨向外打圈至目外侧的太阳，点压 8 ~ 10 下。

第四条：点压内眼角的睛明 8 ~ 10 下；然后以中指或食指沿眼眶下向外轻轻打小圈至外眼角的瞳子髎点压 8 ~ 10 下；再点压太阳 8 ~ 10 下。

第五条：点压眉头的攒竹 8 ~ 10 下；然后以中指或食指沿眼眶向外轻轻打小圈至眉尾的丝竹空，点压 8 ~ 10 下；再点压太阳 8 ~ 10 下。

第六条：点压印堂 10 ~ 15 下；然后沿上额打小圈至眉上 1 寸处的阳白，点压 8 ~ 10 下；再至额角的头维，点压 8 ~ 10 下。

第七条：点压印堂 10 ~ 15 下；打圈按摩至百会，点压 10 ~ 15 下；两手再分至风池，点压 15 ~ 20 次。

每条线可反复进行 8 ~ 10 次至局部微温热。

汤瓶八诊
养生方案

（三）面部放血法

多在眉心或太阳放血。先在要放血的地方按挼，这样可以让局部血液循环加快，刺后容易出血。然后用拇指和食指揪起局部皮肉，消毒。之后用消过毒的三棱针点刺，挤出几滴血就可以了。面部有皮肤问题的人应禁用或慎用。

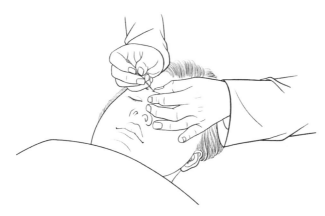

放血疗法并不可怕，而且对多种病症有奇效。

眉心放血法，回族俗称挑头，适用于风寒感冒、头痛、身痛、前额痛、畏寒等症。

太阳放血法，适用于感冒头痛、血淤头痛、高血压头痛等。

内迎香放血法有点特别，它是取一锐利竹签，放入患者鼻翼内 0.5 厘米处，紧贴鼻翼。然后用食指猛弹鼻翼使其出血少许。此法主治红眼、咽炎、咽部充血等。

第五节　汤瓶八诊之耳诊

耳诊就是对耳部经络窍关进行点压等末梢经络根传法，并配合耳诊棒以及放血疗法，通过刺激局部以达到疏通气血、补益五脏、健身醒脑，以及预防和治疗某些疾患的疗法。

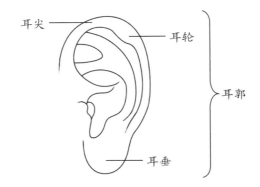

耳诊的操作步骤：捏摩耳郭—推摩耳郭—推摩耳轮—提摩耳尖—牵拉耳根—拉摩耳垂—旋转耳孔—耳诊棒点穴—耳部放血。

耳诊的适应症：

1. **耳部疾患**：爆发性耳聋、慢性中耳炎、美尼尔氏综合征等。

2. **头面部疾患**：偏头痛、眩晕、中风后遗症、视力障碍、脱发等。

3. **精神疾患**：失眠、抑郁、癫痫等。

4. **全身疾患**：高血压、高脂血症、脂肪肝、肥胖症、痛风、糖尿病、心脑血管疾病、内分泌疾病、生殖泌尿疾患等。

5. **其他**：慢性疲劳综合征、美容保健等。

（一）耳部末梢经络根传法

1. **捏摩耳郭**：耳郭是外耳的一部分，主要由软骨组成。食指贴于患者耳孔处，拇指贴于患者耳背，由里向外，再由外向里，捏揉5遍，若某处有痛感或结节，则表示相应的器官或肢体有病变，可多加捏揉。结节和痛感消失后，说明病变已消除。

2. **推摩耳郭**：用拇指和食指夹住耳郭，由下而上，由里而外，反复推摩耳郭3～6遍，直至耳郭充血发热。

3. **推摩耳轮**：耳轮就是耳郭的边缘部分，用食指和中指相夹，反复推摩耳轮 3 ～ 6 遍，直至耳轮充血发热为度。

4. **提摩耳尖**：用拇指和食指紧捏患者耳朵顶端，边捏摩边向上提，由轻到重，共进行 12 次。

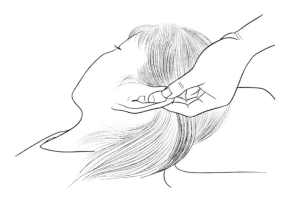

5. **牵拉耳根**：用拇指和食指紧捏外耳郭向外反复牵拉 3 ～ 6 次。

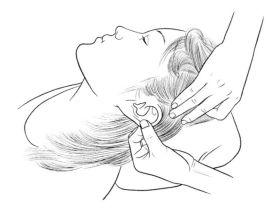

6. **拉摩耳垂**：用拇指和食指拉患者耳垂，由轻到重，拉摩 12 次。

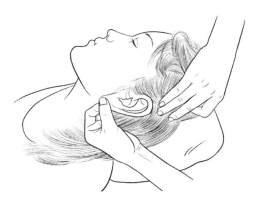

7. 旋转耳孔：用两手食指同时插入患者外耳道，顺、逆时针各旋转两圈后拔出，共 3 ～ 6 次。

（二）耳诊棒点穴法

1. 打摩耳郭：患者侧卧，理疗师正坐于患者头侧，左手固定患者耳郭，右手持耳诊棒，用尾部反复打摩内外耳郭 3 ～ 6 次。

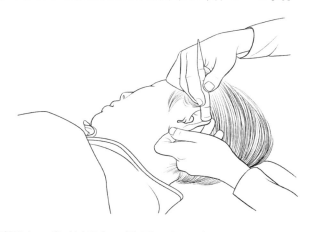

2. 挦刺耳穴：患者侧卧，暴露一侧耳郭，涂抹按摩精油，理疗师正坐于患者头侧，左手固定患者耳郭，右手持耳诊棒用尖端挦刮，遇结节、脱屑、充血、异感处则反复点刺 5 ～ 8 次。

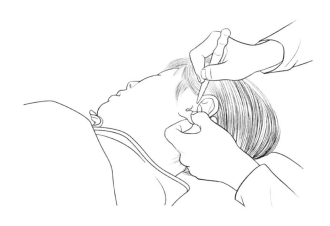

（三）耳部放血法

依据病情辨证选穴，常取耳尖、耳后静脉、耳根等异感部位。具体实施方法：将耳部放血处充分暴露并局部消毒，用左手固定局部，右手用消过毒的三棱针轻刺，待出血后用无菌卫生棉或无菌纱块擦拭，再挤压被刺局部，使血液反复溢出并擦拭，共 3 ~ 5 次。

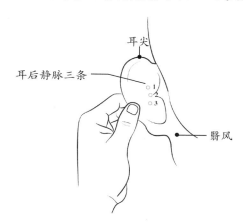

耳后有三条静脉，在此处放血能有效缓解麦粒肿、眼红肿痛等症。

外耳郭放血法主治咽部红肿充血、扁桃体炎、口疮及皮肤疥癣、神经性皮炎等。耳尖放血法主治急性结膜炎、麦粒肿、电光性眼炎、扁桃腺炎、腮腺炎、高烧以及高血压等。取患者单侧耳轮顶端的耳尖穴。耳尖穴在耳郭的上方——折耳向前，耳郭上方的尖端处即是耳尖。

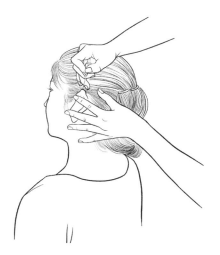

耳尖放血时，出血量应根据患者病情、体质而定，每次放血5 ~ 10滴，每滴如黄豆大小即可。

第六节　汤瓶八诊之手诊

手是穆斯林小净必须要洗的部位，回医认为脑跟手是通过经脉筋肉紧密相连的。所以如果思维敏捷的话，就会心灵手巧。反过来，如果手部经脉畅通，气血旺盛的话，脑也会健康。因此穆斯林很注重手部的保健。手诊就是通过对手部的经脉窍穴施行末梢经络根传法的刺激，疏通手部经脉，从而达到疏畅百脉、补益脑元、调整肌体阴阳气血的作用的一种疗法。

手诊的操作步骤：手部水浴手法—搓擦放松法—推摩经脉法—点按窍穴法—拨颤手指法—五指环扣牵拉法—刮摁鱼际法—手部异感点点压法—腕部震颤法—指尖放血法—少商放血法—鱼际青筋放血法。

手诊的适应症：

1. 手部疾患： 桡骨茎突部狭窄性腱鞘炎、腱鞘囊肿、下桡尺关节损伤、腕管综合征、腕关节扭伤等。

2. 全身疾患： 高血压、高脂血症、脂肪肝、肥胖症、痛风、糖尿病、男性病、女性更年期综合征、感冒、头痛、咽炎、肩周炎、颈椎病、失眠、遗尿等。

3. 其他： 慢性疲劳综合征、美容保健等。

（一）手部汤瓶水疗

患者暴露双肘以下部分，双手平放于浴面盆上方约50厘米处，掌心向下。理疗师右手持内装40℃左右温水的汤瓶，瓶嘴距手部皮肤10～30厘米，然后依次对患者双手腕、手肘背部、三阳经脉轮流浇注热水3～5遍。然后患者掌心向上，理疗师对患者掌心部劳宫穴、三阴经脉轮流浇注3～5遍。

（二）手部末梢经络根传法

1. **搓擦放松法**：将患者水浴后的双手擦拭干净，将按摩精油均匀涂抹于手部皮肤，然后双手合掌紧抱患者手部，反复搓擦局部至发热，双手交替进行。

2. **推摩经脉法**：用双手拇指指背同时由下而上，先后推摩患者手掌和手背皮肤 5 ～ 8 次。

3. **点按窍穴法**：用左手握扶患者右手，以右手拇指尖分别由上而下点按患者手三里、曲池、内关、合谷、劳宫，每穴点按 3 ～ 5 次，左右交替进行。

4. **拨颤手指法**：用右手握住患者左手腕部，左手由内而外快速拨患者的左手五指尖部，反复 3 ～ 5 遍。然后以左手食指尖依次点压于患者右手五指掌侧指根部，每处颤动 1 分钟。以同法施于患者的右手。

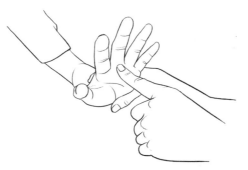

拨颤手指法分为拨法和颤法，图为颤法。

5. **五指环扣牵拉法**：用右手握住患者左手掌部，使患者五指自然分开，理疗师以左手食指、中指夹住患者拇指根部，沿指尖方向牵拉 3 ～ 6 次。依同法依次牵拉其余四指。

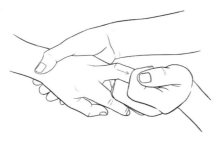

五指环扣牵拉法可以疏理手部末梢经络，对五脏皆有补益。

6. **刮摁鱼际法**：患者双手掌心向上，理疗师用左手扶握患者右手指，右手持经窍仪，分别刮摁患者右手大小鱼际部皮肤，由上而下、自内而外依次刮摁 3～5 遍。左手相同。

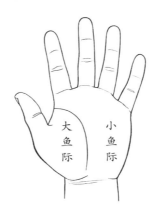

7. **手部异感点点压法**：依据患者的病情和体质，辨证选取手部的生理病理异感点，用点、压、颤、揉手法进行局部治疗。

8. **腕部震颤法**：患者掌心向下，自然放松。理疗师两手拇指和食指握捏患者腕关节，快速抖动 3～5 次后，向下曲折腕关节，用力轻微颤动。

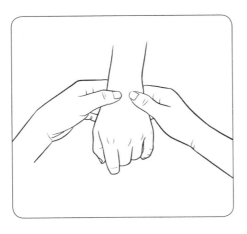
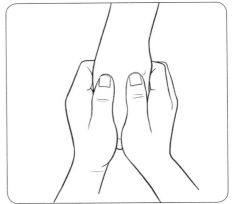

（三）手部放血法

多在指尖（十宣）、鱼际有青筋处放血。

在进行中指放血法时可用一根红线紧束患者中指，在中指指甲上一韭叶处或指端放血。此法主治风寒感冒、小儿惊风、妇人癔病。

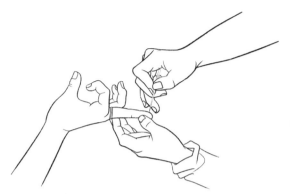

中指放血法主治风寒感冒、小儿惊风、妇人癔病等。

而少商放血法则主治咽喉肿痛、咳嗽、鼻衄、发热、昏迷、癫狂等。

第七节　汤瓶八诊之脚诊

回族的脚诊不同于足疗，它不讲反射区，而注重于经脉窍穴，特别注重于奇脉以及末梢经络的调理，也就是脚趾与脚后跟的调理，这是我们最独特的地方。

回医认为，脚部是人体的末梢之一，还是肾经、脾经、肝经这三条阴经的起始点，又是胃经、胆经、膀胱经这三条阳经的终止点，更是异经奇脉的终点，如果经常用热水浴脚，能增强血液运行，调理脏腑，疏通经络，增强新陈代谢，从而达到强身健体祛除病邪的目的。回族民间歌谣说："春天洗脚，升阳固脱；夏天洗脚，暑湿可祛；秋天洗脚，肺润肠濡；冬天洗脚，丹田温灼。"

做脚诊的时候要重点对脚趾和脚后跟进行护理。因为脚趾上的血管是很细的，血管里面有膜，这个膜起过滤作用，血液经过滤后，会沉淀形成结晶体，我们回族就称其为脉结石。脉结石阻碍了你的经络，摩擦你的血管，不通则痛，你就会感到痛。只要通过足浴，同时辅以末梢经络根传手法的刺激，就能祛除脚部的脉结石，让腿脚有力，即使上了岁数也能步履如飞。

脚跟则是奇经八脉中的阴跷脉和阳跷脉的起点，这两条经脉行于下肢内外侧而终达于脑。阴跷脉别出足少阴肾经，上连脑海，阴精循经而上，益脑填髓；阳跷脉别出足太阳膀胱经，上出于脑，主持阳气。这两条经脉最主要的功效就是维持下肢正常的生理活动与睡眠，对我们的身体影响重大，所以要护理好我们的脚后跟，避免这两条经络发生堵塞。

脚诊的操作步骤：脚部水疗—搓擦放松法—推摩三阴三阳法—点按窍穴法—拔按足趾法—刮摁足掌法—足底异感点点压法。

脚诊的适应症：

1. 脚部疾患：踝关节扭伤、跟腱周围炎、跟痛等。

2. 内科疾患：高血压、高脂血症、脂肪肝、肥胖症、痛风、糖尿病、感冒、咳嗽、眩晕、胃脘痛、便秘、失眠、抑郁、遗精、阳痿、中风后遗症等。

3. 妇科疾患：月经不调、痛经、闭经、围绝经期综合征、慢性盆腔炎、产后身痛、乳腺增生等。

（一）脚部汤瓶水疗

1. 脚浴法：洗净双脚后，将脚自然放置于足浴盆内，内盛40℃左右的热水或草药水，水量要能没过踝关节，浸泡15~20分钟。

2. 水注穴法：洗净双脚后，将脚放置于空的足浴盆内。右手持内装45℃左右温水的汤瓶，使瓶嘴距脚面皮肤10~30厘米，然后依次对双脚的解溪、太冲两处连续浇注3~5分钟。

（二）脚部末梢经络根传法

1. **搓擦放松法**：水浴后，患者坐在床上，两腿自然伸直，将精油或药油均匀涂抹于脚部皮肤。理疗师用双手合掌紧抱患者脚部，反复搓擦局部至发热，双脚交替进行。

2. **推摩三阴三阳法**：

（1）泻三阴三阳法：理疗师用经窍仪或双手拇指第二指关节同时从小趾开始，沿脚背外侧缘、小腿外侧缘依次向上推摩到膝关节下，再以食指紧扣胫骨内侧缘经内踝前缘用力向下拉将至大脚趾内侧。以同法从第四脚趾开始，经外踝尖沿小腿外侧中线向上推摩至膝下，再以中指紧扣小腿内侧中线从膝关节向下过内踝尖回将至大脚趾内侧。再从第三脚趾开始，过脚背至解溪穴，向上沿胫骨的外侧前缘推摩至膝下，再以食指中指从胫骨的内侧后沿向下将拉至脚内踝，后沿至脚心涌泉穴。以上推三阳三阴法反复 3 次。

（2）补三阴三阳法：泻法的特点是先阳后阴，补法则先阴后阳。

3. **点按窍穴法**：理疗师左手紧握患者脚部，右手用经窍仪或拇指尖分别由上而下点按足三里、三阴交、承山、解溪、涌泉等窍穴，每处点按 3 ～ 5 次。左右交替进行。

4. **拔按足趾法**：理疗师两手以拇指、食指、中指同时拔捏患者五趾，依次从大脚趾至小趾，每趾 8 ～ 12 下，以能忍受为度。

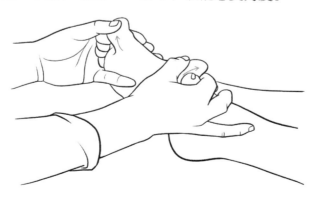

5. 刮摁足掌法：理疗师用经窍仪或四指关节刮摁患者左右足掌部，由上而下、自内而外，依次刮、摁、点、颤3～5遍。

6. 足底异感点点压法：理疗师可依据患者的病情和体质，辨证选取足部的异感点，用经窍仪或拇指重点点颤局部。

以上所有方法可按顺序做，也可选取某种方法单做。脚部有外伤史、骨折、出血患者禁用脚诊手法。感染、化脓、糜烂、渗出时慎用脚诊手法。

第八节　汤瓶八诊之骨诊

骨诊是以全身骨干、筋经和骨节为施治目标，结合经脉筋经之走向流注次序，运用末梢经络根传法的刮、压、拔、颤、抖、叩、搬等刺激手法作用于骨干、筋经和骨节，以达到祛除骨垢、滑利关节，预防和治疗局部及全身性疾患的一种疗法。

随着人年龄的增大，人体无机盐逐渐沉淀附着在骨上就形成了骨垢。这个骨垢影响了骨的呼吸功能。骨是有呼吸的，是可以和外部进行物质、能量交换的。骨垢一旦阻碍骨内的微循环，时间长了人体就会出现许多不适的症状，比如腰酸背疼，容易感受风寒暑湿燥火等外邪。骨垢沉淀下来了，排又排不掉，就需要通过骨诊的方法来清除。

骨诊除了能清除骨垢，对关节、骨骼的病变也特别有效。就像我前面说的，回族的祖先大部分生活是在马背上度过的，所以他们的脊柱很容易受损，很容易引发小关节错位、椎间盘狭窄和脊柱侧弯等症状，后来经过阿拉伯先民不断地探索、总结，发明了一些整脊用具，比如他们通过震骨板的震动修复你的小关节；用推经锤改变你的骨间隙，治疗椎间盘问题；通过骨诊棒去梳理身上沉淀的骨垢，通过末梢经络根传手法使病变的椎体恢复正常，治疗脊椎损伤。

骨诊的操作步骤：长骨挦法—短骨刮法—骨节点压法—骨连接摇转法—筋结拔伸法—筋结抖颤法。

骨诊的适应症：骨伤科、风湿、类风湿、骨质增生类等关节、筋腱损伤和功能性障碍类疾患。如痛风、颈椎病、落枕、急性腰扭伤、腰肌劳损、腰椎间盘突出症、肩周炎、膝关节骨质增生等。

骨诊就是通过对全身骨干、筋经和骨节局部，尤其是四肢大关节及椎体关节部施行末梢经络根传法等手法的刺激，最终让我们的筋骨强健，关节滑利，气血畅通，脏腑功能协调。

1. 点、揉、按、颤法：患者或坐或卧，全身放松，理疗师按照头骨、椎骨、上肢骨、下肢骨的次序，依次施以点、按、抓、揉、颤等手法，起到放松肌肉骨骼的作用，以便进行下面的治疗。

2. 头骨挦法：理疗师以经窍仪或拇指从头颞侧由后向前，由下而上，循经刮挦 8 ～ 12 次；再从头后发际正中沿督脉向上刮至前发际正中，刮挦 8 ～ 12 次；再沿头骨骨缝，由后向前，先左后右，依次刮撼 3 ～ 6 次。

3. 椎骨挦法：

（1）坐位法：患者坐下，低头前倾，暴露颈肩部。理疗师以经窍仪或骨诊棒分刮患者两侧锁骨 8 ～ 12 遍；再从第七颈椎棘突两侧，先左后右，从下而上，依次点、压、推、摩至枕骨粗隆处 8 ～ 12 次；以同法沿胸椎两侧先左后右，从下而上，依次点、压、推、摩至枕骨粗隆处 8 ～ 12 次；再以震骨板紧贴颈胸椎骨正中，从下而上，依次用力震动，每节椎骨至少震动 5 ～ 8 次。

（2）俯卧位法：患者俯卧在床上，暴露腰背部，上敷毛巾，理疗师用骨诊棒或推经锤，由尾椎两侧向上推至颈根部 8 ～ 12 下，依次点颤命门和背俞各 30 ～ 60 秒，再以震骨板由上而下沿脊椎正中依次震动 5 ～ 8 次，最后从臀外侧沿股骨、膝关节、胫腓骨、两踝至足跟，以骨诊棒依次向下刮摩 3 ～ 5 次。

（3）仰卧位法：患者仰卧在床上，头面四肢自然放松，胸腹暴露。

理疗师将双手置于前胸正中，由上而下，由内而外，分捋胸部 3 ~ 5 次，以经窍仪或骨诊棒先上下刮摩印堂 5 ~ 8 次，再依次轻刮眉棱骨、下眼眶、鼻骨两侧、颧骨、下颌骨各 5 ~ 8 遍，最后以骨诊棒由上而下，由内而外分别由胸骨向肋骨刮捋 5 ~ 8 次。

胸腹部做完以后，用左手持握患者治疗侧手掌并轻拉上肢，右手持骨诊棒由上而下，沿肱骨刮至腕部 5 ~ 8 遍。再以左手托起患者手掌，右手持骨诊棒先手背后手掌，由上而下，由内而外依次轻刮 5 ~ 8 遍。之后用骨诊棒以同法轻刮髂骨、耻骨 5 ~ 8 遍；依同法沿下肢股骨、胫腓骨、背踝，刮 5 ~ 8 遍。

第九节　汤瓶八诊之脉诊

脉诊就是运用末梢经络根传的拿、按、推、压、拨、扒等刺激手法作用于周身经脉循行部位，以达到疏通经脉、祛除血垢，行气活血、预防和治疗局部及全身性疾患的一种疗法。

回医认为脉脉相连，络络相牵，所以在做脉诊的时候要求手不离穴，穴不离脉，要从头一直把你体内的病灶病气通过这些脉络上的窍穴推出去。脉就好比一根管子，如果你在做脉诊的时候不连贯，推到一个地方就停下了，就好比把管子里的水挤到一半突然停下，这时病气自然出不去，手一松，就又回来了。所以做脉诊的时候，一定要一推到底，中间不要停歇。

除了中医所讲的经脉外，汤瓶八诊非常注重对异经奇脉的调理。异经奇脉是所有经脉的汇集之处，调理好异经奇脉，对其他经脉也会产生很好的影响。

脉诊的操作步骤：胸背部汤瓶水疗—末梢经络根传手法—腘窝放血

法—肘窝放血法—刮痧手法。

脉诊的适应症：

1．伤科疾患：落枕、急性腰扭伤、腰肌劳损、肩周炎、膝关节炎、关节退行性疾病、梨状肌综合征、膝关节滑囊炎、腓肠肌损伤等。

2．内科疾患：高血压、高脂血症、脂肪肝、肥胖症、痛风、糖尿病、感冒、咳嗽、眩晕、胃脘痛、便秘、失眠、抑郁、遗精、阳痿、消渴、前列腺疾患、中风后遗症等。

3．妇科疾患：月经不调、痛经、闭经、围绝经期综合征、慢性盆腔炎、产后身痛、乳腺增生等。

4．儿科疾患：腹泻、呕吐、腹痛、小儿疳积、惊风、遗尿、咳嗽、小儿夜啼、佝偻病等。

5．其他：慢性疲劳综合征、美容保健等。

（一）胸背部汤瓶水疗

患者除去外衣，闭目仰卧或俯卧于按摩床上。理疗师右手持装水的汤瓶，使瓶嘴距皮肤 10 ～ 30 厘米，然后依次对患者胸腹部、腰背部的任督二脉自上而下、自下而上反复浇注 3 ～ 5 遍。

（二）末梢经络根传法

1．俯卧位法：患者俯卧，全身放松，充分暴露腰背部和上下肢后侧部位，理疗师先在患者腰背部涂抹按摩精油或药油。

（1）推扒经脉法：

①理疗师侧立于患者头部左侧，双手拇指屈曲，以第二关节部分置于大椎两侧膀胱经皮肤上，其余四指指腹扇形分开，轻置于膀胱经外侧，两拇指关节用力下压，沿膀胱经推摩至骶椎部，其余四指指腹重压

骶椎部膀胱经外侧，再沿原路返回，如此往返 3 ~ 6 次。

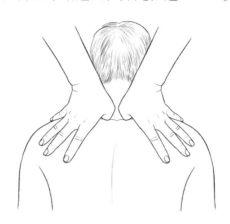

②以同法从腰骶部沿膀胱经向上推摩至双侧肩胛部，向外推摩至肩峰，再沿双上肢后外侧向下回拉至手指末端，然后沿原路返回，重复 6 ~ 8 次。

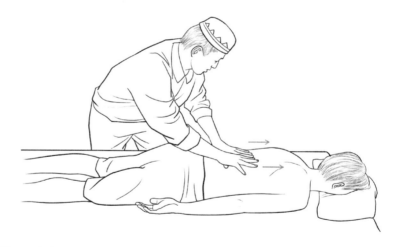

③双手以同法从患者一侧脚踝向上沿腿后奇脉推摩至殷门穴，再回拉至脚踝部，往返 6 ~ 8 次，然后换另一侧。

④以同法从第一腰椎棘突两侧向外横推，再原路推回至第二腰椎棘突两侧。以同法依次推完第五腰椎。如此反复 6 ~ 8 次。

（2）点按窍穴法：

以拇指指尖用力从下往上沿督脉依次点按腰阳关、命门、脊中、中枢、至阳、身柱、大椎等窍穴，每穴点按 5 ~ 8 下；再以同法沿膀胱经由下往上依次点按背俞穴及奇脉；然后双手同时分别从上往下点压两侧肩胛缝 6 ~ 8 次。

2. 仰卧位法：患者仰卧，全身放松，充分暴露胸腹部、上下肢前侧。理疗师在患者胸腹部涂抹按摩精油或润肤霜。

（1）开胸调气法：理疗师站立于患者头部左侧，面向患者。理疗师先以右手拇指指腹置于患者天突穴处，沿任脉向下推摩至鸠尾穴，往返 5 ~ 8 次；双手拇指屈曲，第二关节部分别置于天突穴两侧，任脉外侧旁开 1 寸处，向下环形推摩至肋骨，止于腋中线；其余四指指腹以扇形自然分开轻置于腋中线，再按原路返回；然后以同法从天突穴旁开 2 寸处向下向外环形推摩至腋中线后回拉至起点，往返 5 ~ 8 次。

（2）推扒经脉法：同腰部推扒经脉法，把腰部转化为腹部即可。

（3）点按窍穴法：同腰背部点按窍穴手法，分别作用于膻中、上脘、中脘、神阙、气海、关元、天枢、池泽、列缺、内关、劳宫、足三里等窍穴。

（三）脉诊放血手法

多在腘窝、肘窝处放血。

腘窝放血法，理疗师先用手掌击患者的腘窝。暴露腘窝表浅静脉。在腘窝中线处（相当于委中），用针刺出血少许。此法主治风寒感冒、身痛、腰痛及腹痛等症。

肘窝放血法，理疗师将患者的上臂向下捋三次，然后用一根带子紧束上臂，待肘部血管怒张。在肘部静脉处（相当于曲池）放血。此法主治风寒感冒、肢体疼痛等症。

（四）脉诊刮痧手法

理疗师依据患者的具体病情，结合患者的体质，选取患者不同的部位和窍穴，施以刮痧手法。可以按步骤进行，也可以选取其中的个别手法。有外伤史、骨折、出血的患者禁用脉诊手法。有感染或化脓、糜烂、渗出时慎用脉诊手法。

第十节　汤瓶八诊之气诊

汤瓶气诊起源于穆斯林的宗教礼仪、生活习俗和运动保健方法。应该强调的是：汤瓶气诊得益于杨氏家族历代传人口传心授、世袭传承而保存至今，弥足珍贵。

其实每个武术流派都有自己修炼内气、真气的方法，穆斯林称它为"托勒盖提修炼法"。一是自己自修，就是自己按照功法锻炼；二是施功外治，有功法的人去给别人运气治疗。这就是汤瓶八诊中的气诊。

汤瓶气诊的表达形式为汤瓶功，而汤瓶功主要以行、立、坐、卧四法为基本功法，以调心、调身、调息为基本法式，以开七窍（眼、耳、鼻、口）、三通（意通、气通、质通）为最终目标。整套汤瓶功共分三大部分，习练起来需要一定的根基，不适合家庭保健使用，所以我特别将其精简提炼，从行、立、坐、卧四种功法中各选取了一两节简单高效的动作，共5节，并起名为汤瓶养生功。其中的拔跟提气和桩功是立功，站着做的。四步导引桩功属于行功。坐功和卧功都属于静功。拔跟提气最适合作为晨练内容，而汤瓶桩功、行功、坐功随时随地都可以习练，卧功最适宜晚上睡觉前习练。每节功法的运动量都不大，非常适宜老年人做。

汤瓶八诊　养生方案

汤瓶养生功会在下一章详细讲解，大家也可以跟着光盘练习，这里就不赘述了。

气诊的适应症：

1. 内科疾患：高血压、高脂血症、脂肪肝、肥胖症、痛风、糖尿病、心悸、焦虑、内分泌失调、更年期综合征、肠功能紊乱、慢性胃炎、胃及十二指肠溃疡等。

2. 精神疾患：失眠、抑郁、胃肠神经官能症等。

第 三 章

行立坐卧间解决健康问题——汤瓶养生功

第一节　养生就在行走坐卧间

　　我们常听人讲要"活到天年"，天年到底是多少岁呢？天年的具体数目是 120 岁，即为两个甲子。如果一个人连 60 岁都活不到，那就是"夭"了。据统计，我们中国人目前的平均寿命是 73 岁。也就是说，现在一般人都能活到天年的六折、七折以上，也就是七八十岁。但是很多人不爱惜身体或者不懂得正确的养生之道，不但无法尽享天年，甚至连 60 岁都无法到达，我觉得这非常可惜。

　　什么才是正确的养生之道呢？我认为，就是要养成一种健康的生活方式。如果你每天抽很多烟，喝很多酒，脾气很不好，还经常熬夜，吃饭也不规律，这样即使你吃再多补品，锻炼再多也得前功尽弃。只有把养生和生活融为一体，你才能收获真正科学的养生之道。

在这本书里面，我给大家介绍的汤瓶八诊，就是从回族人的日常生活中提炼出来的一套养生之道。

我并不是要让大家照搬回族人的生活模式，这些都是外在的，我只是希望可以为大家提供一个新的思路——怎样在日常生活中养生，怎样把养生变得像吃饭、走路、睡觉一样简单自然。

就拿我们回族穆斯林来说，我们每天要做五功，也就是做五次礼拜——念、礼、斋、课、朝。五功是每个穆斯林每日必做的宗教礼仪，但也是一种极好的养生方法。其实现在有很多保健方式，它跟宗教都有着千丝万缕的联系，像瑜伽就源自佛教，打坐、叩首则是道教的基本修炼方式，等等。

我们信仰宗教的目的是什么？是让我们的心灵得到净化。我们的身体和心灵是一体的，相互影响，大部分的疾病都有心病的成分，我们的心灵得到了净化，百病不生自然也就不是难事了。

比如我们每天礼拜前都要先洗小净，洗小净的时候，要求在鼻翼两侧多清洗，一直清洗到双眉之间的印堂。印堂之后、百会之下这一块，西医称为松果体，松果体会分泌出一种激素——褪黑激素，大家千万别小看这种激素，它控制体内各种内分泌腺的活动，是我们人体内分泌的总司令，可以间接地控制我们全身的机能，影响和干预人类的许多神经活动，如睡眠与觉醒、情绪、智力等。褪黑激素还可以保护细胞防止病变，如果血液中有足够的褪黑激素，就不容易患癌症。

松果体也被称为"老化时钟"，35 岁以后，松果体会逐渐缩小，分泌的褪黑激素也相应减少，导致睡眠紊乱以及一系列功能失调，衰老和生病。

我们在每天洗脸的时候只要加入一个小小的动作，去触摸、摩擦印堂，就可以刺激松果体，增加褪黑激素的分泌，从而增强身体活力，延缓衰老，防止老年痴呆，调整全身神经，缓解大脑疲劳，增强记忆力。

而作为汤瓶八诊养生疗法中的重点之一的汤瓶养生功，更是兼具了武术、健身运动、好的生活习惯等的诸多优点，站、行、坐、卧这四套功法基本上不受场地、时间的限制，可以说是在行走坐卧间就把身体锻炼好了。而且每种功法各有自己侧重的功用，即使不能练习全部的功法，也可以找到适合自己身体情况的动作。比如说肾脏不太好的人，就可以在去公园晨练的时候，花五分钟做做拔跟提气；喜欢活动筋骨的，可以练练汤瓶行功；卧病在床、行动不便的人，像中风后遗症患者，就可以练习汤瓶卧功。每种功法都有它适合防治的疾病，我会在下面分别具体说明。

这样，不需要做什么剧烈的运动，也不需要去健身房、瑜伽馆，更不需要吃什么保健品，就达到了强身健体的目的，何乐而不为呢。

第二节　让百感千触归于心平气和

人生在世，我常想：人与人相处如果没有理性的制约，感觉自己能创造一切，也能毁灭一切，恃才自傲、目中无人、狂妄自大，那这个人的一生肯定不会顺遂。因为他的个性给他的人生带来了障碍，影响了他对事物的判断，他会产生生不逢时的感觉。反之，心态好的人，谦虚好学、勤奋努力、礼貌待人，他的一生也将会过得比较如愿。

健康也是如此，人一定要以诚为荣，以善为本，要有宽广的胸襟，遇事要冷静。心平万事平，心静万事静。百感千触是生病的根源。爱生气，会伤肝脏；过度欢喜，像范进中举似的，会伤到心，痰湿上涌，痰迷心窍，所以发了疯；思虑过度，会损伤脾胃的消化功能，从而伤害脾脏；悲伤过度，郁郁寡欢，肺功能肯定不好；惊吓过度，或者处在高压、惊恐的状态下，则会使肾气下陷不固，出现二便失禁，或男子遗精、孕妇流产等。可以说，百感千触就是百病的根源，只有平心静气，遇事冷静，待人宽容，才能远离疾病，少得疾病，治愈疾病。

有的人会纳闷，我既然要讲汤瓶养生功，为什么说了这么多心态的问题呢？"功"在一般人看来就是锻炼身体的，跟运动健身有些相似。但我们的汤瓶养生功不但可以做到让你在行走坐卧间强身健体，还有一个很重要的功能就是平静心态、净化心灵，帮助我们把心理上的垃圾清除干净，由内而外地祛除病气、浊气。

比如说，无论你做哪一节汤瓶养生功，预备式都要求你面带微笑，面部肌肉放松。这是为什么？因为人心里有什么感觉会反映在脸上，同样，脸上的表情也会传达给内心。你笑的时候很难对人发火，谁能一边微笑一边跟人大吵大闹？不能，那违反自然规律。所以你在微笑的时候，已经给内心下达了一个指令，就是你现在的心情在变好，你要放下烦恼，放下忧愁，在这样的心理暗示下，你的心态就会受到正面的影响，从而变得积极、阳光。

现代人的生活压力、职场压力都很大，怎么去消除这些压力？光靠嘴上说放松，不要活得那么累，就有用吗？人们需要的是实实在在的疏解压力的方法。汤瓶养生功就有这种功效。

在练习汤瓶养生功的时候，我们要放松身体，"沉肩坠肘，虚腋松腕……"。我们的表情是微笑的，我们的身体是放松的，再加上有特定规律的呼吸，它会在强身健体的同时，让我们的心情，让我们的思想都得到转换。当我们的表情和动作都是对人体有益的，就没有那么多时间去瞎想了。

我说这些归根到底就为了表达一个意思：百感千触是致病的根源，而汤瓶养生功在强健你身体的同时，还会给你带来心理上的平衡。心理平衡了气血才会平衡，气血平衡了阴阳才能平衡。心理平衡是第一位的，这是制约百感千触的一味妙药。而汤瓶养生功就是使人心理变得纯净的可以实际操练的方法。还是那句话：心平万事平，心静万事静。希望大家都能从汤瓶养生功里得到健康，不但健康，还能通过汤瓶功化戾气为祥和，变忧思为喜悦。

第三节　世代相传的长寿功法——汤瓶养生功

我自幼便跟随父亲学习回族武术、回族医学及中医理论，汤瓶功就是我家传的回族武术项目之一，我从五岁起便开始练习了，到如今已经50多年了。

汤瓶功与汤瓶养生功的传承

汤瓶功是由远涉重洋来到中国的穆斯林圣门再传弟子、中国穆斯林的先贤及杨氏家族将阿拉伯的传统保健医学、回族武术与源远流长、博大精深的中华文化融会而成的。它是一种修身养性、强身健体、增长智慧的新功法，也是中国回族保健医学的重要组成部分。

汤瓶功很讲究姿势、呼吸和意念的锻炼，而且要求三者密切配合，称之为调身、调息、调心，是一种注重身心并练、内外兼修的修炼功法。既可以调精神，安五脏，和气血；又可以强筋骨，壮骨节，荣精髓；还可以健脏腑，疗疾患，促进身心健康，以颐养天年。

每晚睡觉前，摆一个松静自然的练功预备式，既有利于大脑皮层兴奋的转移，也有利于情绪的良好调节，消除疲劳，清心静气，享受大自然的爱抚，愉悦身心。

父亲的耳提面命、亲手传授，加上我自己几十年来的努力练习，我对汤瓶功颇有一些心得体会。我常想，如果将汤瓶功、中医和回医结合起来使用，效果是不是会更好呢？如果仅靠自己练功，就能解除病痛，治愈疾患，强身健体，岂不更好？由此，我就产生了简化汤瓶功、普及汤瓶功的想法。

和父亲商量后，他也非常赞成。于是，我们便把中医脏腑学说、阴阳五行学说、经络学说、四液学说、辨证论治、人体动态整体观等理论作为基础，把回族武术心意六合拳、汤瓶七式等作为动作来源，同时又参考运动生理学、运动力学等现代人体解剖理论，筛选出一些动作，与呼吸相结合，经过数年反复演练，亲身体察，筛选出疗疾、健身效果明显，动作简单易行，男女老少皆宜的一些形体动作，又按照对身体气血运行所起的作用进行归类，最后就形成了大家现在见到的汤瓶养生功。

起初，我只是把汤瓶养生功作为辅助的治疗手段，在我的学生中教授，并让他们亲身体验。结果发现有很好的强身健体效果，这更增强了我的信心。

上世纪 80 年代初，我已经提炼出一套比较完整的功法，我把该功法演示给武术界同仁，请他们批评指正，大家对此功法都给予了充分的肯定。至此，汤瓶养生功就比较完善和成熟了。由于其主要功用是疗病健体，远不如汤瓶功之博大精深，专业难练，所以我便把它称为汤瓶养生功。

许多杂志、报刊都说这套功法是我编创，我觉得确切地说，它是我从祖传功法中整理、提炼出来的，每招每式都有来源和依据，除个别过渡性动作，没有一点我的"私货"，编创二字实在担当不起。

健身养心的汤瓶养生功

汤瓶养生功能强身健体，清心益智，开发潜能，净化心灵，促进身心健康。可以说，追求身心健康是修炼汤瓶养生功的终极目的。

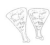

我常对我的学生说，汤瓶功是心的修炼法。现代医学，特别是神经免疫学的研究表明，人的不良情绪：忧愁、焦虑、紧张、胆怯、盛怒，甚至内向的性格，直接影响身体的防御功能，使免疫力低下。如果长期、持续地处于超出生理强度的紧张状态中，就可能导致精神障碍、血压波动、脉搏加快、呼吸加速、血糖升高、肌肉群紧张、头疼眩晕、食欲减退等一系列的问题。有的症状长期持续，会引发脏器的疾患——恶性肿瘤和某些免疫性疾病。新崛起的医学分支——身心医学的许多专家的研究成果提示：焦虑和恐惧会表现为思维、情感、行为等方面的紊乱。原因是波及到包括下丘脑在内的大脑边缘系统和交感神经系统，使其所控制的内脏器官产生相应的病理变化。例如，副交感神经系统功能相对增强，使冠状动脉血管收缩，支气管痉挛，胃肠蠕动减少，甚至使吞噬细胞吞噬作用减弱，抗体和干扰素生成受抑，免疫监视作用降低，对周围环境适应力下降，从而导致身心疾病的发生。

除去社会因素之外，心理疾患发生的主要原因是人的性格缺陷。敏感、任性、主观、固执、自尊心强的人易患偏执性精神疾患；心胸狭窄、多愁善感或依赖性强的人，容易患抑郁症；怯懦、自卑、自信心不足的人易导致自主神经功能紊乱；感情用事、爱幻想、易冲动、自制力较差的人易患癔病；孤僻、冷漠、孤高自矜的人易患精神分裂症；而过分深思熟虑，刻意追求规律、呆板生活的人容易患强迫症和恐惧症。

而汤瓶养生功是一种注重身心并练、内外兼修的修炼术。既可以调精神，安五脏，和气血，又可以强筋骨，壮骨节，荣精髓，还可以健脏腑，疗疾患，促进身心健康，以颐养天年。

要注意的是，练功治病具有双向调节的功能。我的一个学生经常腹泻，另一个学生是经常便秘，他俩的病症正好相反。一个是神经衰弱，几乎天天失眠；另一个也是神经衰弱，开会时睡觉，连走路时也能睡着。他们都跟我练汤瓶功，练功期间也都没进行特殊治疗，他们的病症就完全解除了。

在练功自疗的过程中，还有人会感到症状非但没有减轻，反倒有加重的感觉，这种情况只会发生在初期阶段。经过我的诊断，其实病变并没加重，所以嘱其继续练功，不必怀疑。这只是气冲病灶的一种反应，如果加紧练功，最后都会取得满意的疗效。

比如汤瓶养生功卧功里的转搓颈部的动作，作用就不容低估。众所周知，人到中年以后，许多人都会有不同程度的颈椎病，而只要得了颈椎病就会伴有不同程度的脑供血障碍。以最为严重的椎基动脉型为例，患者发病后，即有与美尼尔氏综合征相类似的眩晕、呕吐、意识丧失，病因是椎基动脉受到机械性挤压，脑血灌注严重不足所致。颈椎病人的临床最常见症状是颈肩酸痛，颈部活动受限。但在转搓颈部，并用按摩棒刮擦头部时，患者颈部可以转动自如，甚至可以完成两个侧 90 度转动。久而久之，颈部自然可以活动自如，压迫得到减轻，椎基动脉供血也会改善，颈椎病在练功之中就痊愈了。

第四节　让身体和心情一样好——汤瓶养生功预备式

我们平时在做剧烈运动之前，都习惯先伸伸胳膊、压压腿，热热身，让身体做好准备，加速血液循环，以免在接下来的运动中造成肌肉和关节损伤。汤瓶养生功也是一样，我们在做之前也要先做一个预备式，以便从周围环境的嘈杂喧嚣中沉淀下来，身心完全放松，然后再开始练功。不管你做哪一节，都要先做预备式。

预备式的具体动作非常简单，如果你看着我做一遍，你甚至都看不出来我具体做了什么，因为没有任何明显的肢体动作。

预备式动作要领：两脚分开，与肩同宽。两眼平视，双目垂帘。舌尖轻触上腭，面带微笑。悬顶扣腮，含胸拔背，沉肩坠肘，虚腋松腕，含掌舒指，松腰坠腹，收腹提肛，圆裆曲膝。

　　预备式的所有动作都是很细微的，但也要做到位，因为小动作里面也蕴含着强大的功效，都是千百年来先人们经验的提炼总结，所以不要认为随便摆个架势就可以，也要认真去做。

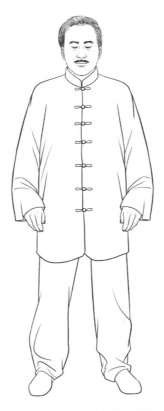

　　面带微笑的作用我之前讲过，它既能放松面部肌肉，又有开阔心胸的作用。若能面生笑容，则面部肌肉放松，心底自会顿觉开朗。"笑脸常开老不来"，人一高兴气血自然和畅。但要微笑，要避免造作之笑，也不能大笑或笑个不停。

　　悬顶是什么意思呢？就是想象着有一根绳子把你的脑袋垂直吊起，此时头部自然就放正了。我们平时站立的时候，下巴略向前突，百会则略向后倾斜，此时颈部肌肉处于较紧张的状态。头如果摆正了，腮就不会向外突出了，就是扣腮，这是颈部肌肉放松的必要条件。头不正则身不正，身不正则心不正，心不正则气不顺，气不顺则血不畅。所以说悬顶扣腮很重要。

我再解释一下含胸拔背。含胸就是上半身略向前倾，两肩也向前送。人自然站立时胸是挺直的，胸骨、胸部肌肉都略呈紧张状态，有碍于气过膻中（两乳头的连线之中点部位），含胸则胸肌及胸骨放松，气可顺利通过任脉。含胸时背自然向外凸，也就是所说的拔背，这时脊椎也就被拉伸开了。人体自然站立时，脊椎骨承受压力较大，拔背则令脊椎骨松弛。人体后面有三大主要的窍穴：命门、大椎、玉枕。含胸时气行到这三个窍穴就不会受到阻碍了，有利于任督二脉的气血循环。

沉肩坠肘：要求自觉肩肘下沉，手腕松浮，感觉略有沉重即可。人在站立的时候，肩都略耸，肘略强直，这样两臂关节与肌肉均处于紧张状态。而肩肘腕处有三阴、三阳经脉的要穴。肩肘腕放松下沉，手三阴、手三阳经脉气机畅通，反之则六经郁滞。

虚腋：胳膊不要夹紧，两臂在松弛状态下略向外伸，以两腋空隙可容一只鸡蛋为度，如果腋部无空隙，就有碍百络气机的流通。

含掌舒指：含掌是将五指向内微曲，掌心内含。舒指是五指自然放松舒开，指间留有一定空隙，其作用是使手外侧的三阳经和内侧的三阴经气机和畅。

松腰坠腹：腹部下坠放松，则腰就自然下塌松弛，因腰腹为三田（即前丹田、后丹田、中丹田）之所在，有任督二脉上的几个重要窍穴。意守丹田，是指意守下丹田，即意守脐下小腹处。古人认为，丹田是滋养全身的重要部位，而人自然站立时腰腹略呈紧张状态，不利于气聚丹田。松腰坠腹，可使气蓄前田，藏中田，温后田。

圆裆曲膝：自觉膝向前曲，大腿肌肉有松弛感。需要特别注意的是，这时两脚略微向内扣一点，这样才不会夹裆。如两脚呈外八字形，则曲膝时不仅无大腿肌肉松弛及裆圆之感，反而使大腿肌肉较自然状态更为紧张。圆裆曲膝是会阴穴放松的重要条件，这是任、督、冲三脉交汇之所。人体自然站立时，裆为两股所夹，会阴紧张，圆裆曲膝，会阴就会完全松弛，任、督、冲三脉的气也会流通得很畅顺。

姿势都做好了，这时要感觉百会放松，印堂放松，膻中放松，大椎放松，丹田放松，命门放松，劳宫放松，涌泉放松。这八个地方为人身百络的交会点，是练习汤瓶养生功的重要窍关。全身都处于放松状态了，气血交汇的地方也都不受阻碍了，下面就可以练习具体功法了。

第五节　强肾固精的晨练项目——拔跟提气

如果要找一个简单好做，不用花多少时间就能对人体作用很全面的动作，那就非拔跟提气莫属了。

每天早晨旭日东升的时候，或者月华初上、圆而不缺的时候，一边沐浴着日月的光华，一边让气机流动于经脉之中，会让人精力倍增。尤其是早上，植物经过一晚的新陈代谢，空气清新，氧气充足，这时对着太阳练功，效果尤其好。所以我也把拔跟提气叫做阳光循环气，是一项极好的晨练项目。

拔跟提气有非常好的强肾固精的作用，像肾阳虚，有头晕、心慌、气短、腰膝酸软、乏力、小便失禁或尿闭等症状的人，肾阴虚，有形体消瘦、腰膝酸软、眩晕耳鸣、口燥咽干、潮热颧红、盗汗、小便短黄等症状的人，都很适合练习。它对妇科疾病的预防和治疗效果也非常好。

年纪大了，要注意提前保护前列腺；爱吃辣的，习惯性便秘的人要防治痔疮；双手双脚末梢循环不好，一到冬天就手脚冰凉，要疏通气血，促进血液循环……有这些问题的人，都要多练拔跟提气，它可以激发人体潜能，促进气血流通，强肾固精。

汤瓶八诊 养生方案

拔跟提气七字要领

先做一下预备式热热身，然后我们就可以开始拔跟提气了，这个动作非常简单，先深吸气。吸气的要求有七个字：稳、细、深、长、慢、匀、均。吸气吸到七分的时候，双手开始握拳，随着握拳开始提脚跟。呼气时脚跟开始落地，两拳同时放松，恢复原状。反复六遍，多做更好。

拔跟提气虽然简单，但不要以为它简单就潦草完事，做得越慢越好。它跟一般的健身体操不一样，我们提脚跟握拳的时候肌肉是绷紧的，血就被迫向上走，放松的时候血又回到下面来了。它是通过一种被动的，像挤压一样的运动来促使血液循环的，能最大限度地激发身体的潜能、配固精元。

不可忽视的两个细节

做拔跟提气这一动作时有一点要特别注意，就是吸气的时候要轻提谷道，也就是收缩肛门，呼气时松开。这个小小的细节可以提升阳气、气归丹田、温煦五脏而益寿延年，并能防治脱肛、痔疮、阳痿、早泄、遗尿、尿频等疾病。与中医所讲的"回春术"异曲同工。女性如果能持之以恒练习，可大大增强性感受能力，进而可提高夫妻性生活的质量，促进家庭和谐。

另外，做拔跟提气时一定要用鼻子吸气、呼气，不要用嘴。因为鼻与肺是相通的，这样可以吐故纳新，加快新陈代谢。

拔跟提气虽然只是一个小动作，幅度不大，做起来很简单，但它能使身体的气灌注到四肢百骸、筋骨肌肉。拔跟提气对虚症很有效，比如贫血、低血压、神经衰弱、近视等，显效很迅速。就因为它对气虚血亏等症的效果作用甚大，所以像高血压、心血管系统有问题的人就不要练得太多，提气的时候也不要提到百会，到膻中就可以了。

第三章　行立坐卧间解决健康问题——汤瓶养生功

第六节　让你年轻 10 岁的美容操——汤瓶收式

汤瓶功的每一步功法练完以后，都有一个收功的环节。我有几个学生偷懒惯了，总不做这个收功，我就对他们说："10 年以后，其他同学看上去绝对比你们年轻 10 岁！到时候可别怪我没有提醒你们啊。"当时他们都觉得我是危言耸听，现在十几年过去了，他们已经深信不疑，因为我的话应验了——重视收功的学生现在看起来明显要比不做收功的学生年轻，他们面色红润、皮肤光洁，别说皱纹了，连斑斑点点都没有。

大家一定不要小看收功的作用，它是整个汤瓶养生功中一个必需的重要程序。大家不要单纯地以为它只是为了使我们从静的抑制中恢复原来的状态，它的美容驻颜的功效也不可小觑。

收功的动作很简单。吸气同时两手从身体两侧向上抬起，手掌向上，力量放在脚尖。手抬到头顶处随呼气做熨面的动作，也就是两手掌从脸上抚过，然后叠放在丹田处。腿伸直，手掌顺时针推按腹部。吸气时手掌向上揉，呼气时手掌向下揉，揉腹 6 圈。然后手掌相对，擦手掌，搓热以后，用大鱼际搓后腰，也就是肾脏的地方，擦 6 ~ 12 次。然后搓两腿腹股沟处，也是 6 ~ 12 次。

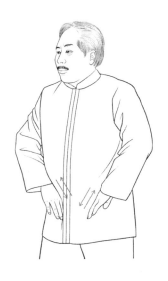

腹股沟就是大腿根部与躯干相接的部位，刺激腹沟有利于性功能的改善，并能增加人体免疫力。

搓完后，两臂相交，左手放于右上臂，右手放于左上臂，搓手臂
6 ～ 12次。

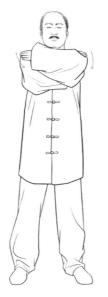

手再重新搓一遍，熨面。血压正常或低的人，从前向后熨，高血压
的人，从后向前熨。像洗脸一样，从下巴到头顶再到后脑勺，然后从脖
子两边回来，做6 ～ 12次。

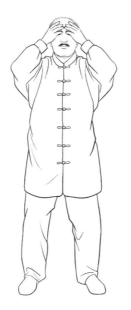

还可以配上转头围，虎口在额头上转擦，然后用大拇指指背擦印堂。用大鱼际搓耳 6 ～ 12 次。

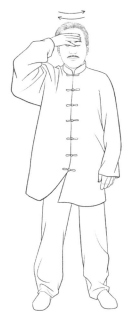

然后两手手掌压住耳朵，再一下子打开，也就是常说的鸣天鼓，做 3 次。之后两手捂住眼睛，同时叩齿 30 次。手不要放下，用舌头在口腔里面搅 30 次，这时就满口生津了。把口水分三步下咽，先感觉口水缓缓咽到膻中，然后下降到丹田，最后经过两腿内侧，到脚心，同时把浊气排出体外。都做完了睁开眼睛，手慢慢从面部滑下。

最后在身上拍一拍，拍拍胳膊拍拍腿，放松放松肌肉。

我说的这个收功，也可以再简化，本书附赠的光盘里有更简便的操作方法，大家可以作为参考。

这套收功的动作大部分是作用在颜面上的，有很好的美容养颜抗衰老的功效。推按腹部，其实就是揉腹，可以增强胃肠对食物的消化和吸收，有效缓解腹痛、胃痛，防治慢性胃炎、消化不良、结肠炎、胃肠神经官能症、胃溃疡、十二指肠球部溃疡以及习惯性便秘等胃肠疾病。熨面对促进面部、颈项血循环效果很好，可有效抑制皱纹的产生，让皮肤

阳瓶八诊
养生方案

产生自然的光泽。鸣天鼓、叩齿、咽津这三个动作的功效就更不用说了。所以我常说，这个收功是养颜美容的极简功法，一时偷懒，遗憾终生。

第七节　在昏沉的午后变得精力充沛——汤瓶桩功

汤瓶桩功是汤瓶养生功里面的立功功法之一，立功就是要站立着练的功法，前面的拔跟提气也属于立功的内容。与拔跟提气相比，汤瓶桩功要稍微复杂一点。

第一节：预备式的时候腿是微微弯曲的，这时要吸气，随吸气腿伸直，同时中指微扣，两臂从前面缓缓抬起。中指微扣是因为中指是心包经走行的地方，这能让心血管处于一种平和的状态。两臂抬到与肩同高时，两掌合起来。合起来后向胸前拉，掌根贴在膻中穴的位置。

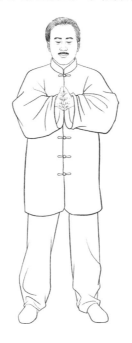

这时手掌开始向上转，指尖贴在胸前，同时身体向后弯曲。这时你自然就会感觉到一种压力，就把体内的浊气排出去了。当身体向后弯到一定程度时，"啊"的一声，把气一口呼出来。然后再吸一口气，一边呼气上身一边变直，同时手也恢复成掌根贴膻中的状态。

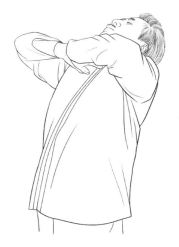

这个动作有什么作用？打个比方，比如说咳嗽。想咳嗽的时候不应该憋住，因为想咳嗽肯定是气管有病菌或其他问题，咳嗽可以把这些病菌排出去。我们身体向后弯，憋气憋到一定程度时，也是很难受的，这时"啊"的一声，就把身体里的浊气、郁闷之气喷射出去了。这可以真正地达到吐故纳新的作用。

第二节：这时开始扣指。手指是人体的末梢，有很多经络和窍穴汇集在指头上，十指跟五脏六腑息息相关。经过前面的铺垫，这时身体处在一种内外交融的状态，此时扣指会对血循环起到激发作用。先从小拇指开始，两个小拇指碰到一起，然后是无名指，一直到大拇指。然后两只手掌相互挤压，这可以挤到两手的劳宫。挤掌后开始吸气，重复转掌，向后弯腰等动作。掌根贴膻中后，手掌还是合着的，双臂直伸出去。

吸气的同时两掌分开，两臂拉到身体两侧，与肩成一条直线。呼气同时两臂向胸前合掌，不等合上，再拉伸开来。注意拉的时候力量从脚尖传到脚跟，脚跟变成支撑点。呼气的时候，两臂相合，同时力量从脚跟传到脚尖。这样双臂拉合三到六次。

最后一次把手合起来后吸气，把手拉到胸前，掌根抵膻中，转掌，向后弯腰，重复前面的动作。

第三节：掌根再转到膻中的时候，两臂向身体两边展开，手心朝下，两臂与肩成一条直线。此时吸一口气，以腰为轴，慢慢地向左侧转体，就像鹰在天上翱翔一样。这时手臂还是与肩成一条直线，转体的幅度越大越好。然后吸气，呼气的时候转回来。

这种转动会最大限度地活动到腰上的带脉，还有利于疏通膀胱经。左侧转完了再转到右侧。身体复位以后，开始做后面的动作。

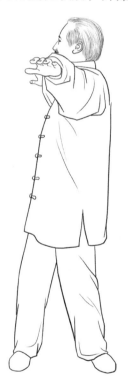

第四节：下面要做的这个动作对降血压、改善心血管有直接的疗效。先吸一口气，然后呼气，同时身体向左侧倾斜，两臂保持与肩成一条直线。

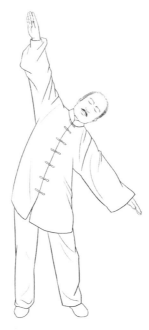

然后吸气，吸足了，一边呼气身体一边恢复正直。然后再吸一口气，身体向另一侧倾斜。转回来后，深深地吸口气，随着呼气手臂缓缓地垂下。

这套动作可以反复 3～6 次，然后再做收式。

第八节　三十蹚泥步，半生保健康——汤瓶行功

如今重视体育锻炼的老年人越来越多，这是好事，但如果锻炼方法不正确，反而会事与愿违，引发许多疾病，特别是软组织损伤。因为老年人软组织退化较快，且损伤后不易恢复。因此，老年人应该根据自己的身体状况，选择合适的项目或方式进行锻炼，避免过于剧烈的动作，如跳跃、倒立、滚翻、冲刺等。

而汤瓶行功就是一项很适合老年人的、安全而有效的锻炼项目，尤其对体质弱及有慢性病的老人更为适宜。它不仅能增进心肺健康，预防

高血压、动脉硬化、肺气肿等慢性病，还能促进消化吸收功能，加速代谢过程，同时还对老人的骨关节及肌肉功能的保持有良好作用。

汤瓶行功的动作也不复杂，首先，按照站姿身法自然站立，开七窍，百会放松，印堂放松，丹田放松。接下来，缓缓地向右转身，腿弯曲，把体内的浊气呼掉，呼气的时候两手向丹田靠拢，手心向外翻。

两手聚到丹田后，上半身向右侧转，两手上抬与肩同高，手心相对，做"拨浪去污"的动作。同时，脚下开始迈"蹚泥步"。

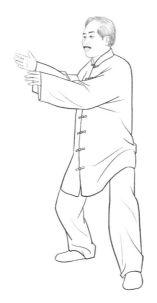

"拨浪去污"很形象地说明了这个动作的姿势与功能。你要假想着自己就好像站在齐胸的水里，水面上漂浮着肮脏的垃圾，就像我们身体里的污垢和病气，用手把水面的脏东西拨开，身心同时也得到净化。

这时迈的步子就叫蹚泥步。大家都有体会，在泥里走路是有很大阻力的，你要慢慢地走，迈步的时候，腿脚就好像是在抵抗着泥水的强大阻力一样，所以做这个动作快不了。左腿向前方迈一步，变成半弓步，做的时候力会从尾椎传到腰椎，腰椎传到胸椎，胸椎传到颈椎，对整条脊柱的气血循环有最直接的作用。双手从右后方向左前方推。手推过来后，右脚以蹚泥步伐往左脚靠拢后，顺势弧形以蹚泥步往右前方上一步，双手再向右推，好像要把水面不干净的东西拨开似的，然后再换左边。

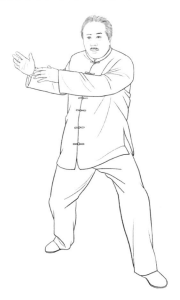

　　再换到右边时，双手好像抱着个瓶子。大家可以真的拿个家里的花瓶体验一下，左手持瓶底，右手拿瓶口，瓶口朝下，呼气时右腿上步，做从下向上盛水的动作，好像从河里舀起了一瓶水。

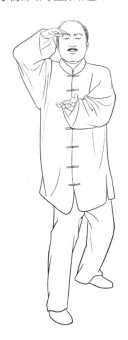

这瓶水是不清洁的，就好像人体内的污垢，我们想象着这瓶水慢慢地净化、沉淀，同时身体的病气通过脚心也排出体外了。端举瓶子的这个动作，每次要坚持两到三分钟最好。

然后再做两次"拨浪去污"，做完接着做一次端瓶盛水的动作，如此类推。整个做完后，后面的脚上来，两脚与肩同宽站立，两手叠放在丹田处，然后做收功式。

这套动作一早上也就能走二三十步，因为动作比较慢，等瓶中的水净化以及病气排出体外的这个时间也比较长。整套动作练完会使你感觉气通周身，达到防病祛疾、强身健体、防止衰老、延年益寿的作用。老年人做特别好，既能活动腿脚，又能强壮正气，把病气都排出体外。它对消耗性慢性病、免疫功能下降或严重破坏免疫功能的疾病疗效颇佳，可提升人体的健康层次，达到气血平衡、阴阳平衡。

第九节　每天静坐一刻钟，胜吃人参养荣丸——汤瓶坐功

汤瓶养生功对环境和时间的要求并不苛刻，可以在户外练，也可以在家练。但有些人由于身患疾病，肢体残疾、体力不支或者站立不便，一般的锻炼方式如太极拳、瑜伽等都不太适合他们练习，但他们更有强身健体的直接需求。所以，我也在汤瓶养生功里面设置了两节坐着、躺着就能练习的养生功法——汤瓶静功。

汤瓶静功的由来

汤瓶静功是相对于动功而言的，是用固定姿势练习的功法。静功看

似动作少而简单，几乎不需要多少肢体运动，但它的功效却不容小觑。

汤瓶静功的由来可以追溯到圣人穆罕默德在希拉山的孤身独处、祈祷、打坐参禅，以后又有伊斯兰教修道者关于礼乘、道乘、真乘的修炼方法，同时又吸取了中国传统哲学思想及其他气功门派功法的精髓，并经杨氏家族通过练功、授功实践，总结提炼逐渐演变而成现在的汤瓶静功。

汤瓶静功又包括坐功和卧功两节功法。坐功可以坐在凳子上练，也可以盘坐在地上或者床上练。但在练功前最好能洗个澡，目的是去掉人体表层的污垢，使周身毛孔打开。同时要想着把自己的内脏各器官都洗涤得干干净净，一尘不染，一切烦恼和不快都被冲洗掉，随水而去。

汤瓶坐功，滋养丹田

练习坐功时，对坐姿没有特别的要求，盘坐、跪坐都可以，体力不支者也可以背靠物体练功。盘坐、跪坐时下肢比较紧张，上身及头部的紧张状态反倒易于消除，所以盘坐最好。

习练坐功，最好能有一个厚且柔软的坐垫或坐褥，这样坐得比较舒适，身体不易疲劳，有助于延长锻炼时间。老年人像平时坐在椅子上一样自然坐下就好。但不管怎么坐，都要中正安舒，脊柱要放正，别东倒西歪的就行。

坐下以后，全身从头到脚依次放松。放松时要从筋骨到内脏，从身体到精神全部放松。

你把手放在膝盖上，感觉手掌好像粘了糖一样，有黏性似的，向外翻开，变成手心朝上。翻开后，吸气，同时两手慢慢向上抬，感觉手上好像抱着一个气球，稍不注意它就会爆掉。举到劳宫与耳目相平时，手心慢慢翻下来，翻手心的时候要闭气，就是不吸也不呼。

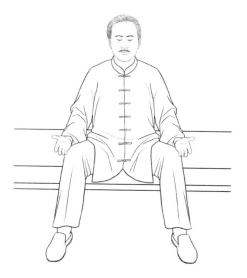

手心朝下以后开始呼气，这时好像每只手下面都有一个球，两手下压，好像要把它们压到水里面，手与腿相平时再往上托，反复三次，第三次时手就慢慢放在腿上。

这时把嘴里的口水慢慢下咽，先咽到膻中，然后到丹田。到丹田后，如果自己有哪个脏腑不好的话，在呼气的时候就想象体内的热量向那个地方冲击。如果没有明显的不适症状，想整体保健的话，口水咽到丹田后，吸气的时候就轻提谷道（肛门），感觉有气从谷道上命门直到百会，然后从印堂下来，一直回到丹田，下接到会阴，这其实就是在养丹田。"养得丹田千日宝，万两黄金不予人。"养丹田是极好的养生心法。

静坐 10～30 分钟，也可以再久些。然后两手掌慢慢相合，在两腿中间，指尖要朝下，两手摩擦，动作要很慢，这会促进经脉的气血运行。吸气时右手的中指摩擦到左手的劳宫，呼气时左手的中指摩擦到右手的劳宫，也反复做 6 次，然后两手合掌。

再吸气，两手中指、拇指拉合在一起，好像捏着一根丝，两手慢慢地把它向两边拉开。

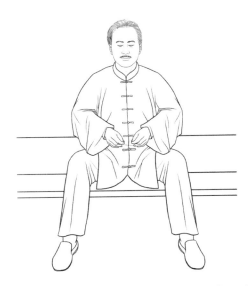

　　然后呼气，手打开，手心再相对。做 3 ～ 6 次。结束以后还要做 6 次擦手的动作，两手中指分别擦到另一只手的劳宫。全做完以后两只手就快速搓热，叠放在丹田，然后收功、转五围。

　　在练功的过程中，身体感到不舒服就随时调整姿势，在不违背坐式身法总体要求的原则下，姿势尽量舒适。

行动不便者最宜练习的养生功法

　　健康的人和身患疾病但仍具备活动能力的人，出于强身健体、祛病延年的目的，刚开始练习汤瓶养生功的时候，练功应以动功为主，也就是最好先练习拔跟提气和行功。身患重病不便活动的人，可以心里记住各节功法的具体步骤，在静立、静坐、静卧之际，在心里默默地一节节地不急不躁地演练，也是有效果的。

　　练习动功一段时间以后，比较纯熟的时候，再来练习汤瓶静功，这样才符合循序渐进的养生规律，汤瓶养生功对身体的保健作用也才能发挥到极致。大家万不可急功近利，贪图速效。

　　对于上班族来说，每天下午感到身体疲劳、工作没有进展的时候，就可以坐在椅子上练习一会儿坐功，十几分钟下来，你就会感觉到神清气爽、精力充沛。

第十节　睡觉好蹊跷，长寿怀中抱——汤瓶卧功

汤瓶卧功同坐功一样，也属于汤瓶静功的一部分。汤瓶卧功的练法及作用从最早的歌诀中可以窥其一斑。"睡觉好蹊跷，汗格（真理）就在怀中抱。""怀抱汗格，口念（实际是心念）赞词，人主合一，悟道成真，明心尽性。"

汤瓶卧功特别适合瘫痪病人及那些坐立不便者、神经衰弱易失眠者，或因工作繁忙实在没有时间练功的人。练习汤瓶卧功只需要在晚上上床之后抽出半个小时练习即可，它不花费你很长时间，但对激发潜能、自我修复、更好地入眠、治疗病变都有很好的作用。

如果你在沐浴之后，先坐在床上转一遍五围，然后再做卧功，效果还会加倍。

坐转五围

转五围站着、坐着都可以转，效果同样好。在做汤瓶坐功之前可以先转一下五围，健身效果更好。

坐好后，拇指食指叉开，用虎口在额部一圈擦转 6 ~ 12 次。然后两手交替搓颈椎 6 ~ 12 次。别看这个动作这么简单，大家可以试试，很舒服的。

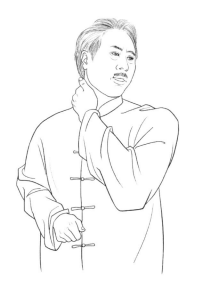

搓颈椎可以有效缓解颈部肌肉僵硬、头痛眩晕，预防颈椎病。

搓完颈部两手交叉抱住后脑勺，手向前用力，头向后用力—放松—用力—放松……共 3 ～ 6 次，用力的时候同时闭气，然后再搓一遍颈椎。我们平时是用骨诊棒，家里有按摩棒的也行，在颈侧上下摩擦，整个头部都可以这样刮擦。阿拉伯医学认为，头部是控制整个人体的司令部，头部梳理好了，整个身体就都会健康。

之后就是转腰围了。两手拇指和食指的手背处摩擦后腰，然后再用大鱼际摩擦前面。转完腰围用两手捏腰部的脂肪，尤其肥胖的人，可以多捏一会儿。

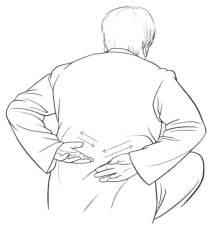

转腰围这个动作包括摩擦后腰及前腰，这个动作对腰痛、便秘及各种妇科病都有缓解作用。

头、颈、腰都转过了，就该转手腕了。转手腕分三个步骤进行：

一、先用右手抓住左手手腕，被抓的手腕转动 6 ~ 12 次，这时被抓手腕的血流是被抑制住的，通过这样的活动能让经络传导变得更加敏感，神经也会变得敏感，然后换另一只手。

二、手背与手背摩擦 6 ~ 12 次，之后手背与手心摩擦 6 ~ 12 次，两只手交换做。

三、一只手握住另一只的手腕，来回转搓 6 ~ 12 次，这次不是被抓的手腕动了，而是抓物的手去转，也是交换做。

最后是转脚腕。就是用两只手的虎口圈住脚腕，来回地转搓 6 ~ 12 次，像拧毛巾一样。然后让脚腕自己转动转动。脚部有很多窍穴，可以在脚踝内侧按压一下，这很疼的，对经络是个刺激，能疏通经络。

人老先老腿，我们回族老人每天都很注重洗脚，洗脚时这些转脚的动作就使腿脚变得很轻松。

转五围对神经衰弱睡眠不好的人也很有效，筋骨松懈了，神经得到调节了，经络疏通了，就为睡眠打下了很好的基础。

汤瓶卧功

转完五围，我们就可以躺在床上练习卧功了。

如果没有特殊的原因，一般应选择仰卧，然后吸气，吸气的时候鼓腹。肚子能鼓多高鼓多高，呼气的时候肚子慢慢凹下去。但不必拼命用力，有的人把脸憋得通红，完全没有必要。腹部有很多经脉走行，这样一鼓一瘪，同时就刺激了很多条经脉。

肚胀的人，这时还可以用手指在肚子上点点，然后深深地吸口气，再一下呼出来，像叹气似的，仿佛气都泄掉了一样，这时马上能感到特别舒服。练卧功的时候什么都不要想，控制好呼吸就行。吸气的时候要均匀，呼气的时候要慢，呼吸越慢越好。身体舒服了，慢慢地就睡着了。

汤瓶卧功属于汤瓶静功的一部分，卧功对于瘫痪病人，疑难病及那些坐立不便者、神经衰弱失眠者，或因工作繁忙实在没有时间练功者都特别对症。对激发潜能、自我修复、治疗病变都有一定的作用。

其实，汤瓶养生功的核心就是调动内因，即激发身体内在的免疫力，来强化五脏六腑的功能。人体的自愈力真的非常惊人，很多时候，只要能够最大限度调动起这种自愈力，不吃药、不打针、不手术，很多顽症也会不治而愈。

汤瓶八诊 养生方案

小病不用愁，八诊解你忧——
家庭常见病保健方案

第一节　多年偏头痛，头诊就可立即缓解

保健方案 ① 汤瓶头诊：先水疗，再用刮痧板由前额一直刮到头顶，两边从前发际一直刮到耳朵。在最痛的地方，用刮痧板的角着重按、压、揉。

② 双白贴：白附子 3 克，葱白 15 克。白附子研细末与葱白捣成泥状，取如黄豆大一粒，堆在圆纸片上，贴在痛侧的太阳穴处，约 1 小时后取下。

1994 年，我已经对马来西亚比较熟悉了，也结识了很多朋友。让我感到最荣幸的是，马来西亚第十任最高元首端古·贾阿法·伊卜尼陛下以及皇后曾特邀我进入皇宫为皇室成员传授汤瓶养生功，并为他们进行汤瓶八诊的调理。陛下早年曾在英国诺丁汉大学和牛津大学受过高等教育，为人随和谦卑，平时就称我为"师傅"，每个礼拜他都会安排皇家的专车到我任教的精武体育会汤瓶文化研究院接我入宫。以汤瓶八诊为桥梁，我和马来西亚的皇室成员建立了非常友好的关系。

皇室成员阿里对中国文化非常痴迷，2008 年，为了能现场观看奥运会，年届不惑的他特意提前几天来到北京。他原计划在北京待一个月，好好感受一下中国的文化，等奥运会闭幕以后再回去。可是没想到北京竟然这么大，景点、名胜这么多，尽管每天只参观一两个名胜，也给累得够呛。才刚一个礼拜，他就感觉身体吃不消了，再加上观看比赛时精神过度紧张，偏头痛就犯了。

大家都知道，奥运会比赛现场气氛非常紧张，观众的情绪都会随着运动员的表现而上下起伏，对身体虚弱或者年纪较大的观众来说，这种高度的紧张感很有可能引发高血压、心脏病、偏头痛等疾病，所以奥运期间常有身体不适的穆斯林同胞前来汤瓶八诊康复中心问诊。

但当时我正参加国际清真论坛，人不在北京，就特地安排了跟随我 30 年的亲传弟子刘旭晨和杨慧栋为他诊治。奥运会期间，汤瓶八诊有幸作为国家非物质文化遗产的代表，进驻奥体中心的祥云小屋，刘旭晨和杨慧栋当时就代表我在那里迎接来自世界各地的宾客。

因为同是穆斯林，阿里和刘旭晨一见面就感觉很亲切，刘旭晨问了他的病情后，对他解释说，他之所以头痛，是因为这段时间太累了。我们的血管从二十来岁就开始慢慢有杂质堆积，等到五六十岁，血管弹性就比较差了，所以累了或者紧张的时候，大脑供血就受影响，血管的反应就很明显，表现在外面就是头痛或者头晕。这是西医的解释，回医认为头痛就是十四经络局部不通，气滞血淤，气聚在头上了。怎么办呢？只要把这个气给引下来就没事了。

汤瓶八诊
养生方案

刘旭晨先给他做了汤瓶八诊里面的头诊，用汤瓶盛了温水慢慢从他头顶的百会浇下去。原理说起来非常简单，用温水刺激一下，血管就不那么紧张了，头痛自然就轻了。但是在浇水的时候，一定要引导患者想象着他的疲劳、他的痛苦、他的烦恼都随着水流下来了，流走了，身体变得很轻松，气正在往下走，走到四肢百骸。

刘旭晨一边心理引导一边做诊疗，一壶水浇完，阿里就感觉舒服了许多。接下来，刘旭晨继续给他做头诊的下一个步骤，也就是刮痧。头上一般不用刮痧油，就用刮痧板由前额一下一下刮到头顶，两边也一样，从前发际开始刮，一直刮到耳朵。

阿里头痛比较重，刘旭晨刮得也就比较用力，刮到阿里感到最痛的地方，就用刮痧板的角着重按、压、揉。还有太阳、百会、玉枕、哑门等，这些疼痛感较强的部位也特意压揉了几遍。刮完以后，阿里就发现自己的偏头痛完全好了，他特别兴奋，马上打电话给我说，回马来西亚以后，一定要拜我为师学习汤瓶八诊，把汤瓶八诊介绍给更多的穆斯林。

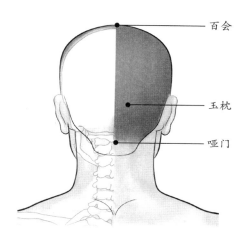

百会

玉枕

哑门

如果你在家里操作的话，有两点需要注意：一、做汤瓶水疗的时候，水温控制在 40℃ 左右最好，你可以把手伸进去感觉一下，觉得稍微有点烫的时候，就最合适。二、刮痧的力度要根据痛感程度而定，越痛的地方就要刮得越重。头疼的人都知道，如果真特别疼的时候，刮的力度大点完全可以接受，因为跟头疼比那根本就不算什么。即使再严重的头痛，最多半个小时，就都好了。

偏头痛有很多原因，最常见的是睡眠不足、过度劳累或者压力过大，冷风吹了头也可以诱发。据研究显示，偏头痛患者比平常人更容易发生大脑局部损伤，进而引发中风。偏头痛的犯病次数越多，大脑受损伤的区域就越大，所以我们一定要避免出现诱因。

在马来西亚，我还曾治愈过一个很典型的患者，他叫苏里曼，是印度人，患有严重的偏头痛，每次头痛起来都要三四天才能熬过去。实在难以忍受的时候他就去中医诊所针灸，但一次要花费 30 马币（1 元马币约等于 2 元人民币）。苏里曼家境特别不好，负担不起，后来机缘巧合遇到我，我就免费给他调理，一是为他梳理全身的奇脉，平衡全身的气血；还有就是教他在家练习汤瓶养生功，放松心灵。我告诉他，对于老年人的偏头痛，我另有一个外用的方子——双白贴：白附子 3 克，葱白 15 克。白附子研细末与葱白捣成泥状，取如黄豆大一粒，堆在圆纸片上，贴在痛侧的太阳穴处，1 小时左右取下。这个方法配合以上的任何一种方法，都会加速疗效。苏里曼就严格按照我的嘱咐，每日练习汤瓶养生功，并外用双白贴。

一个礼拜以后，苏里曼带了很多印度小吃来谢我，说现在不仅头不痛了，精神也感觉好了很多，最重要的是，他相信以后犯病的次数会越来越少了，即使再犯，也能自己给自己治疗了。我真替他高兴。

第二节 早晚多捏耳，到老不眩晕

> **保健方案 ①** 汤瓶耳诊。
>
> **②** 枸杞滋补茶：取枸杞 10 粒，五味子 6 粒，研细后放入保温杯中，加入 300 毫升开水，闷透后服用。

在马来西亚的时候，经常有来自宁夏的老乡过来看我。古人说：美不美，故乡水；亲不亲，故乡人。每次家乡来人，我都很高兴。可是由于马来西亚的气候和宁夏差别很大，难免会遇到水土不服的情况。

前一段时间，我的老朋友老白从宁夏来吉隆坡谈生意，顺道来看我。老白和我是几十年的交情了，所以我亲自去机场接他。下了飞机，一阵寒暄过后，我们就驱车前往我家。马来西亚一年四季都很炎热、潮湿，就像北京的桑拿天，人体感觉是很难受的。那天尤其闷热，上车以后，我立即打开空调，直奔目的地。

旅居大马多年，对这样的气候我早就习以为常了，但是老白不行，车子开出机场没多久，他就觉得头有点晕，但他忍着没告诉我，十几分钟以后，我看他不说话，而且脸色越来越白，就问他怎么回事。老白这才说，整个人晕得很，天旋地转的，还有点想吐。

我赶紧停下车来，打开窗子给他透气。我问他最近血压怎么样，老白说，血压有点偏低。我问他以前是不是也晕车，他说，一般不会，只有很累的时候或者天气很闷的时候才会。

大概的情形我明白了，老白的问题是肾虚。一般来说，肝主升发，脾主升清，这两个脏腑的主要功能就是把人体内的气血运行到周身，当这两个脏器功能减退的时候，身体比较高的地方，譬如头部，气血供应就跟不上了，就会出现头晕恶心的症状。但是说到底，肝脾动力的来源都是肾。按照五行来讲，肾属于水，肝属于木，水生木，肾水不足，必然会影响肝木，影响肝的生发功能，这个好理解。

脾和肾的关系是另外一个原因，肾是人体的先天之本，含有元阴元阳，古人曾经举过一个很形象的例子，来说明脾和肾的关系，脾胃就相当于一口锅，吃进去的食物则相当于锅里面的食材，一定得有火，把这些食材弄熟以后，我们人体才能吸收。这里面的火，就是肾脏。肾阳不足，脾胃功能毫无疑问，也会跟着大打折扣。"肾开窍于耳"，所以老白这个情形，最合适的手段就是给他做耳诊。

我赶紧开始给他做耳诊，好在车里面空间还比较大，我让老白躺下，先用食指指尖紧贴着他的耳朵眼附近，拇指贴在他耳朵后面，不分凹凸高低，先由里向外，再由外向里，相对捏揉 5 遍，我感觉有结节存在的地方也是他有痛感的地方，这表示相应的器官或肢体有病变，我就多给他捏揉一会儿，一直到结节和痛点消除。

第二步，我给他按摩耳郭。我用拇指和食指夹住他的耳郭，由下而下，由里而外，反复推摩 6 遍，一直到他感觉耳郭充血发热才停止。

第三步是推摩耳轮。我用食指和中指夹住他的耳轮，反复推摩 6 遍，直至充血发热。

接下来是牵拉耳尖和耳根。我用拇指和食指紧捏他的耳郭顶端尖端，边捏摩边向上提，手法由轻到重，共进行 12 次。接着用拇指和食指紧捏外耳郭向外反复牵拉 6 遍。

第四步是拽摩耳垂，就是用拇指和食指拽住他的耳垂，由轻到重，拉摩 12 次。

第五步是旋转耳孔，用两手食指同时插入外耳道，顺、逆时针各旋转两圈后拔出，共 6 次。

最后我让他坐起来，给他做鸣天鼓，两手掌根堵上他的耳孔，四指都放在脑后，食指和中指交叠，叩击后脑的枕骨。这一套做下来以后，老白的不适症状就全部消失了。

然后我又拿出车上的经窍仪给他梳理了头部的经脉，从发际开始，

汤瓶八诊 养生方案

一直梳到脑后，一条一条梳理。全部梳理完毕，也就两三分钟。此时老白的症状已经完全消失了，恢复了以往的健谈。

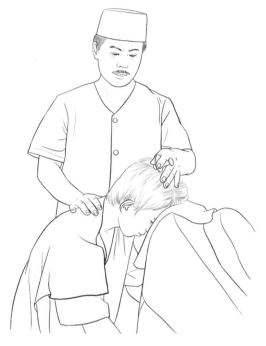

用经窍穴或刮痧板疏通头部经脉，是缓解头痛、眩晕等症状的最简单、见效最快的方法。

其实这套耳诊的手法，按摩了耳部的所有窍穴，按照回医的末梢经络根传理论，全身各个地方都和耳部有关联，这样一整套做下来，对全身各种疾病都有作用。回族老人很多都精神矍铄，满面红润，就和他们长期坚持做耳诊有密切的关系。这个手法最好在每天睡觉前和起床前各做一遍，坚持下去，对身体有很大的好处。

到了我家，我又立即给老白端上一杯我家里常备的枸杞滋补茶。就是取上好的枸杞 10 粒，五味子 6 粒，研细后放入保温杯中，加入开水，大概 300 毫升就可以了，闷透放凉后就能喝了。

枸杞子最早见于《神农本草经》："枸杞味苦寒，主五内邪气，热中、消渴，久服坚筋骨，轻身不老。"《食疗本草》也记载枸杞"能益人，去虚劳"。 历代养生家、医学家都很看重枸杞的补养功效，这也普遍为人们所熟知。

而五味子是一种很独特的药材，因为它具有辛、甘、酸、苦、咸五种药性。中医认为：酸入肝，苦入心，甘入脾，辛入肺，咸入肾，五味子五味俱备，所以，唐代孙思邈有"五月常服五味子以补五脏气"之说。明代药学家李时珍也认为"五味子酸咸入肝而补肾，辛苦入心而补肺，甘入中宫益脾胃"。同代医学家李士材说得更具体："五味子入肺肾经，滋肾经不足之水，收肺气耗散之金。除烦热，生津止渴，补虚劳，益气强阴。"还誉之为"生津之要药，收敛之妙剂"。由于五味子有收敛固汗的作用，所以夏天经常出虚汗的人，可以常用五味子煎水代茶饮，能起到一定的敛汗效果。同时五味子还可以补肾宁心，经常失眠的人也可以喝些五味子茶。

枸杞和五味子这两味药物都适宜长期食用，用五味子和枸杞做茶，最大的功效就是增强抵抗力，并达到保肝的作用。用来做茶，自然能滋补肝胃、养心敛汗、生津止渴，对于我这样年纪大又经常操心的人很合适。如果你有精神差、注意力不集中、腰膝酸软、容易口渴、头晕目眩之类的症状，也可以常喝。但每天一杯就可以，也不宜服用过多。

第三节　上火引发的咽炎，耳尖放血就能治

保健方案 ❶ 耳尖放血法。

❷ 转颈围：早晚各一次，每次左右各 30 下。

❸ 去火五味饮：金银花、玄参、生甘草、桔梗、胖大海这五味药泡水，每味 5 克，通过嗅、品、饮三个步骤缓缓咽下。

虽然我大半生都是在宁夏度过的，但我其实出生于上海，18 岁那

年响应"上山下乡"的号召才去的宁夏，从此落地生根，在宁夏成家立业，宁夏就成了我的第二故乡。但今年由于参展上海世博会的缘故，我又踏上了故乡的土地，听到了久违的乡音。

在上海这段时间，也有很多老友来探访。马来西亚的华裔朋友老徐来上海开会，办完事后，我就陪着他玩了两天，逛了一下城隍庙、外滩等景点，又带他尝了些上海本帮菜和特色小吃，他玩得很尽兴。但可能也因为吃的东西太杂了，再加上水土的问题，临走的前一天，我想请他去上海最有名的清真饭店洪长兴给他送行。这家饭店创始于清光绪十七年（1891），创办者是著名京剧表演艺术家马连良（回族）的二伯马春桥，历史非常悠久，被中外穆斯林赞誉为"穆斯林之家"。结果老徐在电话里说："去不了了，上火了，喉咙痛得厉害，硬一点的东西都吃不得，卡得喉咙痛。看来我只能空着肚子回大马了。"

我哈哈大笑，对他说："作为东道主，我可不能让你饿着回去，这样吧，我现在就赶过去给你治，当时就能好，完了再给你送行，一点也不耽搁。"

其实老徐就是上火，把火泻了自然就好了。回医认为，火是往上走的，所以要泻火，就要在人体的高点下手，比如说像手指尖、耳尖、头顶这些地方。但是这些地方的功效各有侧重点，耳尖主要对咽喉和全身的上火都有很好的作用；头顶主要是用来治疗高血压、肝火上炎、头痛的病人；手指尖功效比较广泛，但是最特殊的作用，可以用于治疗脑出血，这也可以算是肝阳肝火过多的一种。

带上医疗箱，我就向老徐下榻的宾馆赶去。我决定先给老徐在耳尖放血，消好毒，然后用拇指和食指搓他的耳尖，反复搓了大概有两三分钟，待到他耳朵发热、发红的时候，我用三棱针在他的耳尖点刺了一下，刚开始流出的血颜色有点黑，我就一边用酒精棉擦拭，一边用手往外挤血。过了一会儿，流出来的血颜色开始逐渐变红，出血量也慢慢减少了。我开始给他另外一只耳朵放血，还是同样的步骤，放完以后，我问老徐现在有啥感觉，老徐咽了口唾沫，说："真神了，一点也不痛了。"

我对他说："你这是上火引起的咽炎，很常见，不用请专业的医生，自己对着镜子放血就能治好。另外，可以每天转颈围以作巩固，早晚各一次，每次左右各 30 下。饮食上也稍微注意一下，不要吃辛辣的东西。另外，我自己有一个常用的药茶方子——去火五味饮，效果很不错。就是用金银花、玄参、生甘草、桔梗加胖大海这五味药泡水喝，每味 5 克，可以反复泡，一直喝到水没有味道，一般喝上一两天就能彻底好。这几味药都是泻火祛痰的，能清身体里面多余的火，容易上火的季节可以经常喝。"

老徐听完以后，立即拿笔把我说的记了下来。这些方法都很简单，药也是很常见的药，一般的药店都能买到，有这方面问题的朋友可以亲自试一试我说的这些办法。中国南方和东南亚还流行一种"玄麦桔甘汤"，是以玄参、麦冬、桔梗及甘草等组方，也能治疗喉炎、咽炎，非常有效，比喉片什么的效果都要好。而且这是天然的植物药，在容易上火的季节可以作为日常的茶饮。

第四节　大蒜敷涌泉，治口腔溃疡

保健方案 ❶ 在耳郭上放血：先给耳朵消毒，然后找到最明显的那一条静脉，取三分之一处，用三棱针轻刺出血，血的颜色变成鲜红即可。

❷ 大蒜敷涌泉：晚上睡前用大蒜 4 小瓣或 2 大瓣捣成蒜泥，涂在一块塑料布或油纸上，形似膏药，贴于脚心，用绷带缠一下，第二天早上揭下。

口腔溃疡俗称口疮，病不大，但是会频繁复发，不仅疼，还影响我们的一日三餐，有的人一大早起来嘴肿得甚至没有办法开口说话，更别提吃东西了，嘴一动就钻心地疼，非常让人心烦。

这种病有的是因为细菌或病毒感染，有的与胃肠功能紊乱等因素有关，胃溃疡、十二指肠溃疡、慢性或迁延性肝炎、结肠炎等都有可能引发口腔溃疡。中医治疗此病以清胃火为主，西医治疗以补充维生素及消炎为主，虽都有一定疗效，但多数会反复发作。

根据我的经验，一般来说，口腔溃疡跟我们的性格和工作压力有很大关系，像我这样每天说话比较多的人，患口腔溃疡的概率就比较小。那些性格内向、沉默寡言的人，患口腔溃疡的概率就比较大。

这是为什么呢？首先，中医和回医都认为，口腔溃疡多由心脾积热、胃火上炎、阴虚火旺、脾虚湿盛引起。中医和回医都是这么认为的。这个内火大家可能都有，但是能不能散出去就和我们的生活习惯有关系了。

古人有一句名言："开口神气散。"这话说得很有道理，一说话，身体的气就外散。我们都有这种感觉，说话多了，感觉气就会短，有些时候，有接不上气的感觉。这是说话多不好的一面，但也有好的一面，就是那些郁火，一说话也随之散出去了，这样自然就减少了口腔溃疡的患病概率。这从现代医学的角度也好理解，现代医学认为，血液循环正常，我们身体就没有病。根据用进废退的原则，说话少的人，他的口腔的血液循环就不如说话多的人，所以就容易得口腔溃疡这种病。

另外，爱说话的人一般都比较外向，心里存不住事情，有什么不满、委屈，说出来就没事了。那些说话少的人，容易把这些堆积在心里，时间久了，就会变成内火，内火越来越多，出现溃疡就是理所当然的事情了。

治疗口腔溃疡的办法也很简单，我最常用的办法是在耳郭上放血。这也是耳诊的一个部分，具体的做法就是先充分给患者耳朵消毒，然后用手固定患者耳郭，暴露耳郭小静脉，找到最明显的那一条静脉，取三分之一处，用三棱针轻刺出血。根据病情决定放血量，越严重放的血就越多。一般来说，刚开始的时候，血的颜色有点暗，等到血的颜色变成鲜红就可以了。这个办法对咽部红肿充血、扁桃体炎、口疮效果都不错。

第四章　小病不用愁，八诊解你忧——家庭常见病保健方案我还有一个小偏方，治疗口腔溃疡的效果也很好，就是晚上睡前用大蒜4小瓣或2大瓣，捣成蒜泥，涂在一块塑料膜或油纸上，形似膏药，贴于脚心，用绷带缠一下，第二天早上揭下。轻者2次，重者3次便愈。

　　口腔溃疡还有一些日常的注意事项，大家也要知道。首先一点就是，要保持口腔清洁，千万不能因为疼就不刷牙不漱口了，那样口腔里面细菌堆积，会进一步加重口腔溃疡。漱口的时候，单纯用清水效果比较慢，可以换用米醋漱口。醋除了有调味功能外，还具有多种营养保健功能和医疗价值，有杀菌解毒、降血压、健美减肥、美容护肤、抗癌、消除疲劳、治疗失眠等功效。

　　按西医的理论，口腔溃疡是缺乏维生素 B_2，所以可以多吃一些含维生素 B_2 的食物，比如像奶类及其制品、蛋黄、鳝鱼、胡萝卜、香菇、紫菜、茄子、鱼、芹菜、橘子、柑、橙等。动物肝脏与肾脏也富含维生素 B_2，但是回医认为这些内脏含有很多毒素，对身体没有好处，所以我们回族人不吃这些东西。最后一点，要保证睡眠充足，精神乐观，大便通畅，这是身体健康的必要条件。

第五节　牙疼起来真要命，蓖麻一颗解你忧

保健方案 ❶ 虫牙：a. 取一块鲜嫩肥大的仙人掌，去掉表面的针刺，用水洗净，再剖成两瓣，把带浆的那面贴在牙痛部位的脸部皮肤上。b. 取一些白胡椒粉包裹住一颗蓖麻，然后点火，等火快灭的时候把火苗吹熄，放在虫牙眼的位置上用力一咬，虫牙一次性就能除根。

❷ 火牙：在肩胛正中的天宗刺血拔罐。左侧牙疼，取右侧天宗；右侧牙疼，则取左侧天宗。

我曾经看过一个牙膏广告，广告词写得很有道理："牙好，胃口就好，身体倍棒，吃吗吗香。"事实也的确是这样。在人的身体里面，最重要的两个脏腑就是脾和肾，脾是后天之本，肾是先天之本。这两个脏腑都和牙齿密切相关。先说脾，如果牙齿不好，那么食物就不能充分咀嚼、研磨，这样的食物吃下去，肯定不好消化，会增加脾胃的负担，这个大家一想就都能理解。牙齿和肾的关系稍微隐蔽一点，按照回族医学的看法，肾主骨，全身骨头是不是瓷实都由肾决定，肾气旺盛的人，骨骼就瓷实。而牙齿呢，也是骨骼的一种，所以牙齿也就直接和肾相关，可以反映肾脏的功能。

牙齿好，脾肾功能就好，人体就健康；反之牙齿不好，脾肾功能就都受影响，人就会生病。所以拥有一口好牙，意义十分重大。首先，需要注重日常养护，像什么早晚刷牙、饭后漱口、闭口睡觉这些大家都已经知道了。其次，就要从牙齿和脾肾的关系入手了，这里我教大家两个方法，只要长期坚持，七八十岁咬破核桃都没有问题。

第一就是叩齿。尤其是在睡觉前和起床前，上下牙齿轻扣 36 下，平时也可以经常做这个动作。古人说："流水不腐，户枢不蠹。"经常叩击牙齿，就能刺激肾脏，肾脏的精气就会自动来强化加固牙齿。

第二就是在你上厕所的时候，无论大小便，都不要张嘴，要牙关紧闭。为什么呢？肾主前后二阴，大小便的时候，肾的精气呈一种外散的状态，牙齿也是肾经气外泄的一个通道，这时候如果不能咬紧牙关，那么就会造成更多精气的外泄，所以大小便的时候，一定要咬牙。

这样日积月累，等老了的时候，就能看到效果了。很多老人他们采用这种方法，到了六七十岁，牙齿还一颗都没有掉。那些平时不太注意这个问题，张着嘴的，甚至上厕所还在说话的人，牙齿掉得就会比较早。

前些天，我一个朋友给我打电话，说："杨教授，我孙女今天牙痛得直哭，什么东西都不敢碰，您看有什么办法？"

我就问他是不是小孩有蛀牙，朋友说："这孩子特别爱吃甜食，昨晚睡前还吃了一堆甜食，是有几颗虫牙。"

我问她是怎么个痛法，我朋友说，不敢碰东西，一碰就酸得厉害，满口牙都要倒了的样子。

我听完这个情况，大概就明白了这个孩子的情况，就对我朋友说，你去找一块鲜嫩肥大的仙人掌，用水洗净，去掉表面的针刺，再剖成两瓣，把带浆的那面贴在牙痛部位的脸部皮肤上，此法不但对牙痛有特效，而且对牙龈肿痛也有较好的疗效。

但他一时半会找不到仙人掌，就问我有没有别的法子。其实我们回民更爱用另一个方法，但是对小孩子来说，有些危险，所以我不经常使用。就是取一些白胡椒粉包裹住一颗蓖麻，然后点火。火一点蓖麻就着了，等火快灭的时候把它吹熄，放在虫牙眼的位置上用力一咬，虫牙一次性就能除根。

胡椒原产于南亚，在唐朝年间由阿拉伯人传入中国，最初的时候是作为一种香料，后来大家逐渐认识到它的药用价值，便成了一种常用的药物，这也是中华医学和阿拉伯医学融合的一个产物。古人说它可以温中散寒、补肾，所以能治疗牙痛。

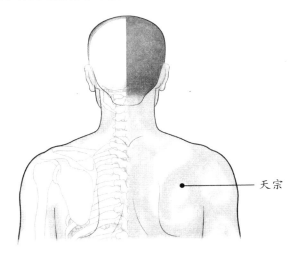

天宗

如果是火牙，最好的治疗方法就是在肩胛骨正中的天宗刺血拔罐。如果左侧痛，就在右侧天宗刺血拔罐，如果右侧痛，就在左侧天宗刺血拔罐，疼痛立马就能缓解，大家不妨一试。

第六节　若有鼻炎，家中自制鼻舒油

保健方案 ❶ 鼻舒油：取苍耳子50个轻敲破皮，放入沙锅中，再加入纯正的芝麻油60克，用文火将油烧滚，苍耳子渣过滤取出，将油装入洁净的玻璃瓶中备用，每日用洁净的棉球蘸取在鼻腔内涂抹，然后仰头两分钟，将棉球放入鼻腔内让油自行稀释，每日3～4次，对慢性鼻炎颇有疗效。

❷ 鼻炎熏洗方：取蝉衣6克，菊花、丹皮、桂枝各8克，防风、黄芩、蒲公英、紫花地丁、白鲜皮各10克，金银花、辛夷各15克，煎制30分钟后，用小口杯子盛出，以蒸气熏鼻，并有意将热气吸入，当药液温凉后再用药液呛鼻3～6次。每日早晚各熏呛一次。

宁夏地处大西北，那里的气候不像南方，一年四季都比较干燥，时常有沙尘暴出现，所以鼻炎的发病率很高。入秋以后，天气开始转冷，很多人就会感觉鼻子不舒服。

上世纪80年代中期，我应宁夏武警部队特警队的邀请，出任特警队的武术气功教练，教授武警官兵回族武术及硬气功。队里有位来自南方的小伙子，对宁夏的干燥气候还不太适应，出现了鼻敏感的症状，导致呼吸都很不顺畅。他了解到我是回族汤瓶八诊疗法的传承人，就向我咨询。他说小时候有一次风寒感冒，鼻塞特别严重，拖了很长时间才好。从那以后鼻子稍微受点刺激就不舒服，就会鼻塞，一感冒更是严重。上中学的时候有一次鼻塞得厉害，头痛难忍，就去医院检查，这才知道是患了鼻炎。当时医生开了点滴鼻水和治疗鼻炎的药片，吃了药之后，的确有所好转，但此后经常复发。特别是到了西北以后，越来越严重，现在吃药都不管用了。这些天感觉到呼吸很困难，还影响到了睡眠，昨天晚上一宿都没有睡好。

我问了他的症状，初步断定他是气滞血淤导致的鼻炎。鼻炎大致分为两种，肺脾气虚型和气滞血淤型。如果鼻塞时轻时重，鼻涕清稀，遇寒加重，嗅觉减退，而且头痛、头晕，基本就是肺脾气虚型。但他鼻塞时间很长，不用滴鼻水就一直不通，鼻涕多且黏黄，还咳嗽多痰。我又给他做了检查，发现他鼻内肿胀，呈桑葚样。这样就确定无疑了，他是气滞血淤型鼻炎。要缓解这种鼻炎，就要从疏通气血着手。

我先给他做汤瓶水疗，放松他整个头面的经脉窍穴。冲完以后，让他自己按照小净的程序清洗头耳。先洗脸，即从前额发际处至下颌，两边至双耳，从上到下，连续三次。然后抹头、抹耳、抹颈。右手拿汤瓶倒水，左手掬水后再给右手倒一部分，然后两手从前额发际处抹到脑后，随着将两手心从头两旁抹至前额，再把两大拇指放于耳外，两食指放在耳内，从上向下抹，最后用两手背从脖颈上抹下。

等他洗完以后，我就给他在印堂、合谷、迎香和经外奇穴上迎香进行指压按摩，以轻微酸胀但不疼痛为原则，每个窍穴按揉 200 下。这几个窍穴对所有的鼻炎都有缓解的功效。尤其是上迎香，它位于迎香之上，别名鼻通，顾名思义，它有清利鼻窍，通络止痛，清热散风，宣通鼻窍的功效。

患有鼻炎的人都知道，鼻炎复发率很高，要想除根很不容易。我们杨家有个祖传的鼻炎熏洗方，熏洗一两个疗程即可除根。

配方：取蝉衣 6 克，菊花、丹皮、桂枝各 8 克，防风、黄芩、蒲公英、紫花地丁、白鲜皮各 10 克，金银花、辛夷各 15 克。

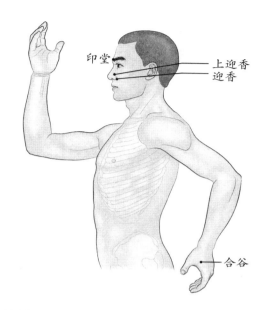

印堂

上迎香
迎香

合谷

制作方法：将以上药物用清水煎制 30 分钟，然后倒入小口杯子中，以蒸气熏鼻，并有意将热气吸入，当药液温凉后再以药液呛鼻 3 ~ 6 次。每日早晚各熏呛一次，事后用凉水洗面，7 日为一疗程。这些药材都很寻常，一般药店都很容易配齐，但疗程内要避免辛辣、烟酒以及各种异味的刺激。

队里好几个人都患有鼻炎，他们知道这个配方后就一起配了几服，早晚各熏呛一次，才三天就感觉到了疗效。大家都向我道谢，说真没想到连很多大医院都治不好的鼻炎，居然这样简单就治好了。

一般的鼻炎按照我上面说的这样做，都能明显缓解，如果没那么多的时间，或者情况紧急，则可以在家中自制鼻舒油：取苍耳子 50 个轻敲破皮，放入洁净的砂锅或搪瓷器皿中，再加入纯正的芝麻油 60 克，用文火将油烧滚，将苍耳子渣过滤取出，将油装入洁净的大口玻璃瓶中备用，每日用洁净的棉球蘸取在鼻腔内涂抹，然后仰头两分钟，将棉球放入鼻腔内让油自行稀释，每日 3 ~ 4 次，对慢性鼻炎颇有疗效。

苍耳子性味辛、苦、温，归肺经。《本草备要》："善发汗，散风湿，上通脑顶，下行足膝，外达皮肤。治头痛，目暗，齿痛，鼻渊，去刺。"

对风寒头痛、鼻炎、鼻窦炎、风湿周痹、四肢拘挛痛、恶肉死肌、膝痛、湿疹、疥癣、瘙痒都有极好的防治作用。

据我观察，很多患鼻炎的人都有一个坏毛病，喜欢抠鼻子。我们鼻子里的小毛毛是有很大作用的，一是过滤空气，二是抵抗外来的细菌。经常抠鼻子很容易对鼻毛造成损伤，外界的细菌就会通过鼻腔进入体内，从而导致各种炎症。可是实在痒得难受，怎么办呢？我教大家一个办法，用棉签蘸上点润唇膏，涂在鼻子里面让它湿润。鼻腔湿润了，干痒的症状自然就消失了，毛细血管的弹性也会好起来，弹性好了鼻子还不容易流血。

我们回族医学一向认为应该未病先防，对于鼻炎还是要以预防为主。快到秋季的时候，可以每天用冷水呛鼻，水吸进去后屏住呼吸，让冷水在鼻里面停留一会儿，这样对遇到冷空气就容易犯鼻炎的人效果很好。既能清洁鼻腔，又会增加鼻子的抗病能力，建议有鼻炎的人要每天做两次，我可以保证它一定有用，绝对是个预防鼻炎、治疗鼻炎的好方法。

第七节　感冒何须吃药，奇脉刮痧就有效

保健方案 ❶ 放血疗法：在风府、印堂和大椎这三个窍穴放血。
❷ 回医刮痧：在脊椎两侧的奇脉进行刮痧，30分钟。

2010年的天气很奇怪，春天姗姗来迟，冬天去而复返，天气忽冷忽热，很多人不注意就感冒了。感冒虽然每个人都不止一次得过，无论是风寒感冒、风热感冒还是流行性感冒，一般人还真是拿它没办法，不熬上一两周就是好不了，吃药也很难奏效。

我有个患者姓王，三十多岁，对很多药物过敏，去医院医生都没有办法给他用药，所以他从小开始，只要一感冒，只能苦熬着等病自己好。王先生有一个朋友曾在汤瓶八诊康复理疗中心调理过颈椎，偶然和王先生聊起汤瓶八诊，说这个方法缓解各类症状都特别明显。王先生后天就要到日本出差，决定临走前到我这里试一试。

王先生鼻塞、头痛得特别厉害，尤其是后脑和脖子那一带感觉特别紧，今天早上起床后刚测过体温，38℃，冷得直起鸡皮疙瘩。我确定这是一个典型的风寒感冒。

我对他说："你这是因为受寒引起的感冒，回医讲寒主收引，也就是说身体感受寒邪的时候就会感觉身上发紧，最根本的原因就是全身体表的血管都在紧缩。所以像鼻子、头这些体表血管丰富的地方，就会感觉特别难受。你想啊，鼻子是负责呼吸的，这个呼吸需要的能量是由血液来提供的，现在血管紧缩了，供血就跟不上，动力不足了，呼吸自然就会感觉不痛快，也就会鼻塞。所以现在只要把寒气给驱出来，你的病就好了。"

王先生听了以后就问我："杨教授，您这么说我能听懂，但是我不是受寒了么，那为什么还会发烧呢？"

我跟他解释说："你这个发烧，也是受寒引起的。人表面运行的是卫气，你简单理解，卫气是一种能量就行了。这个卫气起源于肾脏，是我们身体的屏障，平时卫气保护着我们的身体，不会被外界的邪气侵袭。你现在受了寒，全身的毛孔都缩得比以前小了，这样卫气的运动就不畅快了，而肾脏照常在产生卫气，这样卫气就会在体表积攒，卫气这种能量聚集多了，你的身体当然就会发热，所以要退热，只要把这个卫气泄掉一部分就可以了。"

由于他后天要出差，就问我怎么治最快最有效。我对他说："现在见效最快的办法就是放血和刮痧。你听了可别害怕，其实并不痛。现在大家都娇气了，动不动就往医院跑，老爱吃什么去痛片、止痛剂。以前缺医少药，放血、刮痧可是居家过日子常用的治疗方法，不用花一分钱就能治病。不用往远了说，现在六七十岁的回族老人都爱用这种疗法，可惜你们这一代人没几个知道了。"

王先生是脑后和脖子痛得最厉害，按照经脉来讲，这是太阳受寒引起的头痛，所以我就选了风府给他放血。放完以后，王先生感觉头痛减轻了一大半，但是头顶还是有点发紧。头顶是督脉经过的地方，督脉两边的太阴经又是人体阳气最旺盛的经脉，所以我又取了印堂和督脉的大椎两个窍穴放血，结束之后，王先生一下子感觉轻松了。

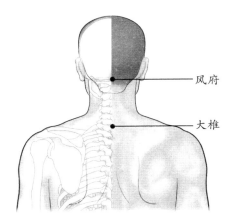

然后我又给他做了局部的脉诊，就是在脊柱两侧的奇脉进行刮痧，在这个部位刮痧，可以进一步把体内的病气、邪气驱赶出去。整个调理做完，也就不到半个小时，效果却是立竿见影。我对王先生说："你回家以后，多喝点开水，注意休息。明天如果还没全好，就再照我今天这么做的做一遍，应该就能好得差不多了，可以让家人帮你刮痧。这一段感冒的人比较多，我再教你一个预防流感的办法，你回去也可以教家人做。"

说到这里，王先生插嘴说："预防感冒不就是勤洗手、多通风么？"

我笑着问他："你说的没错，但是还有两个很简单的方法，对于预防流感是非常必要的。这个办法来自我们穆斯林小净的两个步骤：一是漱口，二是呛鼻。"

要预防感冒，跟呼吸道有关的器官的清洁就尤为重要。所以穆斯林每天都要漱口，这可以起到很好的预防感冒的作用。有时他们在漱口前还要刮掉舌苔，舌苔如果过腻过厚，会积存很多细菌病毒，适当清洁舌苔是个好习惯，现在很多牙刷背面就有清洁舌苔的功能，很好处理。再一个就是呛鼻，相信大部分人能注意手、口的清洁，但是能想到鼻腔的就不多了。穆斯林却每天都要清洗鼻腔，清洗的时候，就是用手掬水，然后吸进鼻腔里面，然后再喷出，直到呛干净鼻涕为止。

我们的鼻腔就好比一个过滤器，呼吸的时候，空气里面的细菌就会经过过滤，留在鼻腔里面。所以鼻腔有那么多的细菌病毒附着，我们把它们呛出去，能有效降低感冒的概率。王先生听了以后，感觉很有道理，说回去一定和家人一起养成这个习惯。

有很多人觉得在太阳穴放血有很大危险，其实这是不必担心的。我们并不是要刺到太阳穴里面，而是刺破那里的皮肤就可以，况且又是用手把皮肤揪起来，所以不会有危险的。古人说："得其要者，一言而终。不得其要，流散无穷。"只要学会了这个简单的方法，我们就不会再为感冒而痛苦了。

第八节　向天果是大自然送给糖尿病患者的礼物

保健方案　取向天果的种子煮水喝或者直接嚼着吃。如果用于保健和增加免疫力，每天饭后食用 1 枚果仁，一天共服用 3 枚；轻微病患者每天饭后食用 1.5 枚果仁；严重病患者每天吃 3～10 枚果仁，每顿饭以后吃 3 枚。

大家都知道，糖尿病是一种常见病、多发病，是由遗传因素、免疫功能紊乱、微生物感染、精神因素等各种致病因子相互作用，导致胰脏功能减退、胰岛素抵抗等而引发的糖、蛋白质、脂肪、水和电解质等一系列代谢紊乱综合征，临床上以高血糖为主要特点，典型病例可出现多尿、多饮、多食、消瘦等表现，即"三多一少"症状。因为它和饮食结构有关，也常被称为富贵病。

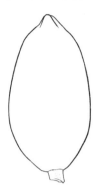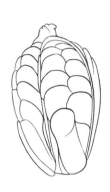

向天果对缓解糖尿病有很好的疗效，是大自然的馈赠。

世界卫生组织的统计数据显示，全球糖尿病患者人数目前已达到1.94亿，而中国糖尿病患者也已突破5000万，仅次于印度，居世界第二位，并且以每天至少3000人的速度增加，每年增加超过120万！

早在上世纪90年代初，汤瓶八诊就以回族医学的综合配方，加上汤瓶养生功的演练，特别是行功，来控制糖尿病的发展，改善整体状况，疗效还是比较显著的。回族传统控制高血糖的方法，是用白矾10克，新鲜艾叶500克，加水1000克，煮30分钟后用纱布过滤，分早、中、晚服用，一般36小时后血糖就会明显下降。

当血糖指标正常后可以用以下方剂进行调理：人参10克，知母30克，熟地20克，甘草15克，花粉20克，枸杞15克，山药20克，麦冬15克，沙参20克，玉竹20克。煎服8～10服后再换第二方：山药肉、生地30克，枸杞30克，玉竹15克，黄志30克，山药20克，玄参20克，苍术15克。煎服3～5服。两方服完为一疗程。

《本草纲目》说："白矾，吐下痰涎饮癖，燥湿解毒，追涎。"但实践表明，过度食用明矾对人体不好。其原因是明矾中含铝高，多食铝质可使组织神经细胞出现病变，幼年会低智，老年会痴呆。所以，不宜久食多食。

这个方子是我父亲常用的老方，我在马来西亚期间，发现了另外一种能够有效控制糖尿病的药物，那就是向天果。马来西亚当地人，饮食方面偏甜，再加天气炎热，运动量少，人的营养的摄取和消耗不平衡，易导致代谢失调，因而，糖尿病的发病率很高。而南太平洋最洁净、受污染最少的所罗门群岛与斐济岛，当地人的糖尿病、高血压的发病率远低于世界其他地区，这和他们长期食用向天果有很密切的关系。

《马来西亚草药目录》中记载，向天果树皮味苦、涩、性凉。解热、收敛、种仁强壮，能治疗糖尿病。平时我们可以用鲜种子煮水喝或者直接嚼着吃。如果用于保健和增加免疫力，每天饭后食用 1 枚果仁，一天共服用 3 枚；轻微病患者每天饭后食用 1.5 枚果仁；严重病患者每天吃 3 ~ 10 枚果仁，每顿饭以后吃 3 枚。

如果是比较重的糖尿病患者，可以在每顿饭后吃 3 枚果仁，病情比较轻的，就每顿饭后吃 1 枚。这个果仁的味道有些苦涩，所以吃前可以准备一些花生仁，吃完向天果后接着吃点花生仁就可以去掉涩味。还有一个好办法就是把向天果碾碎以后装在胶囊里吃，这样一点苦味也没有了。

我大姐的女儿在上海民委工作，退休后检查患了糖尿病，全家都很紧张，她采用了一些中医的方法进行控制，效果也是有的，但每天熬药很麻烦，正好我从马来西亚返回上海，身边带了一些向天果，给了她一斤，建议她按我的方法试试看，未料 10 天后，惊喜就出现了。她不但血糖指标恢复了正常，其他血液指标也发生了根本改善，她身边的好友、同事了解后，也托我购买了一些试验，效果都很明显。不但控制了血糖，而且胆固醇、血脂、血压都得到了改善。向天果真是大自然赐予人类的天然保健食物。

我一直认为，西医治疗糖尿病的理论存在很大的问题，西医说糖尿病的原因是胰岛素分泌减少，要终身服药，从外界摄入胰岛素才能维持体内的代谢稳定。说得严重一点这就是饮鸩止渴，糖尿病的病人我见得多了，严格按照西医来治疗的，最后很多人都难免患上并发症。其实外界的胰岛素只能是辅助，增强自身胰腺的功能，这才是根本。所以，如果能坚持练习汤瓶养生功，促进全身气血平衡，加强自身脏腑的功能，这才是长远之计。

　　此外，糖尿病患者还可以多吃一点南瓜、胡萝卜和洋葱，这几样东西都含有降糖物质，也是糖尿病人的良好食品。民间"萝卜上了街，药铺无买卖"的谚语虽近乎夸张，但萝卜的确对多种疾病有辅助治疗作用。

　　白萝卜含芥子油、淀粉酶和粗纤维，具有促进消化，增强食欲，加快胃肠蠕动和止咳化痰的作用。中医也认为该品味辛甘，性凉，入肺胃经，为食疗佳品，可以治疗或辅助治疗多种疾病，《本草纲目》称之为"蔬中最有利者"。

　　洋葱有较高的药用价值，能降血脂、抗血小板凝集、抗炎、平喘等，还有较好的降血糖作用，生吃效果最好。

第五章

心系统保健方案

第一节　根治神经衰弱，常练汤瓶静功

保健方案 ❶ 百会水疗。

❷ 汤瓶静功。

❸ 枣仁蜂蜜茶——将炒过的酸枣仁 15 克放入杯中，冲入沸水，待水半温时调入蜂蜜 6 汤匙，每晚睡前喝下。

现在很多学生和职场白领都或多或少有神经衰弱的症状，经常感到精力不足，萎靡不振，学习工作时注意力不能集中，效率显著降低。如

果用脑过度，还会头痛，晚上很难入睡，这些症状会严重影响他们的工作和生活。我的学生小张就是如此。小张很要强，事事不肯落在人后，学习非常刻苦，但可能正是因为这样的性格，很早就患上了神经衰弱。

根据汤瓶八诊疗法的理论，神经衰弱要侧重心理上的调整，因为焦虑、恐惧、自主神经失调、肾虚都会引发神经衰弱。后来，我给小张仔细检查身体，然后给他制定了一套调理方案。

先做汤瓶水疗。我让他平躺放松，脱掉上衣，充分暴露头颈，用汤瓶（水温 40℃ 左右）对着他头上的督脉，从下（后发际正中点）到上（前发际正中点）循经缓慢浇注 6 遍。我一边给他做水疗，一边用语言引导他，让他想象自己的头部在放松，头脑里面的杂物都被清水慢慢冲走。

接着我又重点给他做百会的水疗。首先是从大约 50 厘米的高度把水浇下，然后逐渐减低高度，直到离百会 10 厘米左右的高度，然后再抬高，这样反复 10 次。之后再以百会为中心，顺时针方向旋转浇注，圈子越画越大，从百会逐渐扩展到整个头顶枕部，这样反复 6 次。

做完水疗以后，我问小张有什么感觉，他回答说从来没有感觉这么轻松过，现在精神变得很好。我对他说，接下来就要靠你自己保养了。首先就是晚上 11 点之前要睡觉，因为此时气行心肾。治疗神经衰弱要从养肾开始，注重肾脏护理。大小便的时候紧扣牙关，有利于肾气的固守。

其次，睡觉前务必练习一下汤瓶静功。转完五围以后，躺在床上练习卧功。小张这样的情况，选择仰卧最好，然后吸气，吸气的时候鼓腹。肚子能鼓多高鼓多高，呼气的时候肚子慢慢凹下去。

小张回去以后，严格照我的嘱咐开始自疗，才一个月，我就明显感觉到他白天精神了许多，胃口也越来越好。他说："教授，以前我总是睡得很浅，凌晨三点左右就会醒。可现在练习半个小时的汤瓶睡功再睡，居然能够一觉睡到天亮！现在我感觉浑身有使不完的劲，学习效率也提

汤瓶八诊养生方案

高了不少。这种感觉真是太棒了！"

说实话，对于小张的反应，我一点也不惊讶。汤瓶养生功的保健功效，我一直都是非常自信的，它是中医、回医以及回族武术的结晶。在我从医几十年来，依靠它的辅助作用，治愈的患者实在是太多了。对于睡眠特别不好的人，可以在睡前喝一杯枣仁蜂蜜茶——将炒过的酸枣仁 15 克放入杯中，冲入沸水，待水半温时调入蜂蜜 6 汤匙，每晚睡前喝下。

酸枣仁具有养心安神、益阴敛汗之效，《本草纲目》说："酸枣仁，甘而润，故熟用疗胆虚不得眠，烦渴虚汗之证；生用疗胆热好眠。皆足厥阴、少阳药也，今人专以为心家药，殊昧此理。"蜂蜜也具有益智安神、改善睡眠的作用，所以此方对缓解神经衰弱有一定的疗效。

第二节　三个步骤，缓解中风后遗症

保健方案 ❶ 脉诊：气血两行，疏通经脉窍穴。

❷ 气诊：通过场效应提高身体的功能。

❸ 脚诊：可以疏通整个下肢的气血。

1992 年，我第一次去马来西亚。庆幸的是，虽然人地两疏，但以汤瓶八诊为桥梁，我很快就结识了很多朋友，这些年来也得到了他们很多帮助。吉隆坡著名商人拿督蔡（拿督原是马来西亚一省或一个州的最高行政长官的尊称，现在马来西亚皇室对国家有贡献的人也会给予这种荣誉称号或爵位，没有实权）曾接受过汤瓶八诊的治疗，他觉得这种医疗方法很有特色，也很有效，就把我引荐给一个老妇人，因为语言不通，还闹了一个笑话。

我开始并不知道老妇人的身份，先用末梢经络根传法给她治疗，她嘴里一直说"杀鸡"，我以为她要杀鸡给我吃，心说"这人好客气啊"，我就加了一点力量，结果她又说"不要杀鸡"。我心想，这人真奇怪，一转眼又不杀鸡了。这时翻译赶紧跟我解释道，"杀鸡"是疼的意思，"不要杀鸡"是非常疼。于是我调整了力度，连续给她治疗了6天，效果非常好。她为了感谢我，买了马来西亚最华丽的布料送给我，这时我才知道她是马来西亚前副首相敦嘉化峇峇的夫人。

几年后，一个偶然的机会，副首相又经夫人的引荐来找我看病。通过手诊等综合诊断，我断定他有动脉硬化的症状，就提醒他要预防脑卒中，他当时很自信地说："不会的，我平时很注意，不会的。"

结果一个月后，他真的中风了，回想起我的提醒后悔不已，就拜托朋友打电话请我赶紧回来。我回到马来西亚后立即去他家，发现他左半身偏瘫了，口眼歪斜，我给他做了脉诊、气诊，再配合中医给他针灸，很快他就能行走自如了。

后来他请我到家里做客，在晚宴上语重心长地对我说："汤瓶八诊是非常好的穆斯林医学，你应该把它传播给马来人民。"听到这样的夸赞与鼓励，我觉得背井离乡来到马来西亚所经受的所有辛苦都是值得的。这也与我的理想不谋而合，就是以汤瓶八诊为桥梁，让世界更了解中国，了解宁夏。

在这以前，我也为很多中风患者做过康复治疗，效果都很理想。在大使馆工作的侯赛因就是其中一个。一天，侯赛因的助手突然给我打电话，说侯赛因中风了，在医院住了一个月，病情基本稳定了，但是左侧的肢体活动受限，问我有没有什么办法帮他快速康复。我对他说："那我过去一趟吧，保证让他比在医院恢复得好。"

我到了他家之后，发现他的症状不算太重，自己一个人还能走路，只是口眼歪斜，走路画圈很明显，左手没有力气，抬不起胳膊，整个左

汤瓶八诊养生方案

边身体的感觉都比较迟钝、麻木。这是典型的气血不足。回医跟中医一样，认为气血循行全身才能保持正常的生理功能，一旦气血运行出现障碍，那么生理功能就会受影响。像侯赛因这种情况，手脚无力，感觉迟钝，就是典型的气血循环不通畅。用我们汤瓶八诊里面的脉诊和气诊配合调理，就可以治愈这种症状。

侯赛因很配合治疗，我就给他做了全身的脉诊和气诊。气诊就是使用汤瓶功给他运气治疗。脉诊就是运用末梢经络根传法的拿、按、推、压、拨、扒等刺激手法作用于周身经脉循行部位，以达到疏通经脉、祛除血垢、行气活血的功效。

除此之外，我还让侯赛因每天做脚诊。脚诊是汤瓶八诊的重要组成部分，回族医学认为头脑和脚是身体的两极，它们通过静脉联系在一起，遥相呼应。如果一个人脑髓充足，神思敏捷，经脉通畅，那么他就会脚部有力，步履稳健；反之，如果一个人脑髓空虚，经脉阻滞，那么他就会走路困难。而通过刺激脚，也能改善大脑的功能，增强身体的元气。

脚诊一般分几个步骤，首先是水浴，重点有两个，水量必须保证能淹没踝关节，水温要保持在 40 ～ 45℃，泡脚 15 ～ 20 分钟就可以了，这样可以舒缓整个脚部的经脉。第二步是用汤瓶浇注窍穴，水浴结束以后，把脚放在一个没有水的盆里面。拿着内装温水（水温 40℃左右）的汤瓶，瓶嘴离脚面皮肤 10 ～ 30 厘米，然后依次对患者双脚的解溪、太冲两穴连续浇注 3 ～ 5 分钟。解溪在脚腕，中风的时候，脚腕都很僵硬，解溪这个地方是气血运行的一个大的关口，所以要重点浇。太冲是全身气血的大通道，所以也要重点做。

做完这两个步骤以后，就开始用汤瓶八诊特有的末梢经络根传手法搓擦放松、推摩三阴三阳经、点按窍穴、拨按足趾、刮撮足掌、点压足底异感点。足三里、三阴交、承山、解溪、涌泉这几个窍穴要重点点按，可以疏通整个下肢的气血，对中风后的恢复大有好处。

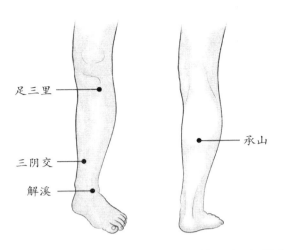

足三里

承山

三阴交

解溪

我给侯赛因做了两周的理疗，他的症状就已经有了很明显的改善，已经可以自己走路了。我让他回家以后要坚持练习汤瓶功，每天要坚持做脚诊。他说一定好好坚持，争取完全康复。

中风不太严重的朋友，都可以常练习汤瓶养生功，康复效果非常好。但是如果中风以后行动不便的话，就只能练习卧功（静功）了。对中风患者来说，静功里面最重要的就是转搓脚腕，一定要多活动脚腕，要做脚腕的运动，这样也可以疏通全身的经脉。

我们大家可能都有这样的体会，睡懒觉的时候，浑身都酸软，这时候只要你活动活动脚腕，就是在脚踝两处给它进行摩擦、按捏，气血马上就散开了。这就是末梢经络的理论，你按捏脚踝这两侧，就能影响你整个的肢体。

同样的道理，中风后卧床的病人，也可以通过这个办法，来改善全身气血运行的状况。当然，家人也可以帮助一下，比如在刚开始患者手指不能运动的时候，就需要家人的帮助，掐他内关、合谷、足三里、涌泉，为患者按摩一下，帮他尽快促进各种功能的恢复。

汤瓶八诊
养生方案

第三节　汤瓶之水流出去，血压立即降下来

保健方案 ❶ 汤瓶头诊：太阳、百会、印堂、耳尖放血；环百会水疗法。

❷ 降压贴：桃仁、杏仁各 12 克，栀子 3 克，胡椒 7 粒，糯米 14 粒，共研成细末，加一个蛋清调成糊状，每晚睡觉前取 1 元硬币大小贴在单侧脚心（涌泉），晨起除去，1 日 1 次，两侧交替。一剂药分三次使用，6 天一个疗程。

现代的体育比赛竞争十分激烈，随着运动员的入场，我们的情绪就会跟着跌宕起伏，很多老年人的精神受到这种刺激，就会引发心脏病、高血压等疾病。我的患者陈先生今年已经 70 多岁了，特别爱看羽毛球比赛。要知道，马来西亚自 1956 年首次参加奥运会以来还没有获得过奥运金牌，只夺得了两块银牌和两块铜牌，而且都是在羽毛球项目中获得的。可以说，羽毛球是马来西亚在奥运会中唯一有机会夺得金牌的项目，所以马来西亚喜欢羽毛球的人特别多。

在一次看比赛时，陈先生一激动血压就上去了，还好他的血管还不算糟糕，他只是感觉有点头晕头痛，没有其他后果。他先吃了两片降压药，没有明显改善，就赶紧在家人的陪伴下来找我。

我看他脸色通红，血压一定很高，如果较长时间维持这么高的血压，对脑血管会造成严重影响，往轻了说，压力过大会加快血管老化，这个很好理解，血管是有弹性的，就像一个橡皮管，你经常把它撑得太大，肯定会影响使用寿命。要是往重了说，一个不小心，脑血管哪个地方出现破裂，那就是中风了。

所以我赶紧用酒精在他的太阳、印堂、百会、耳尖这几个地方消了毒，然后就用三棱针给他依次点刺放血，刚开始颜色有点暗，挤出来 2~3 毫升以后血的颜色就变正常了，我再问他感觉怎么样，他说头痛头

晕感觉轻了一大半，好多了。

我叮嘱他以后一定要注意保持情绪稳定。他说："这我知道，可是看比赛能不激动吗？根本控制不住啊，这次多亏了杨教授，我今天得请您吃饭，我家藏有一瓶很好的法国红酒。"

我婉拒了他："我们穆斯林不喝酒，再说你这个身体状况，以后酒也不能喝了，还是早点戒了吧。"他听了感觉特别尴尬，一个劲儿给我道歉，然后又问我："我这辈子就喜欢喝酒，您看有没有啥办法既能喝酒，还能控制好血压？"

我苦笑着说："你还真是又要马儿跑，又要马儿不吃草啊。白酒对你现在只有坏处，没有好处，你要实在想喝，每天可以喝一两葡萄酒。"

他愁眉苦脸地答应了。接着他又问我："杨教授，您看我吃降压药也有好几年了，血压控制得一般，但是这个胃口这几年可是越来越不好，换了好几种药了，但老是有肠胃的反应，你说这该怎么办？"

我就告诉他一个降压贴的做法，以及一个水疗的方法。所谓降压贴就是用桃仁、杏仁各 12 克，栀子 3 克，胡椒 7 粒，糯米 14 粒共研成细末，加一个蛋清调成糊状，每晚睡觉前贴在单侧脚心（涌泉），晨起除去，1 日 1 次，两侧交替，大小如铜板大，厚度如五分硬币厚，一剂药分 3 次使用，6 天一个疗程。

再介绍一下水疗。水疗是起源于阿拉伯的一个医疗保健方法，最早的时候，水疗都是用的吊罐，因为阿拉伯普遍缺水，所以人们用水就很节约，就一罐子水，洗完了就完了。

由于吊罐挂得很高，所以从罐底流出来的水的冲击力是很大的，对我们头顶的皮肤有一个很大的压力，在洗的过程中，它会一直冲击我们的百会。百会古时叫泥丸宫，是人的元神居住的地方，在回族医学里面，它是人的百脉之源。用水一直冲百会，我们的脑部就清醒了，还可以降血压、降血脂。

血压高也好，血脂高也罢，用回族医学的观点来看，根本原因都是由于气血运行不畅，气聚在上面就是高血压，气流动得慢就是高脂血症，而气血不畅的原因就是人体对外界刺激反应迟钝，换句话说，也就是元神处在一种萎靡的状态。你用水这么一浇，元神清醒了，身体对刺激的灵敏度上来了，血压血脂自己就会得到调节了。

如果家里没有吊罐，也有代替的办法，那就是在冲澡的时候，把莲蓬喷嘴拧得稍小一点，不要太散了，让水柱直接冲击百会，这样也能起到很好的疗效。但是如果水柱力度太大，老年人会受不了。

另外，在冲水的时候，你脑子里要默默去想，随着水往下流，你感觉你的血压在慢慢下降，感觉血脂也下降了，感觉到你整个体内的病灶、病气都从你的脚心流出去了。这是一种心理暗示。我们的身体和心理是互相影响的，你这么想，身体就会这么帮你调整。

陈先生听完以后很感慨，说："杨教授，真没想到，在您这里，洗澡也这么有学问。行，这个我记下了，回去以后，我让家人、朋友以后都这么冲澡。"

我哈哈一笑，说："你多教几个人，那是好事。可是有一点，我得跟你说清楚，低血压的人可不能这么干，低血压要再这么洗，血压可是会更低的。还有，你一边冲的时候，可以做一个动作，效果更好。就是侧着头，用大拇指由耳朵后向锁骨这个方向侧推，注意不能来回推，一定要从耳朵到锁骨这个方向，这个地方按照西医讲，是调节血压的一个中枢，这样推几次，也能调节血压。当然，睡觉前躺着做也可以。"

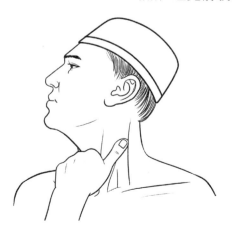

血压高的时候，用大拇指将一将这里，就能迅速让血压恢复正常。

他又问我饮食上有什么特别要注意的，我对他说，我们回族医学有一个八宝茶，能够调节整个身体，再加一点绞股蓝、决明子，就能起到降压的效果。

另外可以多吃一点洋葱。洋葱我们原来叫回回葱，是从中亚阿拉伯那一带传到我们中国的，洋葱里面含前列腺素 A，前列腺素 A 能扩张血管、降低血液黏度，所以就能降血压、预防血栓形成。经常吃洋葱，对高血压、高脂血症和心脑血管病人都有很好的保健和预防作用。

第四节　汤瓶养生功，预防老年痴呆

保健方案 ① 拔跟提气：每天做 15 分钟以上，重点做收式。

② 刮痧：每天早晚用刮痧板刮手指和脚趾，每个都要刮到，15 分钟。

上世纪 80 年代，我在银川铁路分局工会负责体育工作，局里有一位退休工人叫吴昆，当时已经 70 多岁了，因身患冠心病、风湿病、高血压等疾病，记忆力明显下降，总感到脑子越来越不清醒。那时我正在向广大职工普及汤瓶养生功，吴昆师傅也来跟我学习这套功法。他每天都坚持练习，风雨无阻，一年后，他再次见到我，我吃了一惊，他好像年轻了 10 岁，满面红光，精神抖擞。

10 年后我再次见到他，他告诉我他已经将这套功法传播给了很多人，每个人在不同程度上都起到了作用，特别是他的一位老领导，年纪比他还大，晚年时出现了老年痴呆的症状，问我除了汤瓶养生功外还有什么方法可以帮他。我建议他每天用经窍仪在头部的一些经脉窍穴进行梳理，还要多按摩耳朵上的窍穴，再配合汤瓶养生功，效果肯定更好。

后来我到了马来西亚，有幸结识了马来西亚首富郭鹤年先生，郭先生被誉为"亚洲糖王"，著名的香格里拉酒店集团也是他名下的产业之一。我受郭先生的委托，前往菲律宾为他的商业伙伴、菲律宾十大富豪之一的 Zobel 先生调理身体。

Zobel 先生因工作紧张、各方面的事务繁杂，导致精神压力过大，最后发展为严重的健忘，左手已经无法自控，一直颤抖，这是典型的老年痴呆的前期症状。

我用汤瓶八诊中的头诊和面诊为他治疗，为期 10 天，每天一次，并教了他极简单的拔跟提气。我回到马来西亚后的一天，郭鹤年先生的大嫂满面笑容地来找我，开玩笑说："Zobel 的管家对你意见很大啊，都是因为你，搞得 Zobel 现在经常训他。"我很纳闷，就问她为什么，她说："Zobel 以前很健忘，早上刚交代的事情，晚上就忘记了，管家忘记了他也不会责备。但是现在他记忆力变得奇好，一点小事也记得清清楚楚，所以管家一疏忽就要挨骂。"看来，Zobel 先生的健忘得到了根本的改善，老年痴呆症的症状也得到了遏制，这真是太好了。

很多老年人都是这样，身体还算结实，就是脑子越来越不清楚，经常丢三落四，刚放好的东西转眼就忘记放在了哪里。但四五十年前的陈年旧事，反倒记得清清楚楚，逮着人就说，显得絮絮叨叨。而且现在痴呆也不是老年人的专利了，四五十岁就痴呆的人，数量也在逐年增加。

西医称老年痴呆为持续性高级神经功能活动障碍，是由于大脑逐渐萎缩、退化，神经元减少导致的，人的记忆力会减退，理解、判断能力也会跟着变差。现在一般把老年痴呆划分成三个阶段，第一阶段也称健忘期，这个阶段最明显的表现是记忆力减退，先是容易想不起来刚才发生的事情，比如忘记讲过的话、做过的事或重要的约会等，慢慢地连很久以前的事情也会忘记了。与此同时，思维分析、判断能力、计算能力等也有所降低。第二阶段也叫混乱期，除了第一阶段的症状加重外，最突出的表现就是容易迷路。不认识朋友和亲人的面貌，也记不起他们的名字。第三阶段叫极度痴呆期，这时候生活就完全不能自理，面无表情，肌肉僵硬，吃饭、穿衣、洗澡都需人照顾，还有大小便失禁。

回族医学是认同西医这种分类的，也认为痴呆的根本原因是脑髓空虚，然后表现出来各个经脉的功能减退，人体逐渐衰退。所以要改善这个症状，根本的一点就是要补益元气，醒脑充髓。汤瓶养生功里面的拔跟提气就有这种功效，做完以后，收式一定不要省略。如果时间有限，单独做收式也可以。

首先站好，两腿分开，与肩同宽，身体放松，两手左手在下，右手在上，重叠在丹田上。两手先顺时针方向缓缓轻揉丹田9圈，然后逆时针方向轻揉丹田9圈。这是第一个动作，丹田在窍穴上是关元的位置，关元主一身元气，所以这个动作就可以培补元气。

然后双手搓热，用两手掌心捂住双眼，被捂着的双眼睁开。接着叩齿36次，搅动舌头。从左到右，在嘴里画圆圈6次，这时候舌下就会有很多津液，把这些津液慢慢咽下，最好分三次咽下，想象咽下的津液并随着呼吸送入丹田。

再然后是鸣天鼓，两手分别捂住双耳，食指压于中指上，以食指下滑之力叩打枕骨36次。接着是拔耳，两手紧捂双耳，猛然松开3次。

最后是浴面，也就是干洗脸，就是把两手掌心搓热，像洗脸一样，揉整个脸。这一套动作都是针对头面的，人体有九窍，七窍在脸上，这七窍都是我们精神元气外泄的通道，通过这一系列的动作，我们就能减少通过头面的七窍外泄元气，所以对防止老年痴呆进一步发展有很好的疗效。

最后就是用双手擦小腹，擦肩臂，擦耳颊，擦股沟，擦命门及肾俞，自由活动脚腿。这一套动作是按摩周身的经脉，大脑和全身是联系在一起的，按摩全身的经脉，对大脑也是一个很好的良性刺激，也能预防减轻大脑的退化。

这里面动作的遍数做得越多越好，以身体能承受为原则，做完以后

汤瓶八诊 养生方案

不感觉太累就可以了。

我接着对朋友说，除了每天坚持练功以外，很重要的一点就是要经常陪老人聊天，最好和他一起玩一些小游戏，比如像打打牌、下下棋，这都是很好的活动，大脑也是用进废退的，你经常用脑，它就比较灵活，你老是不动脑子，那就越来越容易糊涂。

最后一点，你请人照顾老爷子的时候，要让他们经常用按摩棒刮老爷子的手指和脚趾的指尖，每个都要刮到，15分钟左右。因为根据回族医学的经脉理论，手指尖和脚趾都是直接和大脑相通的，这个西医的解剖也同样承认，在大脑皮质里面，支配手指脚趾的区域远远比支配躯体的要大，这也是为什么手指的灵敏程度要远远高于身体其他部位的原因。

其实老年痴呆威胁着每一个人，没人敢打包票说自己一定不会得老年痴呆，现在我们唯一能做的，就是尽量保持大脑的灵敏，尽可能延缓避免老年痴呆的出现，除了我上面说的方法以外，经常读读书、画幅画、写写字都是很好的预防老年痴呆的办法。

第五节　找到失眠点，一觉睡到大天亮

保健方案 ❶ 汤瓶脚诊：泡脚15分钟，多搓脚心、捏脚趾，每个脚趾至少捏20下。

❷ 按摩阴阳跷脉：双手合搓两腿的阴跷脉和阳跷脉，对刺照海、申脉二穴，申脉用补法，照海用泻法。在家里的话，就沿顺时针方向按揉申脉50下，沿逆时针方向按揉照海50下。

❸ 鼓腹：直到睡着为止。

现在社会竞争很激烈，职场中人的压力都很大，每天神经都绷得紧紧的，白天上班本来就很辛苦了，下了班还要去上各种培训班，周末也不得空闲。这种激烈的竞争状况也波及到了学校的学生。

我的一个远房侄子正上高三，成绩中等，但父母对他的期望很高，搞得这孩子的心理压力非常大。久而久之，这孩子日渐消瘦，晚上怎么也睡不着，白天上课精神当然不好，孩子的父母急了，就问我该怎么办。

国内高考的激烈程度我是知道的，这样的竞争对一个十几岁的孩子来说，的确是一个很大的考验。我就告诉孩子的父母，虽然不是所有的失眠都是由压力引起的，但是承受重大压力的人很可能发生失眠，这孩子就属于这一类。他没有其他健康问题，就是精神压力太大了。你们要做的，首先就是给他宽心，别再给他施压，让他尽可能地放松。

另外，每天晚上睡觉前一定要用热水泡脚 15 分钟，泡的时候要多搓脚心、捏脚趾，每个脚趾至少捏 20 下，因为脚是人的末梢，是足三阳经、足三阴经的末端，这六条经脉贯穿我们的全身，泡脚的时候，能放松这些经脉，缓解身心的疲劳。泡脚一定要用稍微热一点的水，这样刺激的效果才足够。

泡完以后，将脚擦干，然后用刮痧板刮两腿的阴跷脉和阳跷脉，没有刮痧板，双手合搓也可以。这两条经脉属于奇经八脉，都起于脚跟，行于下肢内外侧、身体前后而终达于脑。阴跷脉别出足少阴肾经，上连脑海，阴精循经而上，益脑填髓；阳跷脉别出足太阳膀胱经，上出于脑，主持阳气。这两条经脉最主要的功效就是维持下肢正常的生理活动与睡眠，阴跷脉、阳跷脉阴阳失调，则嗜睡或失眠。

这孩子白天困，晚上失眠，就是阴阳跷阴阳失调了。而照海、申脉分别是阴跷、阳跷的起始穴，这两个窍穴就是我们身上的失眠点。在家里的话，就沿顺时针方向按揉申脉 50 下，沿逆时针方向按揉照海 50 下。

最后，上床躺下做鼓腹。平躺在床上，吸气的时候，尽可能地把肚子鼓到最大，然后，随着深深的呼气，肚子慢慢地完全瘪下来。因为带

漏瓶八诊
养生方案

脉、冲脉和任督二脉都经过肚子，通过腹部的这种运动会使你脑供血加强，失眠一个很重要的原因就是血虚，大脑供血不足。鼓腹可以抑制大脑过于兴奋，进而改善睡眠。

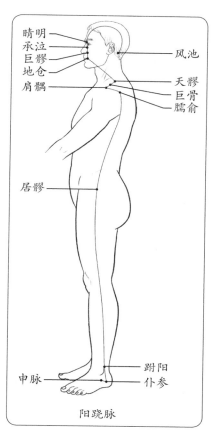

阳跷脉

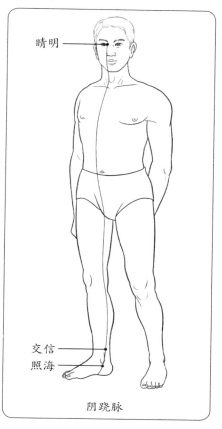

阴跷脉

　　做鼓腹的时候，我们如果能给自己做自我暗示，效果会更好。怎么暗示？从上到下放松，从头发开始，头发放松，头皮放松，面部肌肉放松，两肩放松，前胸放松，后背放松，腹部放松，腰部放松，胯部放松，大腿放松，膝关节放松，小腿放松，脚趾放松，你最多放松两遍就睡着了。

　　这套方法是一种自我修复、自我调整、激发潜能修复病灶的一个过程，对所有失眠的人都有疗效，一般身体比较好的，病情比较轻的，连续做三天就会有效，如果是顽固性的失眠，坚持一个月就能看到效果。

第 六 章

肝系统保健方案

第一节　三管齐下，有效缓解近视和眼疲劳

保健方案 ❶ 按摩眼周窍穴：先要熨眼 20 次，然后再按压眼睛周围窍穴——睛明、攒竹、鱼腰、丝竹空、球后、四白，每个窍穴按压 30 次，每次 1 分钟。

❷ 远眺：从自己脚下开始看，慢慢抬头，望到远处 200 米外有绿色植物的地方，然后再把目光渐渐下移，一直到脚下，重复 20 ～ 30 次。

❸ 拔跟提气：5 分钟即可。

1993 年的时候，马来西亚首富郭鹤年的长兄郭鹤举的夫人潘斯里·依玲郭（她本名谢依玲，潘斯里是她的爵号）因眼底神经病变，前往美国治疗。美国的专家认为需要做手术，但郭夫人那时已经 70 多岁了，身体不大好，血糖、血压都不稳定。她现有的身体条件，根本不适合立即手术，于是医生让她暂时回国调养。她的女婿阿兹曼当时正在跟我学习汤瓶养生功，就提出让我看看他岳母，他怕我拒绝，就提前声明："能不能治病没关系，只要能帮她调理一下身体就很好了。"

说实话，我之前还真的没有治疗过此类病症，抱着试试看的心态，我接受了他的请求。我每周给郭夫人调理两到三次，只做局部面诊和气诊，前后共持续了一个月。她觉得身体状态很不错了，就去美国做手术，结果医生一检查，发现她的眼睛居然不治而愈了，大感意外。她欣喜万分，一回国就给我打电话表示感谢。

其实，为郭夫人治疗眼疾的那套方案是我以前在国内专门治疗青少年近视的，现在的孩子们学习压力很重，再加上经常看电脑和电视，很多还在上小学的孩子都戴上了眼镜。除遗传因素外，他们大多数都是假性近视，但是由于父母缺乏正确的认识，一发现孩子近视就给配上眼镜，时间久了就变成了真近视。

我常想，如果家长能在孩子假性近视的时候就及时采用八诊疗法进行治疗，大多数孩子就不必再受近视之苦了。

我朋友的儿子才刚上初中，眼睛就已经六七百度了，但他个子又很高，坐在前排会挡住后面的同学，所以老师只能给他安排坐在后排。因为视力不好影响听讲，学习成绩一落千丈，戴着眼镜也不方便参加体育活动，同学都渐渐疏远了他，他变得越来越内向。父母很着急，就请我帮忙给治疗一下。

近视是肝脏气血两虚、不能濡养所致，要治疗近视，就得三管齐下：一是用八诊中的面诊按压放松眼周窍穴；二就是经常远眺，同时练习拔跟提气；三是通过食疗补肝养血。

按压眼周窍穴之前，先要熨眼。就是两手快速摩擦发热、发烫之后，用掌心劳宫盖住眼球，30秒后两手拿开重做，20次为宜。熨眼之后再按压眼睛周围窍穴效果会更好。眼周窍穴主要是六个，睛明、攒竹、鱼腰、丝竹空、球后、四白，就在这六个窍穴重点进行按揉，每个窍穴按压30次，每次1分钟。

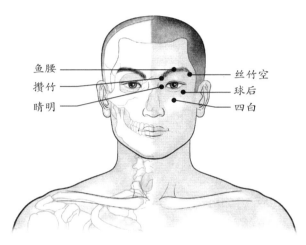

鱼腰　　　　　　　　　　丝竹空
攒竹　　　　　　　　　　球后
睛明　　　　　　　　　　四白

我让他回去自己每天继续坚持做，我特意嘱咐他，在按压这几个眼部窍穴的时候，一定要站起来。因为我们坐久了，气血运行就很差，而眼底神经依赖的就是血，血少了眼睛就不舒服，慢慢就近视了。站起来活动一下身体最大的好处，就是能活动我们整个的气血，所以对改善眼睛的症状有事半功倍的效果。

按压的同时，还要配合意念导引。我一边做一边给他心理暗示，让他自己想象，随着自己的呼吸，窍穴也在呼吸，吸进来新鲜的空气，洗涤着我们眼睛周围的污浊；呼气的时候，这些污浊都随之呼出去了。这个时候因为他眼睛微闭，就会感觉眼睛真的轻松了。

我还建议他课间或者眼睛疲劳的时候，走到户外有绿色植物的地方去远眺。但这个远眺也不是随便远望一会儿就行，要从自己的脚下开始看，慢慢抬头，望到远处200米处的绿色植物，然后再把目光渐渐下移，一直到脚下，重复20～30次。

视力不好的人，平时还要多吃绿色蔬菜。肝主目，视力不好，就要补养肝脏，而绿色的蔬菜对肝脏最是滋养，但一定要吃应季的新鲜蔬菜，能生吃的就生吃，因为温度超过了70℃，营养就会大量流失了。

其实我们平时就应该注意保护眼睛，乘车、走路的时候，尽可能不要看书。眼睛累了的时候，最好热敷一下。这些都是老生常谈了，可是的确对眼睛很有帮助，古人说不积小流无以成江河，养生更是这样，不从生活中一点一滴做起，而是期盼有一个秘诀，学了马上见效，这只能是空想罢了。

一年以后，这个孩子就摘掉了眼镜，整个人也越来越开朗，自信了许多。

但我没想到，这套治疗近视眼的方法在郭夫人的身上也取得了惊人的效果，我自己也惊喜不已。

当时郭夫人问我，这么好的医学为什么不发扬光大。我就告诉她，我已经在宁夏开设了一家专门的医院，但经济状况堪忧，我客居马来西亚正是在想筹集资金回国发展我的汤瓶八诊。于是郭夫人就提议在马来西亚也开设一家公司，由她出面筹集资金。能把汤瓶八诊发扬光大是我毕生的心愿，我自然高兴。就这样，华祥生命保健有限公司成立了，我的公司渐渐成为专门接待马来西亚社会名流的保健会所，执政党和在野党的政要经常同时在保健会所出现，这也成了一道特异的风景。

第六章 肝系统保健方案

第二节　每天一杯八宝茶，扑灭过旺肝火

保健方案 清肝明目茶：枸杞子10粒，菊花3朵，决明子20粒，山楂5片，同时放入茶杯中用沸水冲泡，加盖闷10分钟即可饮用。

春天的时候，万物复苏，到处一片生机，但很多人在春天都会有乏力、眼睛干涩、食欲不振、失眠多梦、易怒等不适感觉，这些症状正是肝脏问题的外在表现。

春季阳气生发，而人体的肝脏也刚好具有生发的特点，所谓春季主肝，就是这个道理。肝脏在春季承担着更多调节机体平衡的工作，为此，它需要足够的肝气。当肝气不能满足身体需要时，就会出现周身不适的症状，如眼干、厌食、疲乏无力。当肝气过旺时，则烦躁易怒。患肝病的人，在春季病情多会加重。

2010年春天，我在北京待了一段时间。其间，北京电视台的一位知名主持人多次来到康复中心调理身体。我看过她主持的节目，觉得很不错，就亲自为她看诊。

素颜的她看起来愁眉不展，像有很多心事似的，而且嘴唇干干的，完全不像在电视上那样光彩夺目、魅力四射。她对我说，她近来总感觉很焦虑，因为很小的一件事也会忍不住大发脾气，完全没有了自制力。从她的脸色和叙述来看，无疑是肝火过旺，而且是实火。

肝火旺分为虚火和实火，虚火旺主要表现有心烦、口干、盗汗、睡眠不安等，实火旺则表现为口腔溃疡、口干、尿黄、心烦易怒等。去虚火要补，去实火则要泻。我推荐了我的外甥女张志红为她做全身的脉诊调理，着重调理异经奇脉。

第一次调理完，她就说感觉很舒服，心里一下子就没那么烦躁了。她这种情况就是亚健康的症状之一，不需要特别医治，但耽搁久了，也会致病。我让她下周过来再调理一次。

另外，我特别推荐给她一个茶疗的方子，叫做清肝明目茶，就是将枸杞子10粒，菊花3朵，决明子20粒，山楂5片，同时放入茶杯中用沸水冲泡，加盖闷10分钟即可饮用，但最好按照嗅、品、饮这三个步骤来进行。

嗅就是用滚水把茶泡开以后，先用鼻子深深去吸这个茶香，让香味进入脑腔，目的是为了醒脑，反复醒三次。醒完之后就用舌头微微舔一下，这一滴茶会引出你的口水，让你满口生津。然后把口水分三步下咽，第一步到膻中穴，第二步到丹田，第三步到脚心，心里想象着这一股清流把你的病气通过脚心冲了出去。反复这样喝，你就会感觉到脑子非常清醒，身体也非常轻松。

这个茶疗里面，除了药物的作用以外，起主要作用的还是心理暗示，你要让自己安静下来，慢慢体会生活中各种各样的滋味和感受。饮茶是这样，其他的生活习惯也是这样，共同的目的就是让我们的身心放松，只要放松下来，肝火也就不药而愈了。

这个方子不仅对肝火旺盛、头目胀痛、烦躁易怒有帮助，对血压升高者也很有效，每天至少喝上一杯。

两个星期后，我又见到她，她原本就很美丽的面容又恢复了光彩，我问她现在感觉如何，她说："清肝明目茶我每天都在喝，很多同事都说我近来气色和脾气好了很多，都跟我要那个方子呢，回族汤瓶八诊真的不错。"从那以后，她经常来汤瓶八诊康复理疗中心找张志红，还经常带家人和朋友过来调理保健。

城市生活的节奏越来越快，人们的生存压力跟以前相比大了好多，所以脾气也越来越大了，肝火太旺，最直接的影响就是中风的比例开始上升，而且患者呈低龄化趋势。除了中风以外，肝火过盛还会导致高血压、冠心病、阳痿、衰老加快一系列的问题。对于这些疾病来说，预防的价值远远大于治疗，大家万不可掉以轻心。

第三节　求医不如求己，耳鸣自己在家治

　　2003 年初，我获台湾商人何起沄先生的资助，在东莞大岭山开办了一家汤瓶八诊理疗所，这一期间，我聘请原北京中医药大学的董连荣教授配合我一同首次较为系统地将汤瓶八诊做了一些整理，并将整理出来的成果应用于临床，为患者进行调理。

　　有一天，一位姓张的台商慕名而来。这位先生很年轻，看起来也就 30 出头。我经过问诊得知，他并没有其他不适的症状，就是偶尔会心动过速，每分钟心跳高达 180 次。要知道，在正常情况下，成年人心跳一分钟在 60 ～ 80 次之间，但在安静状态下如果心跳每分钟超过 100 次，就是"心动过速"，亦称"心悸"。

　　引起心动过速的原因有很多，最多见的是心脏本身有病，但若患了全身性疾病如贫血、发热、休克、甲状腺功能亢进、煤气中毒等，也会引致心动过速。正常人在运动或喝过烈酒、浓茶、浓咖啡后，都可使心动加速。另外，某些精神因素、疲劳、紧张、自主神经功能紊乱等也是引起心动过速的常见功能性原因。

　　从这位先生的面色来看，他并没有患病，我又看了他的手掌，也没有发现异常。我问他，是不是经常感到浑身乏力。他说是。我断定，他这是劳累过度或气血不足引发的心跳过速，就安排我的外甥女张志红和另外一个女学生为他用耳诊进行调理。未料，经过三次调理，他就感觉恢复了正常，而且精神也好了许多，每天都精力充沛。

汤瓶八诊
养生方案

146

耳诊在中医施治方面，2000多年前就有记载，而信仰伊斯兰教的回族对耳朵的保健也非常重视，在穆斯林洗小净的过程中，耳是重点揉按清洗的器官之一，它不但可以促进气血运行，激发机体功能，更重要的，它对很多疾患都有直接调理的作用。汤瓶八诊所讲的上病下治也就是说对头以下的器官——心肝脾肺肾通过耳部进行调理。

耳诊并不是针对耳病而设置的，但对一些耳病也是很有效果的。我在马来西亚的时候，遇到一位女患者，她是个50多岁的全职主妇，家里有4个孩子要操心，还有老迈的父母要照料，家务事特别多。刚开始她只是左耳间歇性耳鸣，有时大半天都嗡嗡地响，心烦意乱，坐卧不安。过了一个月，听力开始慢慢减退，即使面对面跟她讲话，她都听不清楚。她去医院做了系统的检查，医生说她这是高血压引起的耳鸣，就给她开了些降压药，让她注意休息、注意饮食之类的。但一周以后，她耳鸣依旧，很是烦恼，就找到了我这里。

神经性耳鸣多是因内耳供血不足所致，人体每侧内耳仅有一条细小的供血动脉。高血压可以导致动脉硬化和血管痉挛，从而极易引起内耳缺血导致耳聋、耳鸣。

经过问诊，我得知她除了耳鸣，还总感觉腰腿酸痛、浑身乏力、五心烦热，而且她身形较胖，这样看来，她的高血压应属肝肾两虚型的。我就对症给她做了全套的头诊和耳诊。做完之后，耳鸣的症状当即就消失了。但是我并不能保证一次就除根，就让她一周来调理一次。

但她说，家里事情太多了，走不开，一定要我教她一个可以在家操作的办法。我想了想，就教了她最简单却很有效的耳诊。

从西医角度讲，耳鸣、中耳炎等耳疾如果久治不愈，一般就是内耳细胞、听骨细胞、鼓膜细胞、听神经细胞受到损害所致，治疗主要是快速恢复耳部血液循环，改善耳部组织供氧，有效解毒、脱敏及扩张血管，调节耳咽管功能，恢复鼓室正常压力。

从中医角度讲，肾开窍于耳，但是从经脉循行的角度来说，耳朵又在胆经和三焦经的路线上，胆和三焦都属于少阳经，肝胆互为表里，所以耳诊绝对会对她有所帮助。

我们汤瓶八诊里面这个耳诊，对五脏六腑都是有调理作用的。我还让她经常揉搓一下耳朵，也不用记具体部位，整个耳朵都给揉软搓热就行。另外，着重做一下搓耳根。

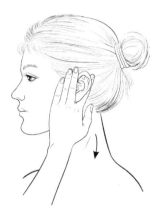

高血压患者，一定要从上往下搓，不可从下往上搓。血压正常的人出于保健的目的，可每天一上一下来回搓50遍。

因为她是高血压引发的耳鸣，我就只让她从上往下搓，往下走的时候力度大一点，这样能起到降血压的作用。血压正常的时候，就一上一下地搓，最少50遍。

耳后的翳风和天牖也是不能忽视的保健窍穴，这两个窍穴有聪耳通窍、散内泄热的功效，对头痛、耳鸣的疗效特别好，一天要按摩200下。

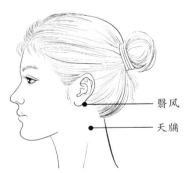

翳风

天牖

翳风和天牖这两个窍穴有聪耳通窍、散内泄热的功效，每天按摩200下，可缓解头痛、耳鸣等症。

除了揉耳朵以外，我让她坚持每天早晚叩齿。齿为骨之余，牙齿属肾，叩齿就能补肾，她这个耳鸣的根本原因就是肝肾不足，把肾气补足了，耳鸣自然也会得到改善。每天早晚各叩齿36下，就能起到补肾气、强身健体的目的。

这个老太太差不多做了有两周，反应就很明显，症状大大减退，但听力还有一点影响，我就给她配了一味口服的药物肾虚耳鸣八宝汤来加强。取大枣、当归10克，山茱萸、菟丝子、肉苁蓉各15克，骨碎补、黄柏、知母各12克，用文火煎煮30分钟，分两次早晚饭后1小时服用，连服10次。

《本草纲目》称山茱萸"主治心下邪气、寒热，温中，逐寒温痹，去三虫。治肠胃风邪、寒热疝瘕、鼻塞目黄、耳聋面疱、下气出汗，有强阴益精，安五脏，通九窍，止小便利。久服，明目强身延年。治脑骨痛，疗耳鸣，补肾气，兴阳道，坚阴茎，添精髓，止老人尿不节。治面上疮，能发汗，止月水不定。暖腰膝，助水脏，除一切风，逐一切气"。

肉苁蓉"养命门，滋肾气，补精血之药也。男子丹元虚冷而阳道久沉，妇人冲任失调而阴气不治，此乃平补之剂，温而不热，补而不峻，暖而不燥，滑而不泄，故有从容之名"。（《本草汇言》）

老太太只服了6次，耳鸣症状就完全消失了。

发现较早或突然加重的耳聋、耳鸣如果及时治疗，治愈率比较高。超过一个月的话，通常就不易治愈了。所以，一旦出现耳鸣的症状，患者一方面要尽快治疗，另一方面要注意饮食，少吃高脂类食物。因为摄入脂肪过多，会使血脂增高，血液黏稠度增大，引发动脉硬化。而内耳对供血不足很敏感，一旦血液循环出现障碍，听神经营养缺乏，就会导致耳鸣的发生。除了控制炒菜用油，动物内脏、肥肉、奶油、蛋黄、鱼子、油炸食物等，也是高脂类的食物，其食用量也需要加以控制。

黑木耳、韭菜等具有活血功效的食物可以多吃一些，这些食物有扩张血管、降低血液黏稠度的功效，有利于耳部小血管微循环畅通，对高血压引发的耳鸣尤其有效。

第四节　芹菜黄豆汤，防治脂肪肝

现在，由于很多人作息、饮食不规律，特别是饮酒过量，很容易得脂肪肝。穆斯林都是禁酒的，但是他们的饮食以肉食为主，加上缺少运动，导致大量的脂肪囤积，很多人都患有脂肪肝。

我在马来西亚期间，有很多来自埃及、阿联酋、巴林、沙特阿拉伯、卡塔尔等在马来西亚经商的穆斯林朋友，他们虽然表面看起来没有任何症状，但经检查都患有严重的脂肪肝。脂肪肝对人的影响是很大的，如果等到不适症状出来再去治疗，大部分都很难挽回了，即使能治好，也要花比现在多好几倍的工夫。

根据西医的研究，脂肪肝可以导致肝硬化和肝癌的形成，因为如果脂肪肝长期得不到控制，会引起肝细胞缺血坏死，从而诱发肝纤维化和肝硬化等多种恶性肝病。脂肪肝患者并发肝硬化、肝癌的概率是正常人的150倍。脂肪肝还能增加动脉粥样硬化和心脑血管疾病、消化系统疾病的发病率。另外，脂肪肝还能影响我们的视力以及性功能，所以千万不能掉以轻心。

有一天，一位阿拉伯朋友又带来了两位朋友，体重都在100千克以上，经检查，都有严重的脂肪肝。他们问我有什么办法，我告诉他们，中国穆斯林中患脂肪肝的人极少，因为他们的摄取和消耗是平衡的，即使患上脂肪肝，他们也有一套调理的方法。他们一听就很好奇，我就告诉他们，只要按照我说的坚持治疗，脂肪肝还是能够控制的。

我首先给其中一位做脉诊，按揉奇脉，调理全身气血。我们汤瓶八诊的这个脉诊虽说也是推经的，但它所用的那些经和中医并不完全重合，有我们独到的一些东西，主要是异经奇脉以及离经之外的一些结节，效果其实比在十四正经上调整更加立竿见影。

给他做脉诊的时候，我发现在他的肝俞、胆俞附近存在一些结节，按上去以后，他有很明显的酸痛感，这就是一个反应点。因为人体的气血运行，不单一是在经脉上，在肌肉之间同样也存在，气血淤阻在那里不通了以后，我们身体表面就会有结节，这是身体的一种反应，把这个地方搞通了以后，症状就会有明显改善。另外，这也是经气不足的表现，因为经络是运行气血最主要的通道，一旦经络不通畅，气血运行不够好，它就会离经，就是离开正常运行的通道淤阻在别的地方，那个地方就会出现一个鼓鼓的硬节，双手水平放于胸前，上臂与前臂呈90°，上半身的姿势保持不动，快速左右摆动腰部。把这些结节揉开，气血才能回到原来的通道上。

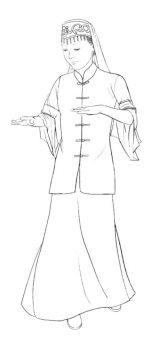

汤瓶减肥操动作极简单，没有时间和场地的限制，又能活动全身，是一项很好的适合各年龄段人的有氧运动。

我给他做完全套的脉诊以后，他感觉身体顿时很舒服，很轻松。我又教了他们汤瓶减肥操，让他们回去以后每天至少坚持做 30 分钟。

汤瓶减肥操动作很简单，自然站好，两手水平放于胸前，上臂与前臂呈 90°，上半身姿势及双脚保持不动，腰部快速左右摆动。你会感觉到浑身的赘肉、脂肪都在抖动，都在被甩掉。然后双手慢慢往下移动，在腰部和腹部各停留 1 分钟，循环往复。这个动作没有场地限制，又能活动全身，是一个很好的有氧运动。根据你的身体状况，能做多久就做多久，至少要达到微微出汗的程度。

另外我还教了他一个食疗的办法，就是用鲜芹菜 100 克（洗净切成小段），黄豆 20 克（先用水泡涨）。锅内加水适量，将芹菜与黄豆同煮熟，吃豆吃菜喝汤。每日一次，连服三个月。这样三个月以后，他再去检查身体，脂肪肝的程度已经有了明显减轻。

第五节　苦胆浸绿豆，治愈胆囊炎

保健方案 ❶ 苦胆浸绿豆：取新鲜黄牛苦胆一个，将绿豆装入苦胆内（装满为止），放在通风阴凉处阴干，待胆汁被绿豆吸干后用刀将苦胆剖开，豆子取出晾干服。第一周每日服 2 次，每次服 10 粒，之后每日服 2 次，每次服 15 粒。如胆结石未排尽再连续服用，到排完为止。

❷ 按揉窍穴：太冲、足三里、内关、公孙这四个窍穴每个按揉 200 下。

中国有句俗语——肝胆相照，很有道理。一般肝火旺盛，很容易引起胆汁分泌失调。轻者形成胆囊炎，重者形成胆结石，这是现在很常见的疾病。中国这样，外国也同样。

有一次，我到澳大利亚悉尼访问，有一位第二代华裔跟我一起用餐。吃饭的时候，他一直坐立不安，时不时要晃动下肩膀。我问他怎么了，他说："背部有点不舒服。"饭后我就帮他看了一下，发现他胆囊不好。于是我告诉他说："我可以帮你调理一下试试看。"我拿起餐桌上的调羹充当骨诊棒，在他胸椎旁的奇脉上推了十几下，问他："感觉怎么样？"他惊奇地说："不痛了！"我告诉他："您去医院查一下胆。"他说："不用查，我有胆结石。"看来我的判断没有错。

现在由于饮食结构的改变，和生活压力的增大，很多中年人都有胆囊炎、胆结石的症状，平时没什么特别的反应，但是过于劳累、生气以后，或者吃了比较油腻的食物、喝酒之后，会反复出现腹痛，最常见的是右上腹或中上腹部的疼痛，有时候这种疼痛还会向右边的肩膀放射，有人还会有一些恶心的感觉，这个症状虽然不是很严重，但是现代医学并没有一个可以根治的办法。

回族医学认为，胆囊炎或者胆石症，都是由于体内湿热过重，影响肝胆的功能，所以治疗胆石症有一个根本原则，就是要清利湿热。而现代医学只看到了胆石症和胆囊炎这个表象，不能从根本上截断湿热的来源，所以始终找不到根治的办法。

当时我给他介绍了一个回族的偏方，这个方法是经过一千多年的实践证明的，治疗沙形的胆结石及胆囊炎的确有奇效。

在中国宁夏、甘肃、河南一带，我们回族很多老人把宰后的黄牛取黄牛苦胆一个（要新鲜的），然后将绿豆装入苦胆内（装满为止），放在通风阴凉处阴干（估计需阴凉三个月左右），待胆汁被绿豆吸干后用刀将苦胆剖开，豆子取出晾干服用。前7天每日服2次，每次服10粒，7天后，每日服2次，每次服15粒，一疗程后可做检查，胆囊炎的症状会得到改善，还可排除胆结石，如未排尽可连续服用，到排完为止。

绿豆可以清热祛湿，夏天的时候，大家都喜欢喝绿豆汤，就是这个道理。我们的体内，气机要有升有降，才能保证身体的正常，如果一直保持夏天这样的状态，肝胆的气机就过于向上，不能向下，就会导致一些代谢产物不能及时排出体外，时间久了，也就形成了结石或者胆囊炎，这时候用一点绿豆，就能改善这个问题。

我们知道，牛黄是一味名贵药材，牛黄就是在牛胆中形成的，牛黄能够清热解毒，牛的胆汁当然也可以清湿热，加上胆汁是液体，流动性很强，胆石症就是因为结石排不出去，用液体的药物，更有利于胆汁的排出。

最后一点，不管是中医还是回族医学，都讲究取类比象，胆囊炎也好，胆石症也罢，都是胆里面太热，现在把牛胆挂在阴凉的地方阴干，可以取这个阴气来清热，这么几个因素加在一起，这个办法能有效就是理所当然的事情了。

同时可结合末梢经络根传法，对太冲、足三里、内关和公孙穴进行按揉、推压，每个窍穴按揉200下，也会改善因为肝火旺盛虚火上行，而引发的头晕咽干、呕吐酸水及苦水。

我回马来西亚半年后，他专程来吉隆坡找我，并送给我一粒澳洲的宝石——澳宝，以示答谢。原来他按我的方法做以后，后背再没有疼过。但我还是建议他再去复查。因为这种方法只对沙形的结石有效，如果结石太大，还是去医院治疗为妥。

汤瓶八诊
养生方案

脾系统保健方案

第一节　斋戒养生法

　　回族老人有不吃夜饭的习惯。"夜饭少一口，活到九十九。""吃饭就睡觉，犹如吃毒药。"这些哲理性很强的谚语，一针见血地指出了夜食和过量进食的害处。回族人的饮食非常规律、节制，而且每年的斋月期间，还要节食一个月之久。

斋月的由来及规定

　　据史书记载，伊斯兰教创始人穆罕默德在公元 623 年率兵征战时，在浩瀚的大沙漠里遭遇了断粮缺水的困境，但最终战士们靠着坚韧的毅力和必胜的信心，战胜了强大的敌人。为了让大家永远记住这创业的艰辛，教法规定每年希吉莱历九月为"赖买丹月"（斋月），为期一个月，作为伊斯兰教的"天命五功"之一，每个穆斯林都要严格遵守。

斋月期间，只要是穆斯林，除孕妇、病人、儿童外，不分男女都要"封斋"，从日出到日落，停止一切饮食、性事等活动，忍受饥饿和干渴的痛苦，体会人生创业的艰难，磨炼在逆境中战胜困难的意志。还要同情穷人，抑制私欲，慷慨施舍。穆圣指出："守钦月斋以示消欲，其功德胜过其他一切善行。"这充分说明了斋月的重要性。

很多人误以为，穆斯林在整个斋月期间都要不吃不喝，直至开斋节。其实这是很荒谬的，在长达一个月的时间内不吃不喝，谁也受不了。穆斯林在斋月期间，从日出到日落这一段时间不能进食，但日落以后是可以饮茶进餐的，但也很有节制，不会暴饮暴食。

说到这里，可能有些朋友还是会怀疑，斋戒要忍饥挨饿，会不会影响身体的健康和发育呢？我可以负责任地说，这种担心完全没有必要。斋戒是一种极好的身心修炼方式，不仅有净化、提升精神和道德的作用，对人的身体也有很多好处。

斋戒的功效——清理肠胃、软化血管

在1400多年以前，穆圣就认识到节食的作用，可见他的远见卓识和养生经验之丰富了。穆圣就曾多次告诫教民，"多食积食是百病之源"，"少食者，不多病"，"胃脏是百病之宿，节制为众药之宗"。千百年来，封斋节食的人们也从实践中获得了真知，斋戒不仅没有搞坏身体，反而使原先患有肥胖病、高血压、高脂血症的穆斯林好转甚至痊愈了。

所以回族医学一直认为，许多疾病都是积存在胃里的残渣引起的，胃渣的形成则与人们长期一日三餐，饱食终日有关。而斋戒是最好的养生法，可以全面改善生理机能和健康状况。

斋戒的主要特征是定时节食，是人类历史上最古老的养生法。在自然界，许多动物在患病时都会停止饮食，休养生息，最终自动康复。人类也有这样的本能，有些病，在床上躺几天休息一下，就会不治而愈。

有一年，我身体状况不太好，总感觉浑身乏力，还有些便秘。正好到了斋月，我就和家人一起斋戒。刚进行到一个礼拜的时候，我就感觉到体内潜在的各种能量被激活了，身体特别轻松，头脑也很清醒，七天的饥饿把我的亚健康状况一扫而光。我没有服用任何药物，只是遵循真主命令的斋戒，就找到了健康的金钥匙。

现在健康问题大多数都是饮食原因造成的，饮食供应太丰富了，但人们缺乏相应的营养学知识和保健知识，饮食没有规律，营养过剩，健康每况愈下。最常见的疾病就是动脉粥样硬化、高血压、高脂血症、冠心病、糖尿病等。这些都与饮食有关，都属于可以预防的疾病，而且完全可以无药自愈。斋戒就是最好的处方，但不是说一定要节食1个月，要具体问题具体分析。

先要诊断病情、分析病因，然后才能制定出一个对症的节食方案。例如节食多久，节食的时候是否要采用按摩、刮痧等方法，并结合运动及药物的使用，节食期间的禁忌等。

节食或斋戒的主要功能就是清理肠胃、软化血管。肠胃和血管就好比一座城市的下水道，需要经常疏通，一旦堵塞，整个城市就会一片污臭。而斋戒这种疏通方法是最简单、最安全的，有病可以治病，无病可以保健，对正常人来说绝无害处。

这也和现代医学的认识不谋而合。现代医学认为，节食可使机体免疫力在老年时仍保持旺盛，使免疫中枢器官——胸腺的定时紊乱得以推迟，从而延缓衰老。而在日本的研究学者也得出结论：节食对胃下垂、慢性胃炎、溃疡病、结肠炎、哮喘、糖尿病、高血压、动脉硬化、心脑血管病、肥胖症及习惯性便秘等疾病都有很好的疗效。

斋戒的保健和医疗作用，是经过历史验证的。数千年前的历史文献中就有记载，某些慢性病必须用节食来医治。斋戒成为宗教功修的内容，是把身体健康与心灵净化有机结合，而且确实增强了促进身心健康的斋戒功能。据国际自然医学会的调查，世界四大长寿区有三个都在穆斯林居住的地区。它们是阿塞拜疆、巴基斯坦的埃尔汗和中国的新疆。健康调查报告还显示，在同一个国家或地区，穆斯林一般比其他民族的身体素质好，平均寿命长，中国穆斯林就是很好的一个实例。

但要想达到治病的目的，还要求患者从精神上配合治疗，排除一切杂念，让心境尽可能地平和。如果达不到一个普通穆斯林守斋戒那样虔诚的心灵境界，治疗效果就会大打折扣。

第二节　养胃就是养命——得了胃炎怎么办

保健方案 ❶ 急性胃炎：按揉足三里、合谷、劳宫，每个窍穴按压 50 下。
❷ 慢性胃炎：羊肉莲子粥。使用绵羊肉 150 克，普通面粉 150 克。先将羊肉剁成肉末，不加任何调料，放入锅中清煮待肉烂熟后将莲子研成粉，和面粉一起加清水搅成糊状倒入锅内，调煮成粥状食用。多吃勾芡的粥类和菜肴。

俗话说："开门七件事：柴米油盐酱醋茶。关门五件事：吃喝拉撒睡。"吃在我们每个人的生活中占据很重要的部分，也早已从最基本的为了生存而吃上升到了一种生活趣味。但对那些肠胃不好的人来说，吃就变成了一种负担，一种煎熬。他们明知自己肠胃功能不好，在面对世界各地鲜美可口的食物时，想吃却不敢吃，这的确是一件痛苦的事。有些人实在控制不住，虽然眼下解了馋，却往往会导致胃部不适，轻者恶心、呕吐、胃酸，重者腹痛难忍，直接影响到正常的工作和生活。所以在这一节，我主要说一说胃炎的调养。

俗话说胃炎要"三分治七分养"，因为胃炎跟其他器官的疾病不一样，它是胃黏膜发生了病变。但我们每天都要吃饭，胃必然要分泌胃酸，如果饮食不当，就会刺激胃黏膜。而且，胃炎即使一时治好了，如果你不继续注意护养，复发率也是很高的。

胃炎急性发作的时候，我有一个救急配方：我们可以按压足三里、合谷和劳宫这三个窍穴，特别是足三里，每个窍穴按压 50 下，每下按压 1 分钟。按压的时候最好力度大一点，因为胃疼是急剧性的疼痛，需要强刺激才能缓解，如果轻柔地按压，效果就没那么明显，最好用按摩棒来按压。

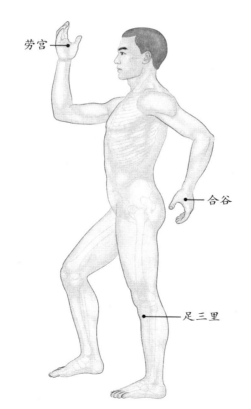

劳宫

合谷

足三里

如是慢性胃炎的话，主要靠饮食调养，应以温、软、淡为宜，做到定时定量，少食多餐，使胃中经常有食物和胃酸进行中和，从而防止侵蚀胃黏膜和溃疡面而加重病情。不吃过冷、过烫、过硬、过辣、过黏的食物，更忌暴饮暴食，要戒烟禁酒。

在这里，我给大家介绍两个回族常用的食疗方，对胃炎都有很好的疗效。第一个方子是羊肉莲子粥。使用绵羊肉 150 克，普通面粉 150 克。先将羊肉剁成肉末，不加任何调料，放入锅中清煮，待肉烂熟后将莲子研成粉，和面粉一起加清水搅成糊状倒入锅内，10 分钟后就大功告成了。这个粥有健脾益胃、益心补肾作用。对慢性胃炎、胃溃疡、萎缩性胃炎患者都有缓解作用。

还有一个养胃的方法更简单，也不用花钱，那就是在做菜或熬粥时勾点芡。你可别小看这个程序，由于勾芡所用的芡汁大部分用淀粉和水搅拌而成，淀粉在高温下糊化，具有一定的黏性，有很强的吸水和吸收异味的能力。

特别值得一提的是，淀粉是由多个葡萄糖分子缩合而成的多糖聚合物，它可与胃酸作用形成胶状液，附在胃壁上，形成一层保护膜，防止或减少胃酸对胃壁的直接刺激，保护胃黏膜。

所以，勾过芡的菜不仅营养物质得到了很好的保存，芡汁还能起到保护胃黏膜的作用。一般的菜肴，其汤比菜味浓，而且汤中还有许多无机盐、维生素等营养物质。

一般来说，勾芡要掌握好时间，应在菜肴九成熟时进行。过早会使芡汁发焦，过迟则易使菜受热时间长，失去脆嫩的口味。

另外，有胃病的人一定要特别保暖，适时增添衣服，夜晚睡觉盖好被褥，以防腹部着凉而引发胃痛或加重旧疾。

第三节 大便通，一身轻

> **保健方案 ❶** 柠檬清肠饮：把一两个柠檬榨成汁，兑五分之一麻油或橄榄油，一个月平均喝两次。
>
> ❷ 揉腹法：揉肚子一定要按顺时针方向，因为这是肠的走向，要是方向反了，就等于把便块往回推了，大便往下走的速度会慢。
>
> ❸ 拔跟提气，重点做收式。

便秘现在是一种极其常见的病，不光是老年人，我发现很多二十几岁的年轻人都患有这种病。便秘会让粪便滞留在肠道中，形成宿便。而宿便在体内会形成一种浊气，不但对脏腑造成很不好的影响，还会引起气血两滞。所以经常便秘的人，大多脸色暗淡，皮肤没有光泽。另外，大便出现结块，上厕所的时候就要用很大力气排便，这会导致腹腔压力增大，血压升高。所以有心脑血管疾病的人要尽量避免便秘，说得严重点，弄不好还会有生命危险。

人的年龄和肠蠕动能力是成正比的，一般来说二十几岁是肠蠕动能力最好的时期。因为这时候人正处在一个运动量和活动量很大的时期，代谢旺盛，所以肠道的吸收、蠕动能力都很好。但是现代人的饮食过于精细少渣，缺乏食物纤维，导致粪便体积减小，黏滞度增加，在肠内运动缓慢，水分被过量吸收而导致便秘。尤其是女孩，运动量相对较小，再加上节食减肥或其他原因导致纤维素摄入不足，引发消化困难，又没有及时补充水分，所以便秘现象很普遍。

我有一个患者人很年轻，也就 30 来岁，但每天差不多有十几个小时都待在空调房里面办公，运动几乎是没有的，也不爱喝水，正常情况下三天排便一次，有时候一个礼拜都没有大便，虽然也有便意，但是排不出来，下腹胀得难受。这导致他皮肤特别糟糕，胃口也不好。

他来找我的时候，用他自己的话说就是"苦不堪言"。我诊断以后，先给他在背上的奇脉刮痧，以便疏通全身气血，然后让他翻过身，做10分钟的顺时针揉腹。揉腹这个动作也不是随便揉揉就完了，要将两掌重叠，扣于脐上，稍加用力，沿顺时针方向摩揉全腹，注意力度要渗透进腹腔，令肠道能跟随手掌在腹腔中震动，这样才能促进肠道蠕动。揉腹的时候一定要按顺时针方向来揉，因为肠的走行就是这样的，要是方向反了，就等于把便块往回推了，就会适得其反。

最后用指腹按揉他肚脐周围的天枢、大横，以及手臂上的支沟、腿上的足三里这四个窍穴，每个窍穴按揉5分钟。支沟穴是治疗便秘的特效穴，效果比腹部窍穴好得多。

这三个步骤除了背部的奇脉刮痧自己不便操作外，揉腹和按揉窍穴都是自己就可以在家里操作的。没事的时候，就可以做一做，没有什么时间限制。

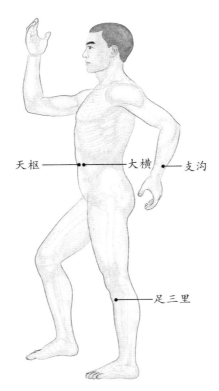

天枢 ——　 大横 —— 支沟

足三里

支沟是缓解便秘的特效穴，再配合天枢、大横、足三里，可有效治疗顽固性便秘。

我一边按揉一边问他："你上厕所的时候一定很费力气吧？"他说："不瞒您说，我感觉每次上厕所就像女人生孩子似的，那个痛苦呀。"我笑笑说："那我告诉你个窍门吧，保管你下次就痛快许多。排便的时候，你脚尖用力，就像用脚抓地一样，这个动作能调动经过脚部的奇脉，还能带动腹部的肌肉，通过肌肉收缩能把便挤压出来，还能固肾。回去试试看吧。"

刚做完刮痧，他就感觉到了便意，排出了宿便。他特别高兴地跟我说："畅快多了，以前都特别疼，我都怕得痔疮。"我说："你一周排一次，便质肯定坚硬，当然不好排，如果能按时排便的话，还没等它干结就出来了，自然不费事。"我告诉他，回家以后，一是要养成定时排便的习惯，早上 5 ～ 7 点是最好的排便时间。因为这是大肠经开经的时间，要排便、排废弃物，因此最晚在早上 7 点之前。早餐记得一定要吃，而且要在 7 点半之前吃，但不能吃太硬的食物，要吃软一点、有营养的东西，否则小肠就会吸收大肠内的宿便，加重便秘。还有一点，就是多喝水，多运动。

东南亚一带的穆斯林出现便秘的时候，他们会用香蕉蘸野生蜂蜜吃，而阿拉伯穆斯林则喜欢用麻油加柠檬汁饮用，叫做柠檬清肠饮。这两个方法经过我的实践表明，都是很有效的，而且取材很方便。香蕉蘸蜂蜜就不用说了，只要选择金黄色的成熟的香蕉即可。柠檬清肠饮的做法也很简单，就是取一两个柠檬带皮榨汁，兑五分之一麻油或橄榄油，喝完以后一定多喝些清水。这个是极好的清肠饮料。

因为这个患者的便秘情况很严重，我也把这两个方法推荐给了他，他对香蕉蘸蜂蜜比较感兴趣，就每天早晨吃一次。我刚给他调理了三次，再加上他在家里自疗，一周以后，他就可以每天正常排便了。我再三叮嘱他一定要多喝水，多运动，多揉腹。

我们汤瓶养生功里面有两个动作，对改善便秘效果也很好，首先一个是鼓腹，就是腹式呼吸。呼吸的时候感觉小腹也在顺着呼吸起伏，吸气的时候小腹鼓起来，呼气的时候，小腹瘪下去。这个腹式呼吸能加大膈肌的上下运动幅度，同时还能增强腹部肌肉的收缩能力，所以就对腹腔器官有按摩作用，可促进胃肠蠕动，加强对食物的消化、吸收，从而相应增强对全身器官的营养供应，促进整体功能。鼓腹之后再用十指敲打腹部，也可以促进大小肠蠕动，有利于排便。

第二个动作就是拔跟提气。这个动作看上去很简单，但是做的时候，我们全身也在运动。整个腰、胯、肩、膝全部在运动，对内脏本身就是一种按摩，最关键的是它直接作用于我们的肛周肌肉，让它的收缩能力更强，肌肉强健了，就能轻松地把粪便挤压出去。

如果是胃肠虚弱的老年人，更要坚持做这两个动作。他们的肠道运动能力很差，人都七八十岁了，肠也这么大岁数了，所以就要人为地帮助它一下，除了多吃纤维类食物，实在憋得难受的时候就吃点香蕉蘸蜂蜜或者喝杯柠檬清肠饮吧。

第四节　盐敷加鼓腹，让胃肠不再胀

保健方案 ❶ 盐敷消胀法：取一把盐加热，装入小布袋里面，隔着内衣或垫条干毛巾放在脐部，温度只要保证不会烫伤皮肤就可以了，这样坚持几次，就能缓解因为受寒导致的腹胀。

❷ 鼓腹消胀法：当肚子上下鼓动时，会加快胃肠的运动，尤其是肠道，这种直接的刺激就是在给肠子做按摩，会让气体加速排出。

前面我们说了胃炎，胃炎的一个症状就是肚子胀，这一节我们专门来谈谈腹胀。肠胃胀气是腹胀的一个重要原因，很多人一遇到冷天或者到了晚上，就觉得肚子鼓得跟球似的，胃里面，肚子里面都是气，很难受。当然，腹胀还有肚子里液体过多或长肿瘤等情况，但总体说来大部分还是气体造成的。

古人说：积土成山，积水成渊。我们的身体也是一样的，各种器质性的疾病，都是慢慢累积来的，而回族医学的特色就是重视预防，所以腹胀也要从预防入手。但防不胜防的情况也是有的，所以我给大家介绍几个尽快消除腹胀的方法。

夏天天热难受，大家难免贪凉，时不时吃根冰棍或者喝杯冷饮是很正常的事。但经常腹胀的人，这些东西会极大影响胃的灵敏度，所以在吃完这些东西以后很容易胀肚子。

冷饮对胃的伤害，这一点我感受很深，你可以拿冰块放在水里和玻璃杯里，放一会你会发现杯子的外面会有很多的水，其实这就是寒气渗出来了。玻璃杯会这样，我们的胃呢？试想一下，人的体温是在37℃，内脏的温度比躯体表面还要高一些，你现在放进去一个零度的冰块，胃是什么感觉？胃骤然变凉之后感觉就不灵敏了，你吃多了，它也不知道，而且它的活动也会迟缓。经常处在这个状态，那就很容易诱发胃胀。

针对这种胃胀，我们应该怎么办呢？其实也简单，既然是因为寒凉导致的问题，我们用温热的办法就可以了。我们可以取一把粗盐，把它放在烘干的锅内加热十几分钟，要不断翻动使其受热均匀，然后装入一小布袋里面，隔着内衣或垫条干毛巾放在脐部，温度只要保证不会烫伤皮肤就可以了，这样坚持几次，就能缓解因为受寒导致的腹胀。

我们可以想想，胀气一方面是胃肠产气过多，另一方面就是该排出去的气排不出去。产气过多有可能是胃肠本身的原因，也很可能是吃了容易产气的东西。肠胃功能弱的人为了预防胀气，就不要吃太多豆类的食品和地瓜等容易产气的东西，豆类食品一定要煮到熟烂了再吃。

其实气这东西也不是长在我们身体里的，所以只要排出去就没事了，可恰恰有些人胃肠蠕动功能差，又有东西阻塞着，于是气体就积在体内，找不到通路出去。我们的身体虽然也能吸收一部分气体，但太有限了。

"通"是治疗很多疾病的方法，对胀气也是如此。汤瓶养生功里的鼓腹就是个针对性强的好方法。鼓腹的要领我已经在前面都说过了，就不多讲了。当肚子上下鼓动时，会加强胃肠的运动，仿佛是在给肠子做按摩，会让气体加速排出。有便秘问题的人也容易胀气，肠道都被粪便堵住了，气体通过时当然也会受到阻碍，有这种情况的人可以参看便秘的治疗方法来解决。

至于治疗食积腹胀或者消化不良有一个原则，就是原汤化原食。你吃东西不要完全吃完，要剩下来一点，比如吃鱼，要剩一点鱼骨头，吃馒头、吃面也是这样，如果吃东西吃多了腹胀，这时候就把剩下来的那一点东西，用火炒焦了，然后磨成面，加水喝下去，用不了多久，腹胀的症状就能改善。

但是有一个例外，就是瓜，瓜吃多了腹胀，要吃一点盐才能化解。前人说："食瓜过多腹胀，食盐即消。"嘴里含一点盐，慢慢咽下。民间的方法有时候你说不出个所以然，但确实有效，你不妨试一试。

第五节　姜汁牛肉饭，食疗治慢性腹泻

保健方案 ❶ 按揉窍穴：重点按揉三个窍穴。一个是两手劳宫，另一个是涌泉，最后一个是气海。

❷ 姜汁牛肉饭：取三两嫩牛肉洗净剁碎，生姜去皮洗净榨汁 20～30 滴，用姜汁、料酒、盐、糖、植物油等将牛肉腌好。然后根据自己的食量取粳米焖至将熟时，把姜汁牛肉倒在饭上继续焖 15 分钟即可。

我曾给文莱苏丹身边一位大臣的妻子治疗过神经性头痛，效果非常好。这位大臣为答谢我，邀请我到他在吉隆坡的别墅做客。

这个别墅有一个半圆形的院子，占地足有半公顷，房子前方有一个很大的游泳池。他告诉我说："风水师讲，这个游泳池会让我破财。让我把泳池填平，在后院再建一个新的。"我问他为什么，他说："按照五行讲，我的金都化成水了。"

我哈哈一笑，说："中国的《易经》是很深奥的，但我主张万事要信而不迷，迷而不乱。风水师之所以这么说或许有他的道理，但我认为既然他说金化水要破财，那我可以告诉你，土可生金，你只要在泳池的入水口方向修一条土路，再转回到你卧室这边，按理说就可以化解了。"同时我又告诉他："中医与回医也讲五行与阴阳，比如你豪宅四周的围墙不通风，好像把你囚禁在院中，你应该在围墙上开凿一些通风口，它必会有利于你的身心健康。"

我本是顺口说说而已，也没当回事，可一年后他又专程来吉隆坡拜访我，说上次按照我的建议调整了风水，从那以后，他的情绪一直很好，工作也很顺利，生意蒸蒸日上，所以要感谢我。但是他这几天有点腹泻，胃口也很差，还想请我帮他调节调节。

帮他检查后，我发现他最主要的问题是脾肾两虚。在回族医学里面，脾和肾是人体最重要的两个脏器，它们又互相影响。从肾的角度说，肾是脾胃运行的动力来源，肾虚就会导致脾虚；同样，从脾的角度来说，脾也是肾脏气血的来源，脾虚气血不足，肾脏功能也会受影响。

肾脏还会直接影响大脑，肾虚的时候，会有很明显的精神萎靡、头晕、健忘之类的症状。另外一方面，肾和大小便有密切的关系，肾气虚的话，大小便都得不到统摄，会出现大小便次数增多等症状。此外，全身的气血通过脾胃才能化生出来，脾虚自然就没有力气。

检查完以后，我对他说，要改善现在这个状态，必须补益脾肾。但他现在脾胃功能不好，而吃药要通过脾胃吸收才能起到作用，所以他靠

第七章　脾系统保健方案

吃药调节的话作用就慢，他也不可能在我这里停留很久，最好的办法就是通过练功，自己调整。

我就教他练拔跟提气，他学得很快，跟我做了两遍就掌握了要领。除了这个以外，我还让他按摩三个窍穴。一个是两手劳宫，没事儿就让他双手互相摩擦劳宫，其实就是搓手，但要用力。另一个是脚心的涌泉，晚上洗完脚以后多用大拇指搓搓脚心。最后一个是下腹部的气海。按完这几个窍穴以后，再做拔跟提气效果更好。

揉气海和涌泉可以补肾，拔跟提气可以引导身体的气上升，这样就能脾肾双补，达到预想的目的了。

同时我还告诉他一个食疗的方子——姜汁牛肉饭。取三两鲜嫩牛肉洗净剁碎，生姜去皮洗净榨汁 20 ～ 30 滴，用姜汁、料酒、盐、糖、植物油等将牛肉腌好。然后根据自己的食量取粳米焖至将熟时，把姜汁牛肉倒在饭上继续焖 15 分钟即可。

姜是公认的抗寒食物，牛肉性味甘平，因为含有丰富的蛋白质，也有很好的生热抗寒作用，所以这个饭有滋补温中、补脾益气、散寒醒胃的功效。特别适合脾胃虚寒、中气不足的胃痛患者，冬天的时候作为午饭食用也很不错。

他坚持做了半个月的拔跟提气，症状就消失了，为巩固疗效，他隔一天吃一次姜汁牛肉饭。从那以后，他再也没有腹泻过，还把这个好吃的食疗方推荐给了很多朋友。

除了慢性腹泻，还有一种急性腹泻，这时候就要注意了，并不是所有的腹泻都需要止泻的。我们要看这个腹泻是什么原因引起的，如果是吃了一些不适当、不卫生的食物而导致的腹泻，其实就可以让它泻一泻。为什么呢？因为你吃的东西不好了，你不让它泻出来那就会被吸收，对身体更不好。不太严重的时候连续泻两三次，把那些东西排出来就好了。

但是泻多了就不行了，很严重的时候，我们就要用药物来治疗。而且腹泻严重最容易造成气血虚脱，元气大伤，所以饮食要以补为主。有精力的人最好把整套汤瓶养生功都学会，每天做做。这个功里有很多动作都能养护丹田，调整胃肠功能。

如果是动不动就腹泻，但是每次腹泻时间并不长，这时候就很有可能是跟你肠的免疫功能有关系，说白了，还是跟饮食结构有关系。

有很多过敏性体质的人，吃某些东西就会拉肚子。这说明他的肠敏感度很强，吃了以后就快速排掉，其实是肠道自我保护的一种现象。一定记得在饮食结构上做一些调整，刺激性的东西少吃，那些会引起你腹泻的东西，在胃肠道免疫功能没恢复之前就不要再碰了。

第六节　汤瓶减肥操，甩掉赘肉就是这么简单

保健方案 ① 摆腹法（汤瓶减肥操）：两手水平置于胸前，上臂与前臂成 90°，上半身及双脚保持不动，腰部快速左右摆动，感觉从肩到腿都在动，然后双手逐渐向下，到腰，到腹，身体保持摆动状态。
② 挤腹法：站着或坐着甚至躺着都可以，用两只手掐腹部的"游泳圈"，要把所有的肉都掐在手里，然后就揉，有时间就可以做。

减肥可以说是女性最关心的话题了，其实不光是女性需要减肥，很多男性也需要减肥，这不仅是一个美容的问题，更是一个健康的问题。现在很多的慢性病、常见病都和肥胖有密切的关系。

2005 年，我应邀前往阿联酋、卡塔尔、沙特阿拉伯等国交流回族保健医学汤瓶八诊，在此行中众多阿拉伯国家的穆斯林朋友对中国回族医学充满好奇。

听我介绍完回族医学，他们非常欣慰与激动，因为许多治疗的方法

与内涵跟他们都是相通的，比如说放血疗法、拔罐、刮痧等。

当谈论到回族汤瓶养生功时，他们告诉我，汤瓶养生功跟他们每天礼拜的五功有相同之处。礼拜要抱着一颗虔诚敬畏的心，向真主祈祷，而汤瓶养生功也需要万思归心，排除杂念，心平就会心静，心静本身就是一种很好的养生方法。我向他们介绍道，汤瓶养生功是根据人体的气血运行经脉走向，是肢体、意念、呼吸的同步配合，而达到平衡阴阳，激发机能，防病治病，强身延年的目的。他们告诉我："您不但要练养生功，还要守穆斯林的五功，这样你的功力才会大增。"

我到访卡塔尔时，接触的第一位病人是卡塔尔皇室的一位王子，他已经是肺癌晚期了，可以说病入膏肓。他精神萎靡，疼痛很明显。经过问诊和说明，我开始用汤瓶气诊及脉诊为他施治，让我惊奇的是每次治完，他的精神都有改善，蜡黄的脸泛起了红晕，他自己对治疗也充满了希望。

我告诉他："这种调理虽然有效，但是治好这种病还是有很大困难的。如果你能到中国，用中医药与回医药配合，再练习汤瓶养生功，康复的概率会更大。"

遗憾的是，当时他的病情已经很危急了，身边的人都认为是真主的口唤到了，怕他路途中发生危险，最后他未能如愿来中国。就在我给他治疗的同时，结识了他的私人保健医师穆哈默德·阿克尔。

阿克尔 59 岁，最突出的特征就是他的大肚子。他看我给王子治病效果很好，私下就跟我聊起了汤瓶八诊，问我能不能治疗他的问题。

我说："你是皇室的御医，有什么问题你解决不了呢？"

他拍拍他的大肚子，说："我们家族的人都很胖，我从年轻的时候就不瘦，这给我的心脏造成了很大负担，我现在走多了路就喘，累到了很容易犯心绞痛，为了治疗心绞痛，我想先减减肥。我用过很多方法，但作为医生我很反对药物减肥，我的身体也不适合多运动，你有什么好方法吗？"

其实，像阿克尔这样的人其实并不好减，因为剧烈的运动会给他的心脏带来压力，所以运动减肥不太适合他，何况他还有家族肥胖史。最后，我教了他非常简单但很有效的摆腹法和挤腹法。

摆腹法，也叫汤瓶减肥操，动作很简单，自然站好，两手水平放于胸前，上臂与前臂成90°，上半身姿势及双脚保持不动，腰部快速左右摆动。你会感觉到浑身的赘肉都在抖动，然后双手逐渐向下，到腰，到腹，身体要始终保持摆动状态。手到各部均停留1分钟，以微微出汗为度。这个动作没有场地限制，又能活动全身，是一个很好的有氧运动。

挤腹法更简单，站着或坐着甚至躺着都可以做，就是用两只手掐腹部的"游泳圈"，尽量把所有的肉都掐在手里，然后揉，有时间就可以做。

这两个动作都是很简单的，但要坚持做才会看到效果。我边说边演示给他看，没想到，我刚开始做他就大笑起来："哈哈，杨教授，这些动作是女人做的，我不做，太可笑了。"

我对他说，如果他能找到比这更容易还不会影响心脏的减肥方法，那就可以不做。他想了一下，还真没有，就乖乖地跟着我开始练习起来，而且居然越做越快乐，就像跳舞一样。

我告诉他，只要全身的阴阳平衡、气血平衡，自然而然就会瘦下来，达到健康的状态。要想达到这种阴阳平衡、气血平衡的状态，还要经常习练汤瓶养生功。他对汤瓶养生功的兴趣比对摆腹法和揉腹法大多了，我在那儿的一周时间，他天天来跟我学习。

我回国之后，他有一次给我打电话说要来宁夏看我，让我喜出望外。我当时也没想到，这第一次的拜访只是个开始，之后他又陆续来了几次，主要就是跟我学习汤瓶八诊和汤瓶养生功。

第一次在宁夏见面的时候，我差点没认出他来，他像是换了一个人。他笑着说："我已经从132千克减到90千克了，而且我现在感觉精神也不错，爬六层楼，一点问题都没有。"

像阿克尔一样，上身比较胖的人，一定要想办法减肥，否则就会压迫内脏。如果靠运动跟调节饮食就能起到作用，那是最好，但有家族肥胖史、激素分泌不正常或者其他疾病引起的肥胖，减起来就比较难，不仅要调理，还要练汤瓶功。

据调查，全中国的回族人肥胖的比例远远低于汉族，这里面最主要的原因就是回族独特而健康的生活习惯。

肥胖是一种因生活方式不健康而导致的症状，吃减肥药或者抽脂这些方式是肯定治标不治本，而且会对身体造成进一步的损伤，虽然暂时瘦了下去，但身体也会跟着垮下去，我就见过许多减肥完了以后，出现厌食、抑郁甚至有自杀倾向的人，这种减肥方式不要也罢。

那么回族有哪些独特的生活方式呢？首先是饮食，回族的饮食习惯也是一日三餐，但只能吃七八成饱，只要在量上控制好了，品种就不用刻意控制，荤素搭配合理、营养全面就可以。

对于那些无肉不欢的人，可以坚持四口菜一口肉，照这个方法去吃，既能解馋，也能吃到粗纤维。粗纤维可以促进排便，增强我们身体的代谢，从而加速排出体内的毒素，分解堆积的脂肪。

作为汤瓶八诊的受益者，阿克尔在卡塔尔已经把汤瓶八诊引入了临床，还在卡塔尔创立了推广汤瓶功的基地，这些都是我事先没有想到过的。看到我们的疗法在国外生根发芽我很高兴，非常感谢阿克尔的真心推广，也很欣慰看到他一天比一天健康。

这些方法都是经过我临床检验的好方法，关键是病人能不能持之以恒。我希望更多的人像阿克尔一样，用恒心和毅力获得健康。

第七节　贫血还要靠食养

　　我的好友，马来西亚精武总会会长杨柏志先生有两个女儿、一个儿子，他的子女都很优秀。有一次我在香港转机，就客居于杨会长次女家里。

　　她经常听父亲提起我给别人治病的故事，就趁这个机会让我通过八诊的方法给她检查一下身体。我发现她的体质较弱，不但身体发虚，心脏功能也不好，应该是站起来就两眼发黑的那种类型。我看了她的眼睑和其他地方的皮肤，说："你应该有贫血的毛病，还不轻。"她说："我是贫血，不过值得庆幸的是，是比较轻的地中海贫血。"

　　地中海贫血也叫海洋性贫血，从西医角度讲就是遗传的原因，基因里有缺陷。但就回医来看，贫血总的说来有两种原因。一是先天不足，肾脾两虚，是身体本身造血出现了问题，地中海贫血就可以归在这类里。二是因为后天营养不良或失衡，脾胃的吸收也有问题，无法摄取必需的元素造成的贫血。

　　治疗第一类贫血，我有一个食疗方。炙首乌 60 克，用沙锅煎煮，渣滓不要。然后加入 100 克的糯米，10 颗大枣，5 颗枸杞，再加点冰糖，一起煮成粥。早晚吃，连着吃一个月就会有效。何首乌有补肝肾、益精气、乌须发、强筋骨功效，常吃还有抗衰老的作用。

如果吃不惯何首乌，我还有一个方子叫杞枣生血饮，就是取宁夏枸杞 10 克、中宁大枣 60 克、花生米 50 克加水 1800 毫升文火煎煮 1 小时，当大枣、花生松软后加入 50 克红糖再煎 5 分钟，然后盛入洁净的玻璃器皿或搪瓷器皿中备用，每早空腹及睡前一小时服用煎煮后的枸杞、大枣、花生各 10 粒，用两汤匙煮后的液汁嚼碎送服。这个比首乌糯米粥好吃一些。

除了两个方子，我还让她多吃一点肉，肉是一定要吃的，因为它也是我们健康必不可少的东西，只是要适量。炖肉的时候，我让她加一些红枣、茯苓、枸杞，放在锅里跟肉一起煮，煮完以后喝汤吃肉，就能调补气血。但这种方法周期一般较长，疗效要过一段时间才能看出来。

她问我需不需要通过运动锻炼一下身体，我告诉她现在她气血不足的问题很严重，所以平时运动量比较大的活动暂时不要做。因为体能消耗越大，头晕之类的现象就越厉害。但是可以练习拔跟提气等汤瓶养生功里的动作，这个是没问题的。

给她讲完这些以后，我就开始给她调理身体。首先做了一套脉诊，脉诊能整个疏通她的气血，有助于她身体功能的恢复。吸收功能好了，身体就能多摄取营养，那么自然而然造血功能就强。

第二天我就离开了。她严格按照我的嘱咐每天练习汤瓶养生功，食用杞枣生血饮，半年后她头晕体乏的症状消失了，到医院一检查，发现贫血的症状也得到了改善。像她这种情况，半年就得到改善的应该也算快的了。贫血的人一定要坚持练习汤瓶养生功，并且坚持吃有助于生血的食物，这是个缓慢的过程，急是急不来的。当然，情况严重的话也不能放弃医院的治疗，多管齐下，效果才最理想。

汤瓶八诊 养生方案

第八章

肺系统保健方案

第一节 黑芝麻杏仁茶，好喝又止咳

保健方案 ① 黑芝麻杏仁茶：取黑芝麻 10 克用小火烘干，甜杏仁 8 克晾去表皮水分，然后一起捣烂，用开水冲开，放点冰糖就可以喝了，润肺止咳的效果很好。

② 胡麻止咳贴：取麻黄 120 克、胡椒 40 粒、老姜 30 克、生白矾 60 克，放在一起研成细末。加面粉,用白酒调成饼状,在火上加热,然后分成两份。一份贴背部的命门穴，一份贴在涌泉穴。

很多人都认为，一个医生高明不高明，主要看他能治好多少疑难杂症。我却不这么认为，我觉得生活中更多的都是头疼脑热的小病，要是哪个医生对付感冒都得用一个礼拜，那也别指望他能治什么大病了。

咳嗽就是一种很常见的病，要按中医理论讲的话，病理就很复杂。《黄帝内经》说："五脏皆令人咳，非独肺也。"就是说咳嗽不光和肺有关，和其他五脏六腑也有关系，这种说法虽然有道理，但对普通读者来说，如果不是专门学医的反而越弄越糊涂。

多年前我还在宁夏回民医院工作的时候，曾有一位久咳不愈的老乡来找过我。他 50 岁上下，但看着好像六十多似的，面色黧黑，一脸的皱纹。说话的时候他一直咳，咳得好像要背过气去，脸憋得紫里透黑。

我说："老乡，这么热的天，你怎么还穿这么厚的裤子啊？"

"唉，腿怕冷，年轻的时候冬天也在水里干活，老毛病了。"

我又问："你这咳嗽也是老毛病了吧？"

"是啊，十几年啦，也治过，没啥效果。也在大医院看过，不过没拿药，太贵。"

每当看到这样的老乡来看病，我心里都不是滋味。他们累了大半辈子，却把小病拖成了大病，把急症拖成了顽症。

我了解了他的情况，就跟他说："老乡，你这是累的，身体寒气也太重。"

他很不解："不是肺不好吗？咋是累的呢，哪个种地的不累？"

我跟他解释："你这是肺肾两虚。看你这脸色，是久劳伤肾，肺肾互为母子相互影响，肾不好，再加上寒气，肺就伤了。肺肾两虚，你就总咳，你体内寒气又大，所以痰颜色发白。这样吧，我给你开点药，一周就能好。"

他连忙摇头："不行不行，我不能在你这儿拿药，我身上没几个钱。"

我很同情他的处境，就跟他说："那你回家后喝些黑芝麻杏仁茶。把10 克黑芝麻先用小火烘干，8 克甜杏仁晾去表皮水分，一起捣烂，用开水冲服的时候放点冰糖就可以喝了，这个茶一年四季都可以喝，润肺止咳的效果很好，很适合年纪比较大，一直咳嗽的人。你身体又寒，我再告诉你个方，白糖舂大蒜。一个独头蒜加一羹匙白糖，在一起舂烂，然后用开水冲服。独头蒜挑大点的，一个就够了。喝完之后很难受，会吐寒水的，寒水吐完了就好了，简单得很。这是咱们回族的一个验方，特别好使。而且这两个方子并不冲突，你可以早晚各用一个。"

他听了连声说好。这些东西对他来说还是可以承担的。送走了病人，院里的实习医生怯生生地问我："杨教授，不开药能行吗？您咋告诉他那些就让他走了呢？"

医者父母心，我当然也希望他能系统地接受治疗。但并不是每个家庭，每个人都能承担起医疗的费用。我们眼里的小钱对于一些人来说却是一笔不能负担的开销。

"你给他开药他能拿吗？还是告诉他些又不用花什么钱，又有效果的方子不是更好？有效就行！"

以前回族生存的条件很恶劣，缺医少药，我们本来就是就地取材，多用食疗来治病的。那过去经过一千多年检验过的方法，怎么就不能在现在这个高科技的世界使用了呢？

如果有时间和精力的话，寒湿咳嗽最好先练功，练四步导引桩功，这个功法能从根本上增强人体的体质，人体的正气上去了，就能抵抗外来的邪气。除了练功以外，就是我刚才提到的食疗方法。

一般来说，穆斯林不吃大蒜，这和抽烟是同等的。因为吃完大蒜或者抽完烟以后嘴里有味道，穆斯林感觉不卫生。但是用于治病是可以的，烟和大蒜当做药物使用，因为生病以后你也不外出，也不会影响到别人，所以这个时候可以吃。

除了像那位老乡一样的久咳和寒咳之外，肺热也会引起咳嗽。肺热咳嗽与寒湿咳嗽刚好相反，痰多是黄色，质地比较稠。只要能分清寒热，就可以对症治疗了。

热咳有痰首先也是练功，这个练功是身体健康的基础。除了练功之外，我有一个回族清热化痰膏，就是用胖大海 30 克，白砂糖 30 克。将胖大海和白糖合在一起，盛于碗中，放锅里蒸成膏状，然后 1 天吃 2 次，一次吃一勺，吃上几天也就彻底好了。这个方子能清热化痰，还能润肠通便。

肺热咳嗽的根本就是身体上下气机不调，火往上走，这类人多便秘，大便一通，这个火就下来了，没有火了，就没有痰了，所以自然也就不咳嗽了。

最后，我再教大家一个外用的方子，所有时间长的咳嗽，都能使用，效果也很好。就是取麻黄 120 克、胡椒 40 粒、老姜 30 克、生白矾 60 克，放在一起研成细末。加面粉，用白酒调成饼状，在火上加热，然后分成两份。一份贴背部的命门穴，一份贴在涌泉穴。命门可以增强全身阳气，涌泉可以滋阴，这样阴阳双补，效果当然就不一样了。

第二节　对付哮喘，一定要内外兼施

保健方案 ❶ 汤瓶调息法。

❷ 平喘热敷方：白矾 30 克、吴茱萸 20 克、白芥子 20 克、栀子 20 克、面粉 30 克，食醋适量。把前四味药研末，然后加面粉、食醋，调匀做成 3 个饼，敷于气海和两侧涌泉。此法能降逆平喘，理气化痰。

过去，很多回族老人都有哮喘的毛病，我小时候邻居的大妈就整天咳嗽，喉咙里还发出"吼吼"的声音。厉害的时候她一直抚着胸，嘴唇发紫，看着她喘不上气的样子，连我们都觉得很痛苦。

现在医疗条件好了，生活条件好了，但是得哮喘的人却趋于年轻化了。年轻人哮喘很多是因为过敏。说穿了，是我们把自己、把家里弄得过于"干净"，而各种污染却越来越严重，所以人体对环境、对致病因素的抵抗力也就越来越差，很多疾病都是由此产生的。比如哮喘，还有后面讲到的很多妇科病，都是这个原因。

哮喘和一般的咳嗽不同，它有几个特点，我们要认识清楚。第一个就是发作性，就是说平时可能没事，但是一旦遇到诱发因素时，就会突然发作或加重。第二个特点是时间节律性，哮喘最容易在夜间及凌晨发作或加重。第三个特点是季节性，哮喘常在秋冬季节发作或加重。当然如果是过敏性哮喘，在春季也很容易发病。最后一个是可逆性，哮喘发作的时候，立即采取措施，通常能马上缓解症状。

小李是报社的记者，我们也是在一次采访中认识的。2008年汤瓶八诊被评为国家非物质文化遗产之后，他给我做了一次专访。他从包里掏录音笔的时候，不小心把哮喘喷雾掉到了地上，我这才知道他有这个毛病。我们聊着聊着，就聊到了他这个病上。

我告诉他："哮喘是一个很典型的发作性疾病，平时完全没有症状，只有发作的时候才会比较难受，所以很多病人只是在发作的时候才想办法治疗，一旦症状消失了，就把这个病置之脑后。这是不对的，治病一定是一个过程，而且平时的防范比治疗更重要。

"汤瓶八诊里面有一个办法很有效，就是一个简单的调吸法，调理我们的呼吸。这个方法随时随地都可以做，可以站着做，也可以平躺着做。一个姿势待好了以后，你就慢慢地吸气，鼻吸，鼻呼。吸气的时候你要加进一个意念导引，你感觉到你的印堂和百会在往身体里面灌气，所有好的新鲜的空气、氧气都进入你的气管，气管都舒张开了。然后呼气，想象你的手心劳宫还有十指指尖的十宣都打开了，气管里面的脏东西都从劳宫和十宣里面排出来了。每天一般调整十几分钟就好。其实也不用具体算呼吸的时间，闲了的时候就做，养成习惯就可以了。只有一点要特别注意，那就是呼吸要均匀，就是慢吸慢呼，均匀地吸进去，然后均匀地呼出来。这样气管就能放松，功能就能改善。"

我一边说，小李一边跟着我练。这个方法很简单，他一下子就学会了。他又问我："杨教授，这是个调理的慢方法，有没有发作时就起作用的快方法？"

我笑了笑说："找我看病的人啊，十有八九都会跟我要快方法。但什么是养生？'养'就是一个慢活儿，不过哮喘发作的时候，我也有办法。很多哮喘的人怕冷，冬天容易发病。也有很多过敏的，春天也容易发病。在多发季节可以用贴敷的办法。我有一个常用的平喘热敷方，效果很好，就是用白矾 30 克、吴茱萸 20 克、白芥子 20 克、栀子 20 克、面粉 30 克、食醋适量。把前四味药研末，然后加面粉、食醋，调匀做成 3 个饼，敷于气海和两侧涌泉。这样就能降逆平喘，理气化痰，对各种哮喘疗效都不错。"

小李说回家也给妈妈试试，我才知道他的哮喘有遗传倾向。他还有个儿子，不过现在还没有发作的迹象。我就对他说："你儿子要多注意，别太讲卫生。"

他笑了，说："杨教授您说话真逗，别的大夫都告诉我要注意这注意那，不让我儿子到花草多的地方什么的，还头一回听您这样说的。"

我说："小孩该咋养就咋养不要太娇气。不过既然你家里有这个病，那小孩当然也得注意。比如有的小孩爱抠鼻子，这就要制止，这样容易对鼻子造成伤害。像北京这种地方很干燥，你家里要弄个加湿器。但注意过度也不好，温室里养的就是不如野外的强壮。"

这次采访本来计划是半个小时结束，但我们整整谈了一个多小时，一半时间都在聊哮喘。我不是什么神医，不能什么病都给大家一个彻底去病根的方子。要真有一劳永逸的神方，那世界上怎么还会有这么多病痛呢？

我只能把我半生所学，把我多次验证、行之有效的方法告诉大家。

湯瓶八诊 养生方案

希望减轻患者的痛苦，减少这种顽疾的发病次数，让更多的人生活得更好。

第三节　缩唇呼吸法，缓解肺气肿

保健方案 ① 缩唇呼吸法：就是用鼻吸气，用嘴呼气，呼气时舌尖抵住下牙床，舌体向上颚抬起，口唇收拢，像吹口哨一样，这样能加大呼出的阻力，使肺内的气体排出更多。吸与呼的时间比最好为 1：2 或者 1：3。

② 鼓腹和汤瓶行功：这两个都是缓解肺气肿并能强健身体的好方法。

早在上世纪 80 年代，就有很多注重养生保健的台湾朋友慕名到宁夏与我交流汤瓶养生功。通过我的讲解和演练，他们在了解了汤瓶功后，又想跟我联合搞康复旅游的项目。每次他们都组织十几个人，由我带领前往广东、四川、宁夏等山清水秀的地方，在观光旅游的同时学习汤瓶养生功，同时我用八诊给他们做全身的调理。这其中有一些热心的学员，他们希望能让中国西部回族的保健方法落户台湾，于是经多方努力，我们在台南成立了一家汤瓶气功养生协会。

协会里的一个朋友有一次带来一位年近 80 的老人，老人有严重的肺心病，朋友想让我给他看看。

我打量了他一下，老人右手中指和食指发黄，看来是个老烟民。经过问诊，我得知老人有 50 多年的抽烟史，但目前已经戒了。老人性格非常爽朗，但说话的时候气息明显接不上，活动量稍大就感觉呼吸困难。整个人都没有力气，身体也很瘦，家里人说他食欲不太好。

我给他作了检查，胸腔前后直径和左右直径基本相等，是一个典型的桶状胸，呼吸运动减弱，语音震颤减弱，叩诊是过清音。

他一直在吃药，但是控制得不好，逐渐在加重，所以就想试试别的办法。

我问他有没有锻炼身体，老爷子说体质不行，坚持不下来。

我对他说："您年纪大了，又病了这么多年，器官功能减退了。现在最好的办法就是在医院治疗的同时做些康复锻炼。我教你一个简单的办法。"

这位老人当时连走路都费劲，我就教他鼓腹，也就是腹式呼吸。因为他体力很差，所以我就让他先躺着练习，每天睡觉前和起床前坚持练。这个腹式呼吸能加大膈肌的上下运动幅度，能帮助肺部呼吸，改善他的症状。

另外，白天可以多做缩唇呼吸。就是用鼻吸气，用嘴呼气，呼气时舌尖抵住下牙床，舌体向上颚抬起，口唇收拢，像吹口哨一样，这样能加大呼出的阻力，使肺内的气体排出更多。吸与呼的时间比最好为 1:2 或者 1:3，这对肺气肿的人来说是一个很好的呼吸方式。

我又对他说："我在这边待的时间不长，过些天就得走了。我再教您个汤瓶功的功法，您以后身体好些了的时候可以练。"

如果身体不是很虚弱的人，其实可以直接练汤瓶行功。不能练行功的人也可以练坐、卧、站功。我连说带演示，最后还留了张汤瓶养生功的光盘给他。如果在他身体还不太虚弱的时候遇到我就好了。要是能提前几年练了行功，相信他会比现在强健得多。临走的时候我又告诉他少食多餐，多吃青菜，避免便秘。如果便秘了腹部压力就会增大，也会影响肺的功能。

鼓腹和汤瓶行功都是治疗哮喘并能强健身体的好方法。那位老先生后来坚持锻炼，加上继续吃药，症状已经得到了很好的控制。希望我下次去马来西亚的时候，还能看到老先生，看到他生活得比以前更健康，更幸福。

第四节　从肺癌说起的四步治癌法

保健方案 **❶** 汤瓶养生功对恢复病人的元气，调节整个身体状态效果卓著。

❷ 坚持服用含胶原蛋白丰富的汤饮，对提高患者的免疫力，增强体质，有很好的作用。在家里，可以用鱼鳞等富含胶原蛋白的东西煲汤，或做成鱼鳞冻食用。

回医本没有癌症的说法，我们认为肿瘤类的疾病一般都是气滞血淤造成的。以前没有科学的方法去界定这种疾病的机理，但通过回医和汤瓶八诊的调理，患者的生存率还是大有提高的。

早在上世纪80年代，宁夏回族自治区外经贸厅的重要领导伊沙得了肺癌，癌细胞已经扩散到脑部。当时他在北京的医院进行治疗，但北京的医生最后也无能为力，就劝他回家。为尊重穆斯林土葬的习惯，当时的宁夏回族自治区主席派人把他接回了宁夏，继续在宁夏医科大附属医院治疗，这时他的脑部神经已经被压迫，失去了几乎所有的运动功能，只有些许语言功能。当时情况很危急，连治丧委员会都成立了。在这种情况下，自治区的一位办公室主任建议使用汤瓶八诊来试试。

我对这个病例没有把握，虽然我父亲曾经让很多癌症患者的生命得到过延续，但我也深深地知道，汤瓶八诊不是包治百病的万能钥匙。我觉得很为难，就想谢绝。但伊沙的女儿苦苦哀求我，说哪怕是安慰性治疗，也要让我试试。我抱着与人为善的想法，最后接受了他们的请求，并做了一份详尽而谨慎的治疗方案。

回医认为，人体的三垢是主要的致病因素，所以我首先要把他的毒垢等病邪排出去。于是，我用气诊在他的劳宫和涌泉帮他导出邪毒。他当时就感觉到这些窍穴像打开的水龙头似的，不停有东西在往外排，我

第八章　肺系统保健方案

给他连续治疗了三天后，他竟然能下地了。

伊老很激动，有一天他提出要在宁夏宾馆请我吃饭，当时中国国际广播电台的一位记者正好在宁夏采访，就把当时的过程拍了下来，看到的人都惊叹不已。之后，我每周为伊老先生治疗一次，他的生命延续了半年，最终还是离开了人世。但这件事引发了我对癌症患者的同情和关注，从这时起，我开始思考：汤瓶八诊对癌症患者是不是能有直接的帮助呢？

不久后，汤瓶八诊在癌症的临床治疗上取得了一些成效，引起了政府的关注，成立了中国宁夏伊斯兰气功医疗康复中心，当时新华社、中央国际广播电台等新闻单位以"中国第一家伊斯兰康复中心诞生"等标题在国内外进行了报道。我被任命为康复中心的主任。我当时就是想本着以善为本、以德为荣的信念，用回族医学为那些已经到弥留之际的癌症患者创造一个最后的可以慰藉心灵的平台。

我们第一批治疗的癌症患者有几十位，由于我们细心的照料，特殊的八诊治疗，再加上我父亲的回医药的调理，患者的疼痛、精神抑郁等症状都得到了改善。个别病人通过检测，病灶明显缩小。家属的感谢、病人眼神中传递的对生命的渴望都激发了我进一步用回族传统医学治疗与帮助癌症患者的决心。

1992年我走出国门，客居马来西亚，在这个过程中，我接触了更多的癌症患者。台湾商人李传庆及夫人都是非常正直、善良、执着的人，但不幸的是，李先生也得了肺癌。当他见到我的时候，癌细胞已经转移到了淋巴。他在参加汤瓶功康复游的时候，我给他制定了一套治疗方案。按照父亲的治疗经验，我配制了一服复方草药，从那时开始，他就一边吃我的药，一边练我传授他的汤瓶养生功，再加上我的气诊调理，一年过去了，他的病症得到了控制。之后，他基本每年都要到大陆来找我治疗一次。当时台大医院为他手术的医生判断他最多能活两年，但他一直坚强地生活了8年才离开。

除了治疗肺癌，其实在别的癌症方面，汤瓶八诊的治疗也是卓有成效的。亚洲香格里拉集团董事保罗·布什先生不幸患上了膀胱癌，经检查已转移到淋巴。通过朋友的介绍，我用回医的方法帮他治疗。我还和保罗一起去澳洲见了他的私人保健医师。

通过交流，保健医师坦诚地告诉我，他已经尽力了，虽然一直坚持化疗，保罗也只能维持一到两年的生命。保罗是一位相信科学而坚强的老人，我告诉他只要有信心，我们共同配合，要再延长两三年的生命还是很有可能的。

于是我频繁地穿梭于中国香港、内地以及澳洲、马来西亚，通过气诊与头诊的调理，也通过我推荐的茯苓、大枣、枸杞复合多糖及针对性的复方草药的配合治疗，更重要的是他坚持不懈地练习汤瓶养生功，他的精神状态日益好转。虽然我们有些语言方面的障碍，但也时常在电话中互相问候。

7年后的一天，我在日本接到一个噩耗，保罗过世了。他在遗书中注明，要拨出一笔专款用于支持汤瓶八诊事业的发展，以感谢我和回族医学为他所做的一切。

这些实例都很好地证明了汤瓶八诊对延长癌症患者的生命是有效的。在不断的摸索中，我还发现如果在以上疗法的基础上，能坚持服用含胶原蛋白丰富的汤饮，对提高患者的免疫力，增强体质，以便能坚持接受放化疗是有很好的作用的。像在家的时候，可以用鱼鳞等富含胶原蛋白的东西煲汤，或做成鱼鳞冻食用。不服用茯苓、大枣、枸杞复合多糖的患者可以直接用这三种食物煲汤，效果也是不错的。

当然，引起癌症的因素是多方面的。空气、水、土壤等的污染，化学品的滥用……这一切，都是癌症的元凶。所以远离污染源，保持一颗清静的心，科学地调节生活节奏和饮食结构，选择有利于身心健康的运动方式，这些都是防癌、抗癌的最佳方法。

偶然不等于必然，每个癌症患者都有共同的特征也有不同的表现，在旅居海外漫长的时光里，我接触过很多癌症患者，他们自己都觉得我的方法很有效，但我心里明白，回族汤瓶八诊对平衡心态、激发身体功能是有效的，但对抑制癌细胞的发展还需要依靠科学的综合治疗，这才是正确的方向。

汤瓶八诊
养生方案

肾系统保健方案

第一节　防痔又治痔的日常小方法

保健方案 ① 便后清洗肛门：每次大便后，用冷水洗肛门，冷水会给身体一个刺激，使血液循环加快，增强肌肉收缩功能。

② 拔跟提气：拔跟提气时肛门随着气息一收一缩，练上几个月，肛周的环形肌肉就特别有弹性，排便时不容易被便块撑裂，也更有力。

③ 金针木耳汤：干黄花菜 150 克，黑木耳 20 克，冬笋 50 克。将黄花菜和黑木耳用温开水泡 30 分钟，捞出备用，将冬笋切成薄片。锅内加入清汤或高汤，放进黄花菜、木耳、冬笋和调味料，煮 15 分钟即可出锅。

人就好比一根管子，上下两个口，一个管进一个管出。除了吃，最大的问题就是拉了。没得过痔疮的人不知道，这真是种不要命但极考验你疼痛忍耐力的病。每次路过正在做痔疮手术的手术室，总能听到里面连哭带号的声音，再硬的汉子都难跟它过上两个回合，不知道的还以为到了古代的刑部大堂。

经常便秘的人，一旦发现自己大便带血，或者看到手纸上粘了血，肛门经常有坠胀感，最好去医院检查一下，可能就是患痔疮了。刚开始的时候，一般都是内痔，并不疼，就是出点血，分泌物多点，还有肛门瘙痒的症状。严重的内痔排便时会脱出肛门外，但最后能自己回去。再严重些就回不去了，必须用手托回，几乎疼得不敢上厕所。

一般来说，痔疮能自己回去，可以采用保守治疗，吃中药或者针灸按摩等都可以，再严重就需要手术了，但手术也不是一劳永逸，如果饮食习惯不变，排便习惯不变，早晚还得复发。

我认识的很多人都有便秘的问题，有一次我到宾馆探望一个来上海开会的朋友，他给我开了门，自己却冲进了卫生间，二十多分钟后他带着报纸出来了，一脸轻松地说："哎呀，这一上午忙得连上厕所的时间都没有，一直憋到现在。"我问："你每次去都这么久？"他说："我现在最享受的就是上厕所的时候啦，只有这时才身心放松，我恨不得多在里面待会儿呢。不过上完厕所以后觉得不得劲，还出过血。"

像他这样习惯在厕所里看书、抽烟的人还不少，其实这正犯了健康的大忌。如厕时看书看报，会造成下蹲和大便时间延长，容易造成肛门盲肠内淤血而引发疾病。要知道，如果每次排便超过3分钟，就可能会得痔疮，而痔疮的轻重也和排便时间的长短相关。如厕时吸烟则会缓冲大脑的大便反射，极容易造成大便秘结。

人身上有三个地方的肌肉长得很特别，那就是眼睛、嘴和肛门。肌肉一般都是竖条的，但这三个地方的肌肉是一个圆圈。所以你上厕所的时候肌纤维都是绷紧的，时间一长肌肉弹性就差了。所以，故意蹲厕时间较长的人，如果本身就经常便秘或腹泻，会让肛门的肌肉长时间扩张，让它一直处于充血的状态，得痔疮是迟早的事。

我对他说："这是因为你那里的肌肉撑开的时间太长了。我教你一个小窍门吧，就是每次大便后，用冷水清洗肛门，只要形成习惯，不仅不会得痔疮，即使已经得了痔疮，也可以缓解。因为冷水会给身体一个刺激，使血液循环加快，让肌肉收缩得更有力，所以对预防和治疗痔疮都很有效。"

他边笑边摇头："谁每次上完厕所还要洗啊，听都没听过。我又不严重，你倒是教我点切实可行的法子啊。"

他不是回族人，对这个取自大净的方法自然不习惯，我就教了他保守疗法里面最有效、最简单的方法——汤瓶养生功里面的拔跟提气。

先深吸气，吸气的要求有七个字：稳、细、深、长、慢、匀、均。吸气吸到七分的时候，双手开始握拳，随着握拳开始提脚跟。呼气时脚跟开始落地，两拳同时放松，恢复原状。反复6遍，多做更好。

拔跟提气时肛门是随着气息一收一缩的，练上几个月肛周这个圆圈的肌肉就特别有弹性，等到大便的时候不容易被便块撑裂，也更有力，能把便挤压出去。吸气时提肛能增强气的上行，固住真气痔就不会脱出。呼气的时候肛门也随着放松，这就是一个完整的过程。肛门的这个活动能改善局部的气血，使肛周总有新鲜的血液在流动，它的气血循环一快，就不会生病，所以这个拔跟提气对治疗痔疮有特别好的疗效。

我告诉他，如果同时结合食疗，效果会更好。可以让家里人经常做点金针木耳汤，这个汤对预防和治疗痔疮都有不错的疗效。金针菇和木耳都是菌类，它们长在腐烂的木头上或者腐殖质上，所以就有祛淤生新的效果，痔疮也是因为局部有淤血，所以金针木耳汤对治疗痔疮很不错。

做法也很简单，一学就会。取干黄花菜150克，黑木耳20克，冬笋50克。将黄花菜和黑木耳用温开水泡30分钟，捞出备用。将冬笋切成薄片。锅内加入清汤或高汤，放进黄花菜、木耳、冬笋和调味料，煮15分钟即可出锅。这个汤和胃利肾，利尿止血，养肝明目，对慢性肾炎、失眠、吐血、尿血等症患者都是极好的。

他听了很高兴，说："这个好，哈哈，又有得吃又能治病。正好我喜欢吃这些菌类的东西。"

痔疮还是预防胜于治疗，健康的时候不知道保养，患上以后就要忍受更多的痛苦。首先，要多坐硬板凳。当人坐在硬板凳上时，臀部有两个坐骨节支撑，这样血液循环受到阻碍较小，能减轻痔疮的症状。

预防痔疮，还应养成按时排大便的习惯，防止便秘。最好在每天早晨起床后立即大便，有便意应及时如厕，坐马桶比蹲坑更安全一些。另外，大便时不要用力过猛，一些人不管大便感受是否强烈，盲目不停地猛力硬挣，只能使盲肠肛门和盆底肌肉增加不必要的负担与局部淤血，致使疾病发生和蔓延。大便干燥时，可在每日清晨喝一杯淡盐水，或者吃一根蘸蜂蜜的香蕉。

饮食上也要多注意，尽量多吃新鲜蔬菜少吃辣，如吃芹菜、菠菜、大白菜、韭菜、南瓜等以利于排便，一些粗粮，如荞麦、高粱、玉米等也是不错的选择。

汤瓶八诊 养生方案

第二节　滋养先天之本，辨清阴虚和阳虚

保健方案 ❶ 汤瓶卧功：有养元固本的作用。

❷ 八宝养肾汤：肉苁蓉、苏木、赤芍、白芍、桑葚、胡桃肉各15克，川芎9克，黑芝麻25克，把这8种材料放进沙锅，武火煮开，文火炖30分钟。早晚各喝一次，30天一个疗程，不但养肾益精，还能补气活血。

三木一郎是个年过花甲的日本商人，事业做得很成功。但他年纪大了以后，身体越来越差，现在已经把生意交给儿子打理，自己到处求医问药，但效果一直不太明显。

后来经过朋友介绍，他请我帮他调理身体。我一见到他，就感觉到他是一个很虚弱并且夹杂很多病气的人，他面色青白无光，人也很瘦，脱发情况比较严重。经过问诊我才知道，原来他母亲45岁才生下他，所以有些先天不足，出生后刚好赶上日本二战刚结束的那段艰难岁月，营养也没跟上，所以从小到大，身体一直不好，一年到头各种小病不断，整天都感觉手脚冰凉，腰膝酸痛，睡眠质量也很差，而且多梦。

听他说完，我又检查了他的舌苔以及手掌，已经可以断定，他是肾虚。因为肾能藏精，其所藏"先天之精"是人体生长、发育的根本，所藏"后天之精"是维持生命的物质基础。人体的生、长、壮、老、死过程与肾中精气盛衰有关，所以说肾是我们的先天之本。先天不足，就要养肾。

形象地说，肾就像人体的一个炉子，中医常讲——肾为炉，胃为锅。肾气不足会导致肠胃虚寒，也会引发脑供血不足，头晕目眩，四肢无力，精神萎靡。如果不注意肾的护理，一旦患上疾病，就需要调理很长时间才行。

我劝他不要乱吃药了，好好跟着我练习汤瓶养生功，才能从根本上改善症状。为了增强他的信心，我先给他做了脉诊，还给他按揉奇脉，我给他按得比较仔细，大约用了40分钟才做了一遍。

这时候三木先生感觉身体从来没有这么轻松过。我就对他说，这是我用脉诊帮他调理了身体，但这一次不能解决根本问题，等过一段时间，他的症状又会回来，要想根治，必须坚持每天练汤瓶养生功。除此之外，要时常喝八宝养肾汤。取肉苁蓉、苏木、赤芍、白芍、桑葚、胡桃肉各15克，川芎9克，黑芝麻25克，用这些材料煲汤，早晚各喝一次，30天一个疗程，不但养肾益精，还能补气活血。

第九章　肾系统保健方案

第二天三木先生就回国了，三个月后他特意来谢我，他此时看起来和上次明显不一样了，我感觉他的气场已经和一般人差不多了，还特别送了一个匾给我，写的是"汤瓶八诊，健康伴侣"。

养肾是一个综合性的话题，很多回族人到老年精神也都很饱满，说起来他们的保健方法其实也非常简单。我常讲回族是将保健与生活融为一体的民族，在养肾方面，就更说明了这个问题。

我已经说过，人体分三节四梢，其中发为血梢，齿为骨梢。牙口好坏与肾脏有直接关联，因此，回族人自小就非常强调护牙。早上起来出恭时要紧扣牙关，漱口后两牙要轻轻相叩 30～50 次，每晚睡前必须严格清洁牙齿，上床后通过练汤瓶卧功达到养元固本的目的。

对于免疫力低下的人，尤其是先天不足的，除了每天叩齿、练习汤瓶养生功，也要注意营养的补充与调理。但体质不好的人往往会进补太过。我们可以想一下，身体虚，全身脏腑的功能就多少都有问题，脾胃的吸收一定也不是很好，在这种情况下如果只吃所谓有营养的东西，不但吸收不了，还会给身体带来负担。所以进补的时候一个是不能挑那些补力太大的，还有就是不能一次补得太多，要长久地，慢慢地调理。

第三节　枸杞虽廉价，养肾效果好

保健方案 ❶ 枸杞八宝茶：枸杞不宜与绿茶搭配，适合与贡菊、金银花、胖大海和冰糖一起泡，用眼过度的电脑族尤其适合。

❷ 生吃枸杞：这样枸杞的营养成分可以得到最大保留。一般来说，成人每天吃二三十粒比较合适；如果想起到治疗的效果，每天最好吃 50 粒。

我们宁夏有"五宝"，枸杞（红宝）、甘草（黄宝）、贺兰石（蓝宝）、滩羊皮（白宝）、发菜（黑宝）。枸杞在五宝中排在首位，一直以品质纯正、产量丰盛而居全国之冠。明弘治年间，宁夏中宁县的枸杞就被列为贡品上贡朝廷。编纂于清乾隆年间的《银川小志》记载："枸杞宁安堡产者极佳，家家种植物各省入药甘枸杞皆宁（安堡）产也。"时人有诗赞曰："六月杞园树树红，宁安药果擅寰中。千钱一斗矜时价，绝胜腴田岁早丰。"

大家都知道，枸杞是一味中药，有很高的药用价值，营养十分丰富。《本草纲目》记载："枸杞，补肾生精，养肝，明目，坚精骨，去疲劳，易颜色，变白，明目安神，令人长寿。"但是，枸杞却又不像燕窝、雪蛤那般昂贵，几块钱就能买上一包，我们平常人家的厨房里都能见到它的身影。

回族老人每天必喝的八宝茶里面，枸杞就必不可少。我们回族医学也经过一千多年的实践摸索，在服用枸杞这方面积累了丰富的经验，除了在八宝茶里面服用枸杞之外，也可以自己调配各种枸杞饮品，用开水冲泡后，当茶饮用。但要注意的是，枸杞不宜与绿茶搭配，适合与贡菊、金银花、胖大海和冰糖一起泡，用眼过度的白领一族尤其适合。也可以把枸杞洗净后加清水煮，大火煮开后转小火，煮 15 ~ 20 分钟，煮好之后连水带枸杞一起吃掉，这样更容易吸收。

这些方法里面，最简单而且效果最好的方法就是直接嚼着吃了，因为这样枸杞的营养成分可以得到最大保留。一般来说，健康的成年人每天吃二三十粒的枸杞比较合适；如果想起到治疗的效果，每天最好吃 50 粒左右。现在，很多关于枸杞毒性的动物实验证明，枸杞是非常安全的食物，里面不含任何毒素，可以长期食用。

关于枸杞有一句名言：离家千里，莫食枸杞。一般说这句话说的是枸杞可以壮阳，刺激人的性欲，很多人都不太敢吃枸杞，其实这是一种误解，因为枸杞可以大补人的元气，突然吃了很多枸杞，气血比平时旺盛很多，而不能消耗，所以才容易引起性欲。但是对老年人来说，他们身体气血亏虚，服用枸杞之后，首先会感觉精神好转，精力充沛，枸杞有一个别名叫"却老子"，就是从这里来的。我们谁不想活到 80 岁还头发乌黑、牙齿坚固呢？这就要求助于枸杞子了。

第四节　脉诊加汤瓶功，治疗小便问题很轻松

保健方案 ❶ **按揉奇脉：**从颈椎到尾椎，然后从尾椎按到环跳，再回到臀部正中，往下一直按到脚跟。碰到结节的地方，就多按揉一会儿，把结节都揉开。

❷ **汤瓶养生功：**如果能坚持练习汤瓶养生功，丹田会有充实饱满的感觉，或有温热感，这就是肾气充足的表现，尿频尿急等小便问题就都解决了。

　　汤瓶八诊在马来西亚推广得很好，这多亏了当地很多朋友的帮助，阿兹曼就是其中的一位，他今年 56 岁，是马来西亚著名运动员，在当地知名度很高。他和我是十多年的朋友了。我刚到马来西亚没多久，就经人介绍认识了他。

　　刚开始的时候，阿兹曼对汤瓶八诊不是特别相信，因为他是运动员出身，接受的都是西方的现代医学，所以虽然和我是朋友，但是对汤瓶功却一直没有接触过。

　　后来他患了急性前列腺炎，在医院用抗生素治疗以后，症状基本得到了控制，但是留下了一个尿频尿急的毛病，在医院治了很久，尿频尿急的症状始终没有改善，给他的生活造成很大的痛苦，这时他想起了我。

我仔细检查了他的症状，发现他腰骶部的椎体存在错位，腰骶部周围的奇脉上有很多结节，根据这一点判断，他尿频的根本原因不仅仅是前列腺炎，这只是一个引子，他的身体早就出现了问题，所以即使其他症状得到了缓解，尿频尿急的问题还是一直没有缓解。我就帮他做骨诊和脉诊。

首先是按揉背部和下肢的奇脉，给他在督脉和膀胱经的中间，也就是在脊柱旁边，贴着脊柱的地方，从颈椎到尾椎，然后从尾椎按到环跳，再回到臀部正中，往下一直按到脚跟。碰到结节的地方，就多按揉一会儿，争取把结节都揉开。这样按完以后，我问阿兹曼感觉怎么样，他说舒服倒是舒服，但是不知道对病情有没有效。

做完初步的脉诊后，我开始用震骨板从上到下在他脊柱上用中等的力道施术，到了腰骶部的时候力道加强，用震骨板给他整理腰部的关节，把错位的地方扶正。

做完以后阿兹曼一个劲说太舒服了，我对他说："尿频按照我们回族医学来讲，就是因为肾气运行发生了障碍。你的腰椎出了问题，肾气运行就会受影响，而肾气运行不畅，又会进一步加重腰椎的症状。这是一个恶性循环，要治疗你的病，就要打破这个循环，首先就是要把你错位的椎体给复位。这个是急者治标的办法，根本呢，还是要补足你的肾气，我刚才给你按揉的地方是奇脉，按揉奇脉能够补充全身的气血，也能补充肾气，所以这么做完以后，你自然会感觉轻松很多。"

经过亲身实践，阿兹曼对汤瓶八诊的效果可以说是心服口服了，他就问我除了坚持脉诊和骨诊以外，还有没有别的方法能让他进行持久保健的。

我就让他练习汤瓶养生功，尤其是汤瓶坐功。坐功要中正安舒，身心放松，不急不躁，非常坦然。初看起来，这要求并不高，实际上却不简单，古人向来都说"习练静功，至易至难"，放松入静，就是要松静自然。刚开始练静功的人往往是越想放松，越觉得紧张；越想入静，杂

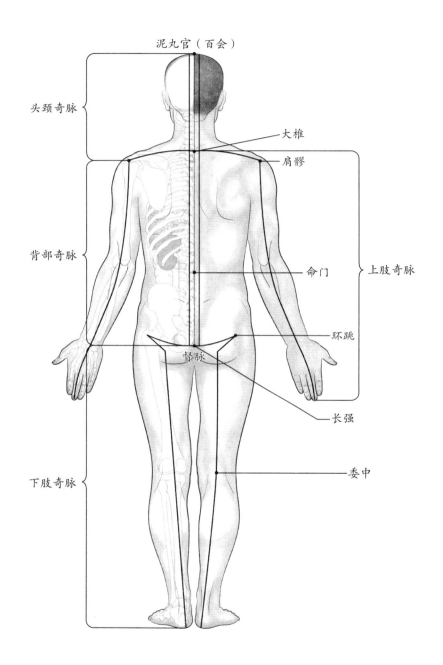

泥丸官（百会）

头颈奇脉

大椎

肩髎

背部奇脉

命门

上肢奇脉

环跳

督脉

长强

委中

下肢奇脉

调理背部和下肢的奇脉，可以从根本上疏通全身气血，补足肾气，有效缓解前列腺疾病。

念越多；越想自然，越觉得别扭。真正做到松静自然是需要一个过程的，能做到松静自然本身就是功夫。

说个故事，有一个调皮的小孩问他的爸爸："爸爸你留这么长的胡须晚上睡觉咋办？"爸爸说："我是自然而然地睡，一点也不碍事。"孩子又问："你是用被子盖着胡子还是把胡子放在被外？哪种放法自然？"到了晚上，这个爸爸也想知道胡子平时究竟是放在哪儿的，就分外留意，可是却觉得怎么放都不自然了，以致很长时间不能入眠。这就跟练功一个道理，刻意追求自然，反而越不自然。

如果能坚持练习汤瓶养生功，丹田会有充实饱满的感觉，或有温热感，这就是肾气充足的表现。如果感觉腹胀，那就是用力过重了，整个过程注意放松。

阿兹曼这样坚持了大约有两个月，尿频的症状明显改善。他现在是汤瓶功马来西亚的传播者。很多马来西亚的政要贤达、律师、医生都在向他学习。

第五节　气血好，骨质增生来不了

保健方案 ❶ 汤瓶骨诊：骨质增生是因为气血失调，骨垢沉积所致。骨诊更利于缓解疼痛，减轻症状。
❷ 汤瓶气诊：气诊则对全身气血的调养作用更大。

随着老龄化的加速发展，各种退行性疾病日趋增多，骨质增生就是其中之一，我们不能小看了骨质增生，它不但会给我们造成很大痛苦，而且也同诸如颈椎病、腰椎间盘突出、坐骨神经痛、膝关节病等骨科疾病有共同的病理基础，可以毫不夸张地说，老年人只要能很好地预防骨质增生，骨科疾病尤其是退行性疾病就都会少得。

回族的祖先是阿拉伯游牧民族，一个在马背上讨生活的民族，这就决定了他们的骨骼很容易由于颠簸和恶劣的自然环境而发生病变，所以阿拉伯人对骨科疾病也就有一套特殊而有效的疗法。经过一千余年的总结和积累，回族医学对骨质增生也形成了有自己特色的方法，那就是汤瓶八诊的骨诊和气诊。

回族医学认为，骨质增生是因为气血失调，骨垢沉积所致。具体的表现主要有两种。一种是长骨刺，一种是骨关节里面的组织变得肥大。很多找我治这个病的老年人都反映骨头疼，他们觉得长骨刺了就是扎得里面的肉疼。其实疼麻等只是骨质增生的一个症状而已，严重的还会导致关节变形，甚至瘫痪。

人的骨头之间，比如像脊柱、颈椎、胸椎、腰椎、尾椎之间，它是有间隙的，神经、血管很多东西都要从这个间隙里面经过，现在这个孔隙缩小了，慢慢神经血管都会受影响，气血运行就不通畅。我们的骨诊和气诊，对这些问题都有很好的治疗效果。

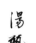

骨诊和气诊这两种方法相较而言，骨诊更利于缓解疼痛，而气诊则对全身气血的调养作用更大。骨诊和气诊前面我都有详尽的介绍，这里就不重复了。但不是每个患者都能到专门的汤瓶八诊理疗机构进行治疗的，所以就要自己在家里多练习汤瓶养生功。做骨诊的时候，比如颈椎有问题，那就加强做颈部，其他地方也是这样，有问题就反复多做几遍，对当时缓解疼痛，有很明显的疗效。

除了骨诊和气诊之外，还可以用放血疗法和火疗。放血可以促进局部的血液循环，火疗则通过温热刺激，让局部的炎症和病变趋于缓和。多吃一点枸杞也能预防骨质的退化，因为骨质增生属于肾气不足的表现，多吃一点枸杞可以补肾，所以也能起到一定的预防作用。

第六节　固发防脱做头诊

> **保健方案** ❶ 梳理异经奇脉：主要按摩后背和腿上的奇脉。
> ❷ 汤瓶头诊。

　　我接触到很多成功人士，他们中的很多人有一个共同的烦恼，那就是容易掉头发，年轻时候症状不明显，等到了 40 岁左右，头发几乎是以肉眼可见的速度在减少，影响形象，不美观，更重要的是这是一个身体老化、有问题的标志。很多朋友都知道汤瓶八诊在养生延年方面效果很好，就来找我调理。大部分人不但停止了脱发，以前掉的头发现在又慢慢长出来了，他们都说汤瓶八诊可以让人返老还童，重新年轻，每次我听到这种话，都特别开心，同时更感觉自己的责任重大。

　　我认识周先生的时候他 67 岁，经营着自己的一个企业。当时他身体状况不是很好，整晚整晚睡不好，就算勉强睡着也会有很多梦，脱发现象也很严重，手脚心发热，记忆力减退，整个人都很烦躁。他到处找人看病，吃了好多药，最后医生警告他说，他现在肝肾功能已经不好了，再吃药的话，会加重肝肾的负担，必须立即停止服用。这可怎么办呢？他就找我咨询。

　　我了解了他的情况，跟他说："现在你的情况主要是肾阴虚，要补肾阴，我建议你做汤瓶八诊的脉诊和头诊，然后回去自己练习汤瓶养生功。"他听了以后，决定做一段时间先看看效果。

　　我就让理疗师帮他按揉奇脉，周先生主要是肾阴不足，所以理疗师就给他做后背和腿上的奇脉，一边按一边让他放松，做到一半的时候，他就睡着了，过了大约两三个小时，他自己醒了，感觉休息得很好，高兴地对我说："杨教授，今天真的谢谢你，我好久没睡得这么好了，这个汤瓶八诊还真有门道。"

我继续让理疗师给他做头诊。依旧先用汤瓶水疗，再用羊骨板沿着督脉从后向前放松……等一套头诊全部做完他感觉神清气爽，浑身说不出来的舒服、轻松。但他工作忙，不可能每天前来调理，我就让他回去自己坚持练拔跟提气和汤瓶静功，能够增强巩固疗效。

另外，我还告诉他要经常梳头，不要怕梳头掉头发，因为梳头能掉的头发，本身就已经是没有生命力的了，即使不梳头，自己也会脱落，梳头可以说是最简单的头诊了，每天坚持，改变头部的血液循环，这是从根本改善头发的生存环境，这样新长出来的头发才能根深蒂固。而且头诊对治疗肾阴虚，也有很好的疗效。回族医学认为，"脑"为"百脉之会"，能调剂全身的疾病，所以对周先生来说，经常梳头有百利而无一害。

在饮食方面，特别要避免吃油腻食物和甜食，因为这些东西容易化热，加重肾阴不足的症状，可以多吃一些芹菜、香菜、西蓝花。

这么坚持了半年，周先生的症状有了很大改善，脱发现象已经趋于正常，新的头发也长了出来。睡眠也好了很多。看到他又恢复了往日商海巨子的神采，我真心地为他祝福。

汤瓶八诊
养生方案

第十章

脊骨保健方案

第一节　经常落枕要行气活血

保健方案 ❶ 头部刮痧：用刮痧板在头部由后向前、由下而上分五条线刮，有利于行气活血，反复刮拭 10 次左右。然后按揉病侧的肩井、天宗和风池。

❷ 下巴写永字：想象自己的下巴就像一个笔头，在空中写"永"字，这个永字包含了汉字中的多种笔画，各个方向的运动都包括了，对颈椎特别好。

前些天我去北京看望一位好友，遇到了件有趣的事。朋友自己开了间诊所，那天我在诊室外面等他换衣服，这时一个20多岁的女孩僵着脖子走了进去。本来已经该午休了，但是这个女孩整个动作都僵僵的，稍稍一动就大叫，让人看了觉得又好笑又可怜。于是朋友示意我再等等，帮女孩看了病我们再出去。

朋友问她怎么了，女孩说："今天早上醒了后，右边从脖子到肩膀就都不能动了，动一下就特别疼。"朋友笑了，说："落枕啊，落枕到医院来看的可不多。"

"可疼了呢，什么方法能马上不疼啊？"女孩特别着急，好像得了个大病。

朋友说可以打针也可以按摩，让她选一个。女孩很认真地考虑了一下，说："那按摩吧，轻点儿。"

朋友看看门外的我，对女孩说："找位大师给你看看吧。"我知道他是让我来给女孩治。我说："这个小病你还叫我干吗。"

他说："小病才见真功夫呢。"我不再推辞，洗洗手开始给女孩治疗。我用的是汤瓶八诊里的头诊。用刮痧板在头部由前向后分五条线刮。中间一条线，左右各两条。中间一条恰是奇脉走行处，由下向上刮更有利于激活气血，效果更好。这样反复刮捋了10次左右。

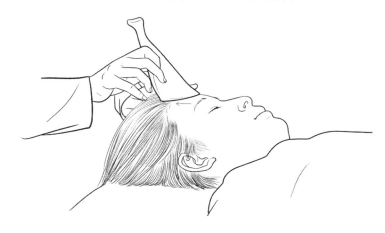

我边按边问女孩："你的脖子和肩膀这里又硬又紧，你经常落枕吧？"

女孩说："是啊，其实我都习惯了，但是这次太疼了，是最疼的一次，我才来看的。"

我给她解释说："我不知道你上学还是上班，但你肯定整天坐着，也不运动，所以你脖子这里气血不通，肉都僵硬了，晚上如果受凉或者睡觉姿势有问题就会落枕。你还这么瘦，你看你脸色和指甲都少血色，说明你气血不足，就更容易落枕啦。"

最后，我又从她头后发际正中向上刮至前发际，也是 10 来次，这样可以清理头部沉积的废物。

刮完了我又在她的痛点上按了按，一边按一边让她转动脖子。她边动边笑："呵呵，能动了，不过还有点疼。"

我说："你是经常性落枕，按理说还应该再刮一次的，但这样也就可以了，回去自己动动，明天也差不多就完全好了。生物学上有个用进废退的理论，一个组织或者器官，长期不使用，就会逐渐退化，我们的脖子也是这样，长期保持一个姿势，供应脖子的气血就会逐渐减少。在宁夏，我们那里的黄河虽然也冲走了很多黄土，但是由于水比较大，所以气势磅礴，流得很畅快，很壮观。但是到了下游，水量逐渐减少，黄河流得就越来越慢，越来越艰涩，泥沙也就逐渐沉积下来。我们身体的气血是一样的，不断带来养料，同时带走代谢的废物，气血充足的时候，这些废物不会沉积下来，但是一旦气血减少，这些废物就会慢慢沉淀、堆积，这就是我们患病的根本原因。"

女孩又问："那您这刮头的方法得别人帮我做，有没有我自己能做的？"

我对她说，一般的落枕病人，按照上面的步骤做完一到两次症状基本就会消失。但症状消失以后，事情并没有结束，回族医学从根本上来说，更重视预防，我有一个预防落枕的办法，其实很简单，就是用下巴写字。

大家可以想象自己的下巴就像一个笔头，在空中写"永"字，这个永字包含了汉字中的多种笔画，好多大书法家都讲过永字八法，这个字的笔画很少，但是各个方向的运动都包括了，对活动颈椎很好。每天坚持写几十个永字，我可以保证，落枕基本就不会再找上你了。

像这个女孩一样经常落枕的人有很多。有些年轻人不常活动，气血拥堵，像坐办公室的人落枕多是这个原因。也有因为气血不足的，像那些一个劲儿减肥的女孩。

年纪比较大的人也容易落枕，老人气血虚，同时颈椎老化。无论哪种落枕，如果经常出现，就要勤锻炼。一旦落枕了，如果家里有人的话，就可以让家人按我上面说的用刮痧板或按摩棒，实在什么都没有手指也可以。

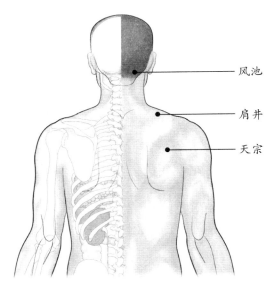

风池

肩井

天宗

肩井、风池和天宗是颈部气血汇聚的部位。落枕时，按揉这三个窍穴，可有效缓解症状。

如果自己操作的话，可以自己按揉病侧的肩井、天宗和风池。这几个地方是气血汇聚的重要部位，所以最容易缓解症状。尤其是天宗，对颈部气血影响很大。落枕的时候，按揉天宗5分钟以后，基本上就可以慢慢活动头部了，等按到10多分钟时，疼痛基本就缓解了。

第二节　八诊正骨让脊柱又直又健康

保健方案 *汤瓶骨诊：脊柱侧弯最多调理三次就能完全正过来。*

因为汤瓶八诊理疗机构是国家田径队和竞走队的定点理疗康复中心，运动员们在训练的时候经常受伤，所以他们经常来找我咨询治疗。夺得2009年全运会20公里竞走冠军的王浩就是其中一位。

王浩原先就有很严重的脊柱侧弯，这也可以算是竞走队员们的职业病了，属于运动损伤。他在竞走的时候，走到10公里以后，颈部的肌肉和肩就像被什么东西拉住一样，感觉特别痛。比赛的时候，运动员要把他的体能尽量放到提高运动成绩上，可是颈肩部的肌肉不但不能帮助提高成绩，反而还拖后腿，他要用一部分的能量来抵抗疼痛，运动成绩自然就提不上去。

其实只要稍微留意一下就会发现，身边脊柱不直的人还是挺多的。人也讲究"横平竖直"，也就是说肩要平，背要直。如果两肩不等高，腰背不平整，脊柱偏离中轴线，就是脊柱出了问题。

当时我的亲传弟子刘旭晨就问他："队医是怎么给你治疗的呢？"王浩说队医主要是给松解松解，放松完症状就减轻，但是下一次运动的时候还会发作。说到这儿，刘旭晨就知道这不仅仅是肌肉的问题，脊柱肯定也有问题。就对王浩说："我检查一下你的脊柱。"一检查果然是侧弯，他的队医和领队、教练都聚了过来，又用仪器测了一遍，发现脊柱侧弯的幅度还挺大。

刘旭晨就跟他们说这个脊柱侧弯对王浩成绩的影响很大，因为脊柱侧弯会压迫肌肉和神经，运动量稍微一大的时候，气血就供应不上。刘旭晨往下一捋，发现胸椎上段，也就是心肺的部分也有问题。这个地方有问题，心和肺功能都直接受影响，只有把侧弯问题解决了，整个成绩才能提高。

刘旭晨先给他放松脊柱两侧的肌肉，放松完以后，就用食指、中指顺着他的脊椎往下一捋，王浩的四、五、六胸椎有一个弧度，刘旭晨掐住他侧弯的部位，用大拇指的指节顶住突出点，就像个千斤顶一样。力度到最大幅度的时候，让王浩配合一下，咳嗽一声，咳嗽的瞬间脊柱会放松，这时稍微一用力，脊柱的侧弯就被纠正了。

我们八诊正骨，调理脊柱，不用太大的力，不像平时医院里看到的正脊。这个显得非常轻松，不会有太大的感觉，最多三次就能完全正过来。

王浩做了一次之后，脊椎几乎就捋直了。他第二天训练后又来做了一次才彻底给正过来。之后我们又继续用八诊给他做舒经调理，就是让肌腱加固，防止下一次再出现侧弯。调顺了脊柱，人的气血、肌肉、神经就都正常了。我问他还有没有感觉颈肩部疼痛，王浩说肩颈部的疼痛已经完全消失了，走起来很轻松。治疗了三次以后，他们就出国比赛了。

后来，王浩在 2008 年的奥运会上得了第四名。在柏林世界田径锦标赛上，又一举夺得银牌，成绩提高很明显。第十一届全运会上，又夺得了 20 公里竞走的冠军。这是一个很典型的病例，中央电视台体育频道还专门就此录制了一期节目。

那在我们不去医院的情况下，怎么才知道自己的脊椎、骨盆正不正，是不是有偏斜呢？这个在家自己就可以检测。比如站在墙前，像站军姿一样，然后看看两肩平不平，看看两手是不是一样长。女性走路的时候如果裙子向一边转，比如腿前的跑到了腿侧，就说明脊柱、骨盆是有倾斜的。也可以像我前面说的那样，用两个手指捋脊柱的两侧，判断脊骨的位置。

汤瓶八诊对脊柱侧弯的治疗显著，耗时又短，就算没有特别明显的症状，如果运动后感到肢体疼痛，肌肉发紧，或者长时间保持一个姿势的人，都可以用骨诊来保健。

汤瓶八诊 养生方案

第三节　学会捋法，自己治疗颈椎病

保健方案 捋颈椎：从上到下用食指和中指，或者用两个大拇指整个捋一捋颈椎，让患者从心理到肌肉多方面放松。反复捋几遍，碰到肌肉紧张和椎体感觉不对称的地方，就要对这块进行治疗。

我的汤瓶理疗中心前段时间迎来了一群 20 多岁的美女俊男。他们是一个公司的，无一例外地在体检中检出了同一种病，所以集体到我这儿来治疗。

看着这群孩子，我开玩笑说："你们心真齐啊，得病都得同一种，公司凝聚力很强。"

他们都大笑了起来，外人还真看不出他们是有病的人。

这些孩子都是编辑，长期伏案写作或对着电脑，所以颈椎都出了问题。不是过弯就是变直，再有就是骨质增生，都是颈椎病的范畴。

我们汤瓶八诊治疗颈椎病，有一个共同的办法，就是改善颈部气血运行的状况，减缓颈椎的退化，只要做到了这一点，那些解剖上的改变，就会自动恢复，病人的症状也就随着消失了。

我治疗的时候先从上到下用食指和中指，或者用两个大拇指整个捋一捋颈椎，让患者从心理到肌肉都放松。反复捋几遍，碰到肌肉紧张和椎体感觉不对称的地方，就对这块进行治疗。放松完了就用拇指轻轻把突向一边的颈椎向中间顶过去一些，让椎体回到正确的位置上。它不挤这些神经了，血液也就流畅了。

脊柱两侧肌肉是相对的，所以一侧紧张，对侧也有问题，做了有问题的一边后，对侧也要按。放松完两侧以后，接着是按揉颈椎的中线，这个上面也会有很多痛点。找到痛点进行轻揉，就能改善局部的气血状态。

接着是放松脖子两侧的两条肌肉，有刮痧板的可以用刮痧板，没有的用手也可以。可以用大拇指、大鱼际去捋，这个很简单，谁都会。但血压低的人不要做太多，尤其不要两边同时做。因为这个附近有一个血压感受器，两边同时刺激这个部位，会导致人血压降低。

放松的要点是把深层的肌肉疏导开，让气血流畅。脑部供血足的话，心理上、精神上感觉就都好了。一般来说做 30 分钟也就够了，时间不要太长，如果超过半个小时对身体也是一种损伤。

做完后我问他们："怎么样？我们的理疗师按得好吧？"

一个小伙子一边摸着脖子一边说："挺舒服的，放松了不少。按摩的时候按的那几个地方都是什么呀，特别疼，但按完又特别舒服。"

我说："体会得还挺认真。放松的时候医生还给你们按了风池。风池的位置很高，基本上相当于第二颈椎的位置，这是颈部肌肉的高点，把这个地方放松好了，对付下面的结节就势如破竹，放松起来就简单多了。一般要按一到两分钟，先彻底放松附近的肌肉，然后点按风池。这时会有酸麻胀痛的感觉，是气血正在逐渐恢复的标志。然后是肩井，它在颈部和肩部的分界处，是一个交通要道，也要揉按一到两分钟，保证这个气血运行的最大关口的畅通。"

接着我又让他躺下，演示给他们看。"你们在家还可以在整条脊椎和脊椎两侧按压。就像这样，一节一节地往下按捋。这个动作做 10 分钟就行。这是奇脉走行的地方，奇脉在回族医学中很受重视，调理奇脉，可以改善全身的症状，从根本上增强人的体质，延缓衰老，治疗颈椎病自然不在话下了。"

汤瓶八诊
养生方案

孩子们学得很认真，我看他们很感兴趣，就又说："整个脊柱中，颈椎是最细的，活动最灵活，而稳定性也最差。并且颈椎又露在外面，受到风寒暑湿的侵蚀。像你们天天坐办公室的人，颈椎长期处在一个紧张的状态。所以颈椎这儿，十个人里头九个半都有问题。"

他们听了一个劲儿点头。现在的孩子们也不容易，虽然他们体力上不像我们以前那么累了，但是他们承受的压力比我们年轻的时候大得多。看到他们小小年纪就这疼那疼的，既感慨于他们的娇弱，又很痛心。家人之间、同事之间、朋友之间，茶余饭后彼此帮助按摩按摩，让大家都有个健康的身体是件多好的事啊。

第四节　人到五十当防肩周炎

保健方案 ❶ 刺血拔罐：在曲泽、曲池刺血拔罐，让血流出大概 10 毫升就可以了，留罐时间别太长，5 分钟即可。

❷ 汤瓶脚诊：回家洗脚的时候，整个按一遍脚，最痛的地方要使劲揉，每天都坚持。

❸ 枸杞羊肾粥：枸杞 30 克，枸杞叶 50 克，羊肾两对，羊肉 250 克，粳米 250 克，外加些葱白。羊肉性热，羊肾能补肾虚，益精髓。

这些年以来，我一直在到处宣传汤瓶八诊，主要提倡有病治病，无病强身。保健和预防是回医的一个基本理念。有很多疾病治疗起来既复杂又痛苦，但又是完全可以预防。回族很多日常生活习惯本身就是在自我保健，所以说回族医学或者说回族人的生活方式是有很多优点的。

肩周炎就是一个好预防，但一旦得了又特别痛苦的疾病。前两天我就碰到一位女病人，50 岁。她是做会计的，整天在电脑前面，一到下午肩就痛得厉害。医院说是肩周炎，不是很严重，让她自己回去锻炼，就是练爬墙。脸朝墙站好，然后把手放墙上，一点一点往上移，往高举。她怕疼，练了一个星期以后，越抬越低，最后连举平胳膊都不行了。再去医院看的时候，医生给开了营养神经的药，还让她继续活动。但是她特别怕疼，最后就找到了我这里。

我一摸她肩头是冰凉的，明显气血无法从这儿运行。就对她讲："肩周炎在我们回族医学看来，就是风寒湿邪停在了肩关节这里，阻碍了正常气血的运行。新鲜的气血呢，到这儿就绕着道走了。"

治疗她这种情况最快的就是放血拔罐。可我刚把针拿起来，她就一声尖叫："怎么还扎针啊，不是缺血吗？您这怎么还放上血啦？"我说："要想让蛋液流出来，我们得先在鸡蛋上打两个孔吧，一个道理啊，先放掉一部分不爱流动的淤血，才能调动这里的血液循环啊。"她听了我的话一副豁出去的表情，别过头去让我扎。我在她痛侧的尺泽放了点血，又拔了一罐。一般来说，肘部的窍穴反应比较明显，像曲泽、曲池这些窍穴，都很容易出现淤血，让血流出大概 10 毫升就可以了，留罐时间别太长，5 分钟即可。之后我又在她肩膀疼痛的地方也如此这般操作了一下，做完以后，她当时就感觉肩膀轻松了一些。

这位女病人兴奋地问我："这就好啦？"

我笑着说："早着呢。肩周炎就是肩膀这里的肌肉筋膜都粘在一起了，最直接的办法就是硬给撕开，不过这个你肯定受不了。再说你也不太严重，所以靠练汤瓶养生功和放血疗法是可以治好的。"

我让她连着来了一周，同时又告诉她在家自己治疗锻炼的方法。"其实放点血，拔个罐自己在家就可以做。回族早先很多疾病都自己在家治，哪有那么多大夫。现在人都金贵了，很多年轻人连拔个罐都不会了。你要是不愿意自己拔，可以在我这放血和拔罐。回家你就用擀面杖治。先把擀面杖加热，然后在肩部擀，也能把热量透进去。其他什么热水袋、红外线什么的，只要能渗热的，都可以起到一定的作用。"

我们汤瓶八诊有个上病下治的原则，就是上半身的病，如果做脚诊，一般疗效会特别好，我就让她回家洗脚的时候，整个按一遍脚，最痛的地方要使劲揉，每天都坚持。

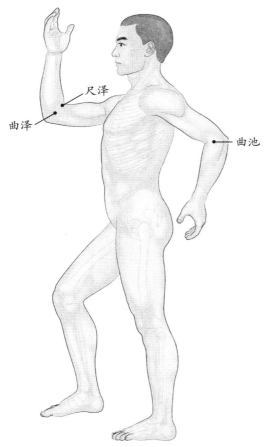

尺泽

曲泽

曲池

这几个穴位对于肩臂部的疼痛都有很好的治疗效果。有肩周炎时，这些穴位处的气血就容易淤滞，所以可以在这几个地方拔罐、放血、按摩来缓解症状，治疗疾病。

　　这么一套下来，一周后，她的胳膊就能举起来了。看到她一脸轻松的样子，我又嘱咐道："别以为这样就彻底好了。这个病又叫五十肩，就是人到 50 岁特别爱得这个病，尤其是女性。因为女性到这时一般都在绝经前后，内分泌紊乱不说，气血也变得虚衰，钙质也不足，所以要多锻炼身体。你回家后还得爬墙，还要保暖、补钙。我再告诉你个补气血的好吃方。"

　　她说："哟，还有好吃方。好啊，我就喜欢做吃的。"

　　我说："那最好。这是个粥，对更年期的女性特别好，50 岁左右的男性吃也好。这个叫枸杞羊肾粥。枸杞 30 克，枸杞叶 50 克，羊肾两对，羊肉 250 克，粳米 250 克，外加些葱白。把羊肾洗干净，切成小丁。葱白切成小段，羊肉也切细。枸杞叶放纱布袋里扎紧。然后把所有的东西一起放锅里像煮粥似的煮，等熟了后随自己喜欢加点调味品就行了，特别香。"

她一边默记我说的东西，一边自言自语道："还没用羊肾煮过粥呢。"

我对她说："我们回族人很讲究吃羊肉。羊肉性热，羊肾能补肾虚，益精髓，你吃正对症。50岁上下的人除了火大的，都应该吃些。"

她说："我记住了，回家试试，好吃了就经常做。"

我想这个枸杞羊肉粥的味道不会让她失望的。我建议50岁左右，尤其是经常伏案工作的女性，比如教师、编辑等脑力工作者，都要试试这道粥。还要多锻炼身体，勤做脚诊。因为这些人都属于肩周炎高发群体。此外，这些人还应该勤练汤瓶养生功，尤其是行功，能活动到肢体的很多关节，又不剧烈，是预防此类疾病的盾牌。

如果我们在年轻的时候就知道这个病的危害，并且知道哪些方法能预防它，再积极地实践，就能避免日后的痛苦了。

第五节　叩刺放血治疗坐骨神经痛很有效

保健方案　梅花针叩刺放血：用梅花针沿坐骨神经通路的压痛部位先后叩刺至出血，再在沿途的相关窍穴拔火罐。常用的窍穴有腰俞、白环俞、上髎、次髎、下髎、环跳、承扶、殷门、委中、委阳、悬钟、昆仑等，每次选两到四个窍穴。除了这些窍穴以外，还要找压痛点，每个人的压痛点都不一样。第一次叩刺的出血量要多一点，这样缓解疼痛的效果更好一些。每个窍穴一般出10毫升左右最好，以后出血量可以减半。7～10天治疗一次，3次为一个疗程。

很多人受了凉或者累了以后，会感觉腰痛，还带着一条腿疼，上医院检查，很多都是坐骨神经痛。简单点说，坐骨神经痛就是腰骶部位的神经发生了问题导致的疾病。有可能是神经本身有病了，有可能是身体里长了什么东西，比如肿瘤之类的，压迫影响了神经，但更多的是腰椎间盘突出引起的。坐骨神经从人的腰椎发出，然后沿着臀部、腿往下走，一旦腰椎间盘突出，或者滑脱的话，就会对坐骨神经造成压迫，会有疼痛、麻木等感觉。

知道了这个机理，我们治疗的时候也就可以有的放矢了。如果是腰椎间盘突出引起的，拍张片子，就能确定病情，然后通过正骨，让腰椎间盘复位，它不压迫神经了，症状就消失了。

马来西亚前财政部长端古·拉沙里，就有腰椎间盘突出的病症。因为腰部的疾患，他的下肢都不受自己控制了，再恶化下去就有瘫痪的危险。而这也正是汤瓶八诊的适应症，经汤瓶八诊脉诊的一次治疗，他就能下地走路了。

很多事其实大家看报道时都会觉得是道听途说，感觉上挺神奇，但也多将信将疑，只有亲身体验过，才会感叹于其中的神奇。端古·拉沙里也是如此，看到脉诊的疗效后，他才决定好好地跟我学习汤瓶养生功。从那时起，他就一直坚持练习，不但体质变好了，症状也基本消失了。

当然这是专业的医生才能达到的水准，在家里的话，就不能这么要求，要的就是一个简化的方子，方便大家操作。按摩是坐骨神经痛的对症疗法，在家的时候，大家可以按脉诊跟骨诊中的推拿手法施治。除此之外，还可以点按一下足三里、梁丘、委中、环跳，但是要注意，按摩窍穴的话，力度要适当。如果用蛮力的话，反而会使疾病加重。这些方法从根本上来说都可以缓解症状，让人感觉轻松一些，但是要彻底治愈，可能性不大。

相比较而言，梅花针叩刺放血的方法效果更好一些。用梅花针沿坐骨神经通路的压痛部位先后叩刺至出血，再在沿途的相关窍穴拔火罐。

常用的窍穴有腰俞、白环俞、上髎、次髎、中髎、下髎、环跳、承扶、殷门、委中、委阳、悬钟、昆仑等，每次选两到四个窍穴。

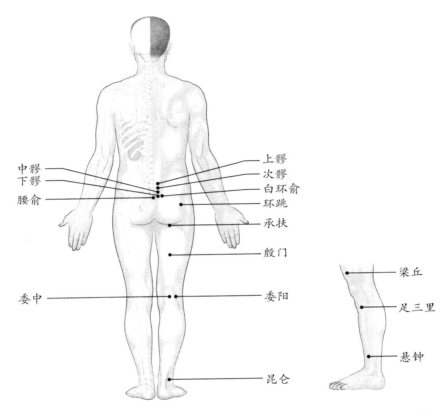

中髎
下髎
腰俞
委中

上髎
次髎
白环俞
环跳
承扶
殷门
委阳
昆仑

梁丘
足三里
悬钟

除了这些窍穴以外，还要找压痛点，每个人的压痛点都不一样，找的时候要有耐心。第一次叩刺的出血量要多一点，这样缓解疼痛的效果更好。每个窍穴一般出 10 毫升左右的血最好，以后出血量可以减半。7 ～ 10 天治疗一次，三次为一个疗程。这个方法对缓解坐骨神经痛的效果比按摩明显。

在我看来，相比治疗，更重要的是预防，不得病是最好的，得了病以后想办法治好那是等而下之了。

怎样预防坐骨神经痛呢？第一点是要防止受寒，可以说 10% 以上的病人都是受寒以后才诱发的坐骨神经痛，尤其是在冬天，要特别注意防寒。腰椎间盘病变导致坐骨神经痛的人往往都有肾虚的问题，所以经常吃一些羊肉炖枸杞或者在汤食中加些肉苁蓉都可以预防和改善身体的症状。

其次要增强腰部肌肉的弹性，使骨骼强健。汤瓶养生功里的很多动作都能直接活动到腰，像转五围能温补肾阳，熨丹田可以使脏腑的气血更充沛。除了养生功外，还可以在平卧的时候，用肩、头和两脚做支撑，腰背部向上挺，离开床，坚持 5~10 秒，这个动作直接锻炼背部肌肉，效果特别好。喜欢散步的朋友还可以倒着走，这也能锻炼腰部肌肉。如果是早期（一个月内）坐骨神经痛，非急性发作，配合汤瓶养生功进行治疗的话，效果很显著，跟不练功的比有明显差异。

对于已经生病的人来说，避免腰椎损伤最简单的办法就是戴皮腰围，可以起到固定作用。平时搬东西的时候也要注意，不要反复搬重的东西，搬的时候最好采取曲膝等动作，不要直接弯腰，这样可以避免造成腰椎错位，腰部肌肉受损。

掌握了这些办法，坚持锻炼，就可以在很大程度上减少患这些疾病的风险了。

第六节　找到腰痛点，防治腰肌劳损

保健方案 ❶ 刺血拔罐用梅花针叩刺腰部疼痛处至出血后加拔火罐。急性扭伤、挫伤出血量可稍大，慢性劳损出血可少些，劳损部位比较广泛时一般用走罐。

❷ 点按腰痛点：腰痛点在手背上第四、第五掌骨关节中间的位置，使劲点按这个位置 200 下，就可以缓解腰痛。

腰肌劳损，在现代人中是比较常见的疾病。30 岁以上的人普遍都有劳损的迹象，甚至在 20 多岁的人群中腰肌劳损也很常见。

腰肌劳损主要是不良的生活方式引起的疾病，长时间地保持一个姿势，导致了腰椎附近肌肉的疲劳。坐着的时候，腰骶椎是承受力量最大的关节，以前大家坐的多是硬木椅子，而且以前对坐姿要求比较严，讲究坐如钟。但是现在的孩子我看对坐姿的要求就差了。

生活条件好了，家具也都西化了，现在大家习惯坐在沙发上，经常腰向后塌，这样短时间感觉很舒服，但是坐久了，就会感觉很累，可以说现在人的腰肌劳损跟坐卧的家具不无关系。坐是这样，睡觉也一样，睡软床容易导致腰不舒服，所以一般来说，我碰到腰肌劳损的病人，除了给他用汤瓶八诊调理以外，都让他们回家坐硬座，睡硬板床，这两方面结合起来，效果很好。

很多人对腰肌劳损都不太重视，他们觉得不就是腰酸腰痛么，找个人按摩一下缓解缓解就行了。腰肌劳损远没有这么简单。大家都知道，我们的脊柱是身体的支撑，腰这里就这么一条骨头，而前面却有很多内脏器官。脊柱出了问题，内脏功能肯定会受到影响，具体到腰肌劳损来说，它会直接导致腰椎出现变形，这就会影响到肾脏的功能，很多经常腰肌劳损的人，会伴随性功能减退，就是这个道理。所以我们一定要深刻认识到腰肌劳损的危害，及早治疗，避免身体遭受更大的痛苦。

我一般用汤瓶八诊里面骨诊和脉诊的手法来调理，效果是很不错的。首先是点按奇脉，具体的部位就是从尾椎至环跳，再回按至臀中向下一直到脚跟，这条奇脉对调理腰椎包括腰以下的疾病都有很好的疗效，可以说是回族医学的独到之处。

按完以后是点刺放血，就是用梅花针叩刺腰部疼痛处至出血后加拔火罐。急性扭伤、挫伤出血量可稍大，慢性劳损出血可少些，劳损部位比较广泛时一般用走罐。

然后就是根据病人情况点压一些窍穴，选穴得灵活搭配，因为疼痛的部位不一样，具体表现也不一样。就比如说你要做一盘菜的话，你得用哪些主料，哪些作料，你用小火、中火，还是大火，这些都要根据当时的情形来调整。当然，对大家来说，掌握这些方式有点困难，下面我教大家一些简单的办法，每个人在家里都能操作。

一般来说腰弯的时间过长，或者坐的时间过长，就会觉得酸疼，直不起来。这时候按一下腰两旁的窍穴就可以了。还有一个办法，就是腰痛的时候，也可以按一下手部，因为手上有两个腰痛点，在第二、第三掌骨关节中间与第四、第五掌骨关节中间的位置，能找到两个很酸痛的位置。分别使劲点按这两个位置 200 下，就可以缓解腰痛。

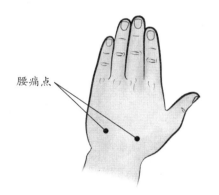

腰痛点

腰痛点很好找，用食指在中指与食指指缝、无名指与小指指缝间沿着骨缝向腕部捋，即可找到。

还有一个好办法就是艾灸，灸肚脐和腰都可以。这可以让气血正常流动，腰肌劳损本质上说也是气血运行不畅，艾灸腰部，能直接改善腰部气血，缓解疼痛。这个时候也不要找啥窍穴，只要找到腰部疼痛的地方就可以了，它一温热的话，就达到缓解症状的目的。

为啥艾灸肚脐也对腰肌劳损有很好的疗效呢？这个就要说到回族医学对人体的认识了。回族医学认为人体的前后左右上下都是相通的，换句话说，你一个地方出现病变的话，另一个地方其实也会有问题。就像道路一样，前面堵的话，后面肯定不畅，前面堵，后面也会跟着堵。肚脐在腰的正前面，所以艾灸肚脐也能改善腰后部的不适。

另外一点，肚脐和人们的先天之气有关，神阙就是这个肚脐眼。这个地方就是我们在母体的时候脐带的位置，脐带供应我们的气血和营养。我们一出生，把脐带剪断，开始用鼻子呼吸，用嘴吃东西，这就是先天转为后天了。但是神阙这个门仍然还在，我们通过艾灸神阙还是可以补益元气的。

一般来说，人过 30 岁以后，因为气血逐渐不足，就造成元气虚耗损伤。这个时候，经常艾灸或者带点儿力度点一点这个肚脐，一次十分钟左右，每天坚持，这对你的元气，对肾气有好处。元气充足，就百病不生。艾灸肚脐有两个办法，一个是直接灸，就是给肚脐里面放一点盐，拿着艾条熏。或者什么都不放，直接用灸炉灸，这些都可以。

掌握了这两个基本的办法，在家里就可以治疗腰肌劳损了。我之前给大家说过，腰肌劳损是一个生活方式不正确导致的疾病，会治疗这个腰肌劳损不是目的，掌握正确的生活方式，不得腰肌劳损才是目的。

那么除了坐硬凳子、睡硬床以外，还有哪些方式可以预防腰肌劳损呢？首先第一个就是锻炼腰部肌肉，比如每天清晨起来做抻拉，或者睡前做一下仰卧起坐，这都可以加强腰部力量，预防腰肌劳损。平时在公园的时候，可以试一下倒退着走，这也是一个平时保健的方法。另外，气血遇冷运行就缓慢，这样容易导致腰肌劳损，所以要注意保暖，不要洗冷水浴或在冷气房待得时间过长。

如果是年纪大的人，可以平时多喝一点用枸杞泡的八宝茶，《饮膳正要》等书中对枸杞的保健功用有明确的记载。忽思慧将枸杞列入"神仙服食"一章，说："枸杞能令人筋骨壮，除风补益，去虚劳，益阳事。春夏秋采叶，冬采子，可久食之。"此外还记载了"枸杞茶"、"金髓煎"、"枸杞羊肾粥"、"枸杞酒"等茶饮、酒品和滋补食品。对枸杞的保健药用价值做了高度的评价，枸杞能补肾，腰为肾之府，所以经常服用枸杞也能预防腰肌劳损的出现。

最后就是汤瓶养生功了。这个可以缓解腰肌劳损的症状，但更主要的是预防。未病先防很不容易做到，我也只能一而再，再而三地提醒大家。不过练功是慢活，要坚持，别指望一天两天有神奇的效果出现，但只要坚持，一定会有回报的。

第七节 治疗踝关节扭伤小妙招

保健方案 让患者坐好，捏住他脚腕疼的地方，然后让他用好的那条腿站起来，但受伤一侧的腿千万不要用力。如果他掌握不了平衡，可以用手扶他一下，但不要让他借你太多力。这样做两次就能好。

2008 年 8 月 18 日，我和几位华裔朋友一同在吉隆坡的一家饭店里观看奥运会 110 米栏比赛。刘翔一出现在跑道上，全场就沸腾了。刘翔在做热身的时候，我看到他的表情有点异样，动作也没有了昔日飞人的潇洒，刚跨过一两个栏竟然跪了下来！我和朋友不禁担心起来，难道是旧伤还没有好吗？但在比赛的发令枪响起的时候，刘翔还是起跑了，但还没有到第一栏就看到他一瘸一拐地离开了赛道。大家当时都感觉很遗憾，但更多的是担心。

过了几天，刘翔的教练孙海平的师弟、原国家田径队教练刘侠通过我的好友薛士荣打电话给我说："上海体委拟订了三套方案，其中一条需要寻求民间的传统方法对刘翔进行调理，你有什么好的治疗方案吗？"

我觉得作为中国人，能为亚洲飞人出一点力，是很欣慰的事。于是我配制了一些外用药，赶到了上海。这时上海体育局为了安全起见，已做了其他选择，正巧世界短跑亚军杨耀祖也因运动过度感到不适，我就安排跟随我 30 年的亲传弟子，也就是给王浩治疗过的刘旭晨为他调理。

杨耀祖的大腿根部深度痉挛，一加速就感觉像被牵住似的，刘旭晨当时用骨诊和气诊给他大腿深层进行治疗，做了两次，他去训练的时候就跑开了，能提速了，他和教练都非常高兴。这个问题已经困扰了杨耀祖的保健医生大半个月了，他就问刘旭晨用的是什么方法，刘旭晨告诉他用的是汤瓶八诊的骨诊和气诊。最后，他们把比赛时穿的阿玛尼运动衣赠送给刘旭晨作为纪念。

世博前期，刘翔、薛士荣等很多体育界的人士都建议我来世博展示汤瓶八诊，有一位从小跟我一起长大的朋友王世强，本着弘扬民族医学，造福广大人民的初衷，要慷慨出资，将汤瓶八诊引入上海，在他的坚持下，汤瓶八诊在世博之际进入了上海，并被上海"民族、民俗、民间世博外围中华元素馆"选为唯一的 VIP 馆，也就是现在的汤瓶八诊展示中心。

其实，汤瓶八诊疗法对骨科疾病疗效非常好，要知道回族的先祖是马背上的民族，摔伤是常有的事，所以特别善于治疗骨伤，例如元代回回医创制的治疗跌打损伤的金丝膏药，疗效极佳，享誉江南。现在宁夏的张氏回医正骨也有一定的影响力。

有一次我在国外参加一个医学会议，我在会上重点介绍了汤瓶八诊的骨诊和气诊。那个会要开三天，我是第一天作的报告，大家反响都很热烈。第二天中午就有一个人找到我，说也是来参加会议的，是欧洲的一个教授。与他同来的小儿子昨天不小心扭了脚，今天去医院拍了片子，然后做了冷敷处理，弄完后反倒不能动了，一走就特别疼。他觉得我昨天的报告说得挺神奇，就把这个孩子带过来，请我给看看。

孩子十几岁，拄着拐杖来的，我心想：这么严重，不是骨头出了问题吧。我先给他检查了一下，摸了摸骨头，又看了刚才拍的片子，发现骨头没事，就是不敢走，一走非常疼，我心里这下有底了。

我就对这个孩子说："半个小时我就能让你站起来。"他们听了都不信。孩子的爸爸跟我说："杨教授，你昨天主讲了汤瓶功里的气诊和骨诊，请用这两种方法给我的孩子治疗好吗？"还是命题作文，我想他这

汤瓶八诊
养生方案

个病用气诊和骨诊也很对症，就一口答应了。

我先用气诊给他在踝部梳理了一下，然后在他脚腕背部按揉和弹拨。脚腕是异经之一，把这个地方的气血疏通了，就能很快消除淤血和肿胀。做完以后，我就让他站起来。他一个劲地摇头。

我说："没事儿，我扶你站起来。"等他站起来后我放开了手，说："你自己走走看。"他还是摇头。

我说："你现在能站起来就能走，没事儿，你走。"他就试着慢慢挪了一步，然后瞪大了眼睛看着我，又低头走了几步，马上对他爸爸兴奋地说了一通。翻译告诉我，他是说像变魔术一样，太神奇了，真不疼了。我让他蹲下，他马上就蹲下了。当时在会场引起很大的轰动。

汤瓶气诊的确有效，但不是所有人都能掌握，那老百姓扭伤了要怎么办呢？其实我有更快的方法，如果当时不是孩子的爸爸坚持，我本可以用这个更简单的办法给他治疗。这里我就把几个常用的治疗踝关节扭伤的办法教给大家。

首先一点是要判断病情。如果是骨头有问题，肯定要去医院。如果是软组织受伤，就可以自己处理。有一个特别简单的办法，我用过很多次，特别管用。就是让患者坐着，捏住他脚腕疼的地方，然后让他用好的那条腿站起来，记住，受伤一侧的腿千万不要用力。如果他掌握不了平衡，可以用手搭他一下，但不要让他借你太多力。这样反复两次，马上好。

不过我要再多说两句。我经常看到扭伤了的人马上就按摩，尤其自己在家随意按，是不太好的。一般来说，为了安全起见，24小时内最好不要直接按摩，可以先用凉水敷一下，然后等过了24小时再按摩。

24小时以内，可以通过按揉手腕的办法来改善脚腕的症状。这个是我们汤瓶八诊里面骨诊的一个内容。我们身体里的骨头是骨骨相连的，彼此可以传导。你点这一个骨头它会传到其他骨头上去。人身上的关节点就像一个开关，你按一下，灯就亮了。所以疏通了人体的一个地方，全身的气血就都疏通了。

汤瓶诊法讲究下病上治、上病下治，所以如果手腕有事的话也可以通过足部来解决。这个也不用什么特别的手法，你按就行了，但是要按一定的时间，一般要 15 分钟才可以。

等 24 小时以后，就可以用汤瓶末梢经络根传手法按摩局部了。先用拇指指尖或指腹在脚踝部位用力按揉，然后用拇指指腹沿着脚腕的腱鞘、骨缝上下推动。接下来让患者躺下，一手托患者的足跟部，另一手握住患者的前足部，环形摇动踝关节，慢慢加大摇动的范围，顺逆各 10 次。摇完了握住患者的脚，做极度背屈及背伸数次。最后让患者俯卧，如果能在臀部找到压痛点，就在痛点按揉，力度稍大，同时活动脚踝。

这种治疗方法对偶然的扭伤比较适用，但如果是经常性的、习惯性的踝关节扭伤，就是气虚的一种表现了。这个平时就要注意锻炼，多练拔跟提气，补充身体的气才能强健骨骼，让关节变得壮实起来。

第八节　以火攻寒，回医火疗是老寒腿的克星

> **保健方案** 回医火疗：先在膝盖上垫上纱布，然后把配好的药末放上去，上面再盖一层厚点的用醋浸湿的纱布。把长筷子缠上棉花，蘸上酒，用打火机点着，往膝盖上拍。

我在北京有很多朋友，每次到京我都不敢先告诉他们，否则一定让我住在他们家里，绝对不让住宾馆的。老郭家就在奥林匹克公园附近，上次我到北京在奥林匹克公园里给学生们上课，正好跟他遇到，被他拽到了家里。

老郭家很敞亮，南北通透。他 80 多岁的老母亲住在南屋，我是第一次到他家，刚进门就听他母亲在屋子里叫："小郭子啊，帮我把窗户关上，风大。"我随他进去给老人家问好。大夏天的，老人竟然穿着衬裤，充裕的阳光照射进来，屋子里闷热异常。

问过好后我就说："大妈，开开窗透透气，不容易生病，总关窗不好的，还热。"

老人家笑得很慈祥："不行啊，我老寒腿，不禁风，关节炎。"

我掐了掐她的关节和小腿，看来病了很久了，腿部的肌肉已经萎缩，但关节没有肿大的迹象。我问她这个病是怎么得的，老郭这时正倒茶进来，说："我妈不是关节炎，她自己总说自己得的是关节炎。其实是年轻的时候冻的，老寒腿。"

的确，老寒腿不是关节炎，老寒腿一般都是因为工作或生活环境寒冷潮湿而引起的关节痛，而非关节炎。老寒腿的发生与复发，跟寒冷潮湿的环境关系密切。受影响的关节主要是腰椎和膝关节，表现为关节疼痛，所以常被人误以为是关节炎，其实这种病的发病范围可以是全身。一般来说，只要脱离寒冷潮湿环境，关节痛即会逐渐消失。

老寒腿是一种环境病，患者对天气变化非常敏感。一旦降温或者变天，患者马上会有反应，比天气预报还准。由于老寒腿只表现为关节痛而非关节"炎"，因此没有必要用抗生素治疗，更不必用激素。

我说："您老有活动吗？"老人家说："活动不了，疼。"我说："不动不行啊，您看您这腿瘦的，不动腿上的肉一点力气都没有啦。"

老郭说："妈，他是有名的大夫，让他给你治治。"老人家笑着说："还是个大夫啊，西医还是中医啊？"

我也笑了，说："哈哈，都不是。今天恐怕不行了，明天我办完事晚上弄点药，再来给您老治治。"

老人家只知道中医、西医，根本就没听说过回医，我也不跟她多解释，第二天就带了药径直到她家里。

湿寒引起的病最好用火疗。我先在她膝盖上垫上纱布，然后把配好的药末放上去，上面再盖一层厚点的用醋浸湿的纱布。我让老郭把他家的长筷子找出来，缠上棉花，蘸上酒，用打火机点着，就要往老人腿上拍。

老人开始看着我做，觉得有意思，这时又是筷子又是火的，她连忙用手拦住我，问："不用火，不用火，烧到怎么办？"我看她像个老小孩似的，笑着说："放心吧，我把自己烧了也不敢烧您啊，我先弄一下，您看着。"说着我轻轻在纱布上有药的部位拍打了一下，她一看真不烫，就不再拦着我了，不过我每拍一下，她都闭一下眼睛，皱一下眉，样子很有趣。我在她关节处，主要是膝盖两侧重点拍打，拍到皮肤有些微微发红，她也感到有些发烫就停下了。

拍完后我问她感觉怎么样，她连说舒服。我对老郭说："那个药是乳香、没药、白胡椒、荆芥打成的粉末，以后你就可以给老人家这么拍拍。筷子上的棉花要弄紧，蘸的酒不要太多，别流下来，要不容易烫到其他部位。"

回医火疗特别有助于药物的渗透，使药物直接作用到有病的部位，所以效果特别好。尤其在冬天，晚上这么打一打，一冬天都好过。乳香、没药、胡椒都是当年由中东穆斯林传到中国的，是回医最常用的药物，味道辛香浓郁，很快会走窜到关节各部，产生疗效也很快。

我走的时候又嘱咐老人家要尽量运动，不直接活动关节，但是要做汤瓶卧功，体力允许还可以练汤瓶行功。得老寒腿的人往往怕疼就不爱动，这样肌肉慢慢就萎缩了，腿上越来越没劲，所以得逼着自己锻炼。

我走的时候老人家送出来很远，拄着拐杖，在楼门口一直跟我摇手。多可爱的一位老人啊，你对她好一点点，为她减轻一点点病痛，她都会铭记在心。可是凭我一己之力，又能亲手医治多少人呢？所以希望汤瓶八诊能快快地推广起来，让更多的人学会，能为自己和家人减轻病情，解除痛苦。

妇科保健方案

第一节　四种外部疗法治乳腺增生

保健方案 ❶ **乳房提拉法**：先从乳房外侧往内侧做提拉的动作，然后旋转着提拉过来，这样反复按摩几遍，对缓解乳腺症状有很大的帮助。

❷ **乳腺增生热敷法**：金银花、蒲公英各30克，全瓜蒌、赤芍、丝瓜络各20克，生甘草、路路通各15克，文火煎30分钟，药渣就可以取出来热敷乳房。

说来也奇怪，从国内到国外，不管是北京、上海、山东、宁夏等地，还是马来西亚、阿联酋、卡塔尔等国家，到我开设的汤瓶八诊调理中心来的女性中很多人都有乳腺增生的问题。而且她们的年龄层跨度很大，20多岁的小姑娘就得这个病的也屡见不鲜。

说起来乳腺增生也不是什么大病，早预防、早发现、早治疗，应该是不会有大问题的。但如果不注意，让它自由发展，也有可能引起严重的后果。乳腺增生是因为气血两滞引起的，气滞成病，血滞成疮。所以得了这个病后要注意调节情绪，不能总生气，更不能把什么事都憋在心里。

周小姐是一位台商，在外人眼里，她是成功女性，风光亮丽。她的能力，她取得的成绩，跟男人比也毫不逊色。但实际生活中，她过得可并不轻松如意。

周小姐30多岁的年纪，在广州开了家服装厂，为了事业她一直都没结婚。有一次她到北京办事，顺便到我的理疗中心来，那时正赶上她月经前期，乳房疼得她都不敢走路。我听说她的这个情况就想让中心的女理疗师给她调一下，但是她笑着拒绝了："这个病我以前治过，治不好的。而且就是疼，挺一挺也就过去了，很多女人都有的。"看她还不以为然，我就对她说："一个病得的人多了，不代表它就是正常的。我跟你这么熟，有话我就直说了。你都30多岁了也没结婚，不生小孩不哺乳，激素在你这个年纪最旺盛，但是你不给它一个发挥作用的机会，乳房没机会发挥它的作用，不能二次发育，它不增生才怪。不过我也不说要帮你治好，你就在我这里试试，反正现在你也没别的事。"她就在我的安排下做了脉诊。

结果做完后她赶忙来到我的办公室，对我说："真的不那么胀疼了，不是心理作用吧？"我笑着说："就算是心理作用又怎样，能治病就行，管它是心理作用还是脉里的作用。"

我治疗乳腺增生的患者很多，三个步骤，基本上都能让她们对回医刮目相看。首先是调理心情，其次是调理睡眠，最后是局部治疗增生，这三方面加在一起，效果相当不错。

乳腺增生也可以说是女人的情绪病，心情不好的时候容易得，已经得了的还会加重。为什么这么说呢？俗话说，气大伤肝，肝一旦不能控制气血，气血就会在乳房郁结。所以要治疗乳腺增生，首先一点就是要保护肝脏，调理心情，缓解肝郁的症状。

另外一个问题就是睡眠，我们都知道，肝是藏血的，白天的时候，我们要做各种活动，这些活动都需要气血的支持，到了晚上，我们休息的时候，血液回到肝脏，濡养肝脏，为第二天的活动做好准备，所以说，睡眠对于肝脏有特别重要的意义，睡眠调理好了，肝脏的功能就会随之改善，乳腺的症状也会跟着缓解。

调理心情、改善睡眠我最常用的办法是脚诊和脉诊。告诉她们每天入睡之前，必须泡脚，而且泡脚的时间要长一些，至少在 20～30 分钟，泡脚的时候配合按揉脚部窍穴。不熟悉窍穴的位置也没关系，只要找到脚上压痛最明显的点，然后用力按揉就行，每天都要坚持半小时以上。效果相当明显，一般两周后症状就会大有改善。

最后一个就是做乳房局部的按摩，直接改善局部气血循环，调理乳腺增生。穆斯林洗大净小净不但有去秒净心的作用，同时可以把病痛从身上带走，所以在每天洗澡的时候，我们要珍惜被水净化的机会。在沐浴的时候，你抹上沐浴液后，做我下面说的这个按摩，因为身上很滑，你做提拉的动作比较好做。先从乳房外侧往内侧做提拉的动作，然后旋转着提拉过来，这样反复按摩几遍，对缓解乳腺症状有很大的帮助。

这个按摩比较简单，也不用特殊窍穴的按摩。但是有一点要注意，提拉前我们首先要在增生的位置和它的四周进行一些轻微的按摩，按了以后，再在整个乳房全方位大面积地做，就是我刚才说的提拉。

像这位周小姐，她忙起来可是连喘气的工夫都想省去的，哪还有时间去做什么健身的运动。我就告诉她："就算你平时再忙，也要做一些扩胸运动，可以改善乳房的供血。你感觉有点累的时候就做一下扩胸，一次不用太多，四五下就足够了，一天多做几次，总共有二三十下就行。我还有一个热敷的方子，你也可以试试。金银花、蒲公英各 30 克，全瓜蒌、赤芍、丝瓜络各20克，生甘草、路路通各15克，文火煎30分钟，药渣就可以取出来热敷乳房。煮出来的汤药可以早晚各服一次，很多女性嫌苦，不愿意喝，只是用来热敷也可以。"

晚上在家看电视的时候，就可以边看边给乳房做做提拉按摩，提拉这种手法，它有一个往外排放的作用。在家做的时候一般做40分钟左右最好。当然，练习汤瓶养生功也是必不可少的。

最后一点是饮食方面的问题，所有乳腺增生的患者，我都会劝她们尽量不吃人工喂养的鸡，人工养殖的黄鳝、甲鱼以及蜂胶、蜂乳这些东西，因为里面含有大量的激素，会严重扰乱我们的气血。乳腺增生的病人气血运行本来就有问题，吃了这些东西只能是雪上加霜，病情会变得越来越严重。最近还流行吃豆，什么绿豆、黄豆、黑豆的，但是这些豆类食物里植物激素含量太大，所以已经有乳腺增生的女性朋友不能多喝豆浆。最好是吃一些新鲜蔬菜，按照五行来说，肝属木，吃一点绿色的蔬菜，就是一个很好的养肝的办法，也能改善乳腺增生的问题。

第二节　两服药食平寒热，脉诊脚诊治痛经

保健方案 ❶ 胡萝卜炖羊肉：胡萝卜300克，羊肉180克。羊肉切块焯好后，倒入油锅中翻炒至颜色发白，然后放入胡萝卜块及调味料，倒入清水，中火烧开转入小火炖半小时直至羊肉炖烂了为止。

❷ 茱萸白药膏：吴茱萸和白药的比例是2：1，用陈醋调成膏状，取蚕豆大小敷在肚脐上，用胶带固定。从月经前6日开始贴，到月经结束后6天为止。每天换一次，连续3个月。

在马来西亚传播汤瓶八诊的过程中，我治愈了很多患者，长时间相处下来，他们都跟我像朋友一样，法蒂玛就是其中一个。法蒂玛是个很纤瘦的女子，三十五六岁，身体一直不太好，但也没什么大病，我前前后后给她调理过一年多，她才告别了病恹恹的状态。去年夏天，我回宁夏待了一个月，法蒂玛正好从吉隆坡到宁夏办事，特意到我家来看我。我叫来了我妹妹作陪，大家都是老相识，在一起很是融洽。

席间，我看法蒂玛不大吃东西，表情也很不自然，就问她是不是饭菜不合胃口，她犹豫了下，小声在我妹妹耳边说了什么。妹妹听了后笑着说："原来是这样啊，那你干吗不说出来呢？难得有机会，现在两大专家一起给你会诊，你看你面子多大。"

法蒂玛不好意思地笑了，把她不舒服的原因告诉了我。原来她最近一段时间每次月经的时候肚子都隐隐作痛，不是很剧烈，所以忍忍也就过去了。

法蒂玛一向体弱，从气色一看就是气血两虚导致的痛经。我妹妹问她："你月经颜色偏淡，而且量也比较少，痛得不会太剧烈，主要是<u>丝丝拉拉</u>地痛，对吧？"她连连点头，瞪大眼睛看着我妹妹，连连问怎么办。

我说："现在桌上有一道菜就治你这个病。"她马上在桌上看来看去，但就是拿不准是哪道。我指着胡萝卜炖羊肉说："治疗气血不足的痛经，我特别推荐你多吃点这个菜，这可是一道名菜，可惜没加枸杞，如果加上枸杞炖出来的营养价值很高，又补气，又补血，又养肾。"

羊肉是热性的，能大补元气，能够补益气血；枸杞直接温肾壮阳，增强体质；胡萝卜可以理气健脾，让羊肉的营养充分吸收。这个菜还有明目的功效，胡萝卜和羊肉一起炖，胡萝卜转化成维生素 A，这个对眼睛很有好处。所以我特别推荐那些气血不足痛经的女孩子试一试这道菜。

这道菜做起来也很简单，取胡萝卜 300 克，羊肉 180 克。羊肉切块焯好后，倒入油锅中翻炒至颜色发白，然后放入胡萝卜块及调味料，倒入清水，中火烧开转入小火炖半小时直至羊肉炖烂了为止。

我们回族人一般身体都比较壮实，这跟我们的饮食习惯不无关系。我们喜欢吃牛羊肉，手抓羊肉、炖羊肉、红烧羊肉。很多女孩子都跟我说羊肉膻，难以下咽，那是没做好，羊羔肉做出来其实好吃得很，就跟土鸡味一样。因为这样的饮食习惯，所以回族人气血虚的比较少。

法蒂玛高兴得不得了，不用吃药就能治病，这样的方子哪里去找？她说要把这个方法告诉她所有痛经的朋友。我说："这可不行，人家试了可能就没用，肯定要说我是个骗子啊。"

她纳闷地问："怎么你告诉我就有用，我告诉别人就没用了呢？"我给她解释："气血淤阻导致的痛经刚好和气血不足导致的痛经表现相反，月经的颜色很深，疼得剧烈。导致气血淤阻不通的原因很多，但是最常见的还是寒凝痛经。寒凝血淤的痛经最明显的表现就是来月经的时候小腹发凉，月经有很多血块。像这种寒气比较大的痛经，等到来月经的时候，得用红糖水煮老姜喝，这样痛经马上就可以减轻，甚至于不痛。我还有一个很常用的方子，就是茱萸白药膏，这个药膏是用吴茱萸末和云南白药调成的，吴茱萸和白药的比例是 2∶1，用陈醋调成膏状，取蚕豆大小敷在肚脐上，然后用医用的白胶带固定，家里没有的也可以用风湿膏把药贴住。从月经前 6 日开始，到月经结束后 6 天为止。每天换一次，连续 3 个月。吴茱萸能温经散寒，疏肝解郁，行气止痛，温肾暖胃。白药活血散淤，所以这个方法治疗寒凝血淤的痛经疗效非常好，有效率在96% 以上。"

法蒂玛似懂非懂地点点头，我又对她说："如果实在是分不清自己属于什么痛经，这也不要紧，还有两个办法，对所有的痛经都有效。

"第一种是汤瓶八诊的脉诊。就是从阴陵泉向下推，推到三阴交，并且在阳陵泉和三阴交重点按摩，每天一次，半个小时。从月经来之前一周开始，一直按到月经结束后一周。我给很多痛经的女孩做过这个脉诊，效果都特别好，有的只在月经前推了三天，经期就没疼。这个不用到医院做，自己在家做一样有效。这条经脉止痛的效果特别好，对所有类型的痛经都有很明显的疗效。

"除此之外还可以用汤瓶八诊的脚诊。你告诉你那些朋友平时多用热水泡脚。手脚就是身体的末梢，末梢的经络特别集中，所以这是治病的关节点所在。泡完脚后反复用两只手去摩擦涌泉，因为这个涌泉是肾精的第一个窍穴，对肾有直接的影响，肾主二阴，所以经常按摩涌泉，就会改善痛经。按完涌泉两只手同时握住脚腕，像拧东西似的，两只手向相反的方向来回转动，也就是转五围的动作。这样一下就能刺激肝、脾、肾、胃等与经血直接相关的脏器，再也没有比这个更全面的了。"

法蒂玛笑了，跟很多患者一样，她也喜欢用放之四海而皆准的方法。而且她在马来西亚就多次体验过汤瓶八诊，知道它的效果。

我的朋友回国了，希望下次我再在异国他乡遇到她的时候她已经完全摆脱了恼人的痛经，并且希望她的朋友们也从回医，从汤瓶八诊中受益。痛经是让女性倍感痛苦的事，但同时也是很好治的病，希望有更多的人可以实践汤瓶诊法，自己动手恢复自己的健康。

第三节　敷脐治带下，内病外治更轻松

保健方案 ❶ 敷脐法：把30克芡实、30克桑螵蛸、20克白芷放在一起，研成细末，用食醋调成糊状，敷在肚脐的位置，用胶布固定。这些药主要是清热化湿，肚脐是人体内外相通的一个大通路，而且肚脐的位置离外阴也比较近，所以比直接口服效果来得更快。

❷ 拔跟提气：这是养阳气、增强免疫力最好的方法，尤其对于妇科病来讲，它针对性更强，可以直接锻炼阴部。

带下自古就是妇科的一个常见病。得带下病的现在的比以前的多，城市的比农村的多，生活讲究的人比不修边幅的人多。以前回族住的条件很不好，卫生条件比现在差很多，但越是这样越不得这种病，这是为什么？主要有两个原因。一是穆斯林不论外部环境怎么样，但是很讲卫生，洗大净洗小净，生活也很规律。二是条件艰苦一点其实是好事，人不会太安逸，吃的东西天然，也不会生活在过度洁净的环境里，自己就有这方面的抵抗力。

小周是典型的"科技妇科病"一族。为什么这么说呢？小周今年刚满30岁，结婚三年了，为了事业也不想要孩子，就一直吃避孕药，吃了一年后不但乳房胀痛得不行，白带也像胶质的一样，还变成了黄绿色。她找到我的时候一脸不解："大夫说跟吃避孕药有关系，可是避孕药不是安全的吗？"

现在西药品种越来越多，是好事也是坏事。避孕药是人类一大发明，可以让你想不要孩子就没有孩子，但是这个避孕药真像广告里说的一点副作用没有，可以随便一直吃？找我来看妇科病，尤其是带下病的很多女性都是在吃避孕药期间患上的病。为什么呢？因为长期使用避孕药，会导致身体内激素分泌的紊乱，整个内分泌发生改变，各种微生物就容易在阴道繁殖，导致带下疾病的出现。过多使用抗生素也会出问题，会导致体内阳气减少，阳气是抵抗外邪的，阳气减少，外来的邪气就会容易侵犯人体，所以这两种人要特别注意。

小周这种带下颜色黄绿，有时夹有血丝，味道恶臭，属于湿热型的。我告诉她把30克芡实、30克桑螵蛸、20克白芷放在一起，研成细末，用家里吃的那种醋调成糊状，敷在肚脐的位置，用胶布固定。每天一次，连用一周，每天晚上贴好，第二天早上取下就行。这些药主要是清热化湿，肚脐是人体内外相通的一个大通路，而且肚脐的位置离外阴也比较近，所以比直接口服效果来得更快。

我也让她回家以后多做拔跟提气的动作。拔跟提气是养阳气，增强

汤瓶八诊
养生方案

免疫力最好的方法，尤其对于妇科病来讲，它针对性更强，可以直接锻炼阴部。但是有一点要注意，那就是在练的时候一定要树立信心，告诉自己病症肯定能治好。病能听懂身体的语言，能听懂你的话，你整天说你的病治不好，那你的病能治好才怪。所以一边拔跟提气，一边要想自己的身体很健康，如果已经得病的朋友，就要想，自己的病肯定能治好。

小周用了 5 天的药就打电话给我，说症状消失了，问可不可以停药。我就怕这种患者，小周还是好的，能打个电话问问，有的干脆就自己做主把药停了，结果过不了两天就又复发。我告诉小周不能转好了就停药，但也没必要多用，比如让用 7 天的，就不要连着用十天半个月。还有很多人由于反复发作，最后就放弃了，其实无论看什么病，都要有信心，只要坚持，使用正确的疗法，带下病都可以彻底治好。

半个月后，小周去附近的医院复查，白带正常了。她兴高采烈地买了很多吃的来看我。我看了看她买的东西，不禁哑然失笑，都是些小孩子爱吃的零食。我对她说："你呀，这个病还真该你得。这些都是你平时也喜欢吃的东西吧？又是巧克力又是蛋糕的，甜食会影响脾的功能，导致身体产生湿热。以后可要少吃。"

她表情很是痛苦，看来甜食对她的诱惑很大。我又告诉她："除了甜食，油腻的食物也得少吃，像奶油、各种动物油脂，这些食物有助湿增热的作用，会增加白带的分泌量，并影响治疗效果。不过像酸奶这种东西倒是可以多喝点，对女性好。"

小周虽然贪嘴，但意志力还好，我说了她后她就真改变了饮食习惯，也一直没复发过。

最后我还要再啰唆一句，有这种疾病的患者平时要多注意自己的生活习惯，别给自己加压，别吃容易致病的食物。这虽不是什么大病，但也很折磨人，不能因为难以说出口就忍着，一定要去医院积极配合医生治疗才好。

第十一章　妇科保健方案

第四节 勤练养生功，轻松度过更年期

> **保健方案 ①** 汤瓶养生功：不但能强身，温补肾阳，更能静心。肾是我们身体最重要的元气储存地，肾中元气充足，才能轻松度过更年期。**②** 胡桃粳米粥：胡桃仁 50 克，粳米 100 克，把胡桃仁磨成粉同粳米煮成粥。这个方子有滋阴固肾、润肠纳气的作用，对那些感觉更年期发热、急躁的女性效果很不错。

更年期是女性的一个必经阶段，很多人都会在这个时间出现一系列的问题，所以很多女性朋友对更年期有一种恐惧，其实这是不必要的。

准确地说，更年期是女性内分泌重新调整的一个过程。危机危机，就是说危险中一定带有机会，更年期也是如此。我见到很多女性，更年期前有很多疾病，但是过了更年期以后，原来的病反而没了。

但大部分女性在绝经前后都会有些问题，我在宁夏回民医院的时候，有一个女患者问我怎么能避免更年期的问题，因为她家里所有的女性更年期症状都特别明显。身上一会儿冷一会儿热，脾气火爆得不行，见火就着，腰酸疼得成天用手撑着。那时她还没有这些问题，只是天天看着两个姐姐都这样，心里怕得很，就问我有没有办法预防一下。

她这样未雨绸缪是对的，等到症状出现了我们再对症治疗，只能永远走在疾病的后面，这是下下之策。回族医学的高妙之处在预防上体现得特别突出，我们有个好办法，那就是从根本增强我们的身体适应性，让它尽快适应这个更年期的变化，进而为更年期以后的健康打下坚实基础，这个办法就是汤瓶养生功。

汤瓶养生功不但能强身，温补肾阳，更能静心。大家都知道，肾是我们身体最重要的元气储存地，肾中元气充足，我们才能长寿，如果元气不足，即使寿命比较长，也一定会出现老年痴呆等症状，那就没有任何生活乐趣可言了。女性在更年期之前，身体多多少少总有一些疾病，每个人体内都有一些垃圾，很难彻底清理出去，越积越多，我们可以趁更年期这个机会，把身体彻底清理干净，这样过了更年期以后，我们就会有一个健康的晚年。

这个女患者是特注重养生的人，除了汤瓶养生功，她还问我有没有好的食疗方子。我说："这个你算问对人了，我这里真有个好方子，我妹妹就经常吃，对女性特别好。"她马上掏出个小本，看来是有备而来啊。

我笑着说："这个还用记啊，简单得很，我一说你一听就记住了。就是用胡桃仁 30 克，粳米 100 克。把胡桃仁磨成粉同粳米煮成粥。这个方子有滋阴固肾、润肠纳气的作用，对那些感觉更年期发热、急躁的女性效果很不错。"她又问一天吃几回，什么时候吃。我说："这又不是吃药，你想吃的时候就吃，不就是喝粥嘛。"

这位女患者按我说的方法练了两年汤瓶养生功，还固定每周吃两次胡桃粳米粥，她绝经的时候完全没她两个姐姐的症状。

很多健康问题是会有家族倾向的，但也不是命中注定你就要遭这份罪，所以勤快点，对自己上点心，就可以过一种完全不同的生活。

第五节　茶疗祛斑要持之以恒

保健方案 ❶ 美容祛斑茶：用干玫瑰花 30 克，冬瓜皮（或苦瓜干）30 克泡茶，经常喝，有活血理气、祛斑美容的作用。

❷ 莱菔萝卜饮：莱菔子即萝卜子，用文火炒焦且有香气后，晾凉、去皮、碾碎，每餐饭前冲服 6～9 克，连服 3 个月。

美容是女性永恒的话题，不管有钱没钱，也不管国内国外，只要是女人，就没有对自己的脸不重视的。

王女士是我的朋友，40多岁，美籍华人，生意做得很大，很有钱。唯一让她耿耿于怀的就是在颧部、面颊、额头、鼻子附近有很多深褐色的斑块。

为了这张脸，她可没少想办法，各种化妆品，各种药，包括什么激光祛斑、各种美白的技术都试了一遍，非但没有减轻，反而越折腾越重了。平时我们都忙，也没机会见面。今年我在上海筹备世博会的事情，她正好也来上海办事，终于让她逮到机会，非让我给她治治这个斑不行。

我说："这个你治不好。"

她马上反驳："怎么是我治不好，要是治不好也是你治不好啊，你才是医生。"

我说："那我把方法告诉你，你看是我治不好你，还是你治不好自己。"

我告诉她的是汤瓶八诊里的水疗。每天晚上让家人用尖嘴长把的壶装40℃左右的热水，瓶嘴距面部皮肤10～30厘米。从上到下，从左到右浇前额，反复3～5次。再浇双侧的四白、迎香、地仓这条线。也是由上向下、先左后右，同样3～5遍。浇水的时候要想着脸上的杂质都随着水被冲走了。

水疗后用双手食指和中指依次按阳白、印堂、四白、迎香、太阳、承浆，先顺时针按揉10次，再逆时针按揉10次，然后双手手掌在面颊部和颧部轻拍30次，使局部皮肤发红发热。

她听了以后连连大叫："够了够了，我只是想要治脸，干吗做这些个啊，我可坚持不了，没时间。"

我笑着说："你看，不是我不告诉你方法，是你自己不想治。"

她哭丧着脸说："你就成心难为我吧，这多费事啊。你不是有很多好的食疗的方子吗？告诉我一个。"

我解释道："这种脸上的病只是一个表象，根子还在身体的内部，就像海里面漂了一大块冰山，露出来的只是冰山一角。你就算想办法把这个表面的东西弄好，过了不多久，海面下的东西还会照旧浮上来，所以你之前那些办法都没什么效果，要想把你面色调理好，彻底治好你这个病，就得从根本上把你的内分泌调理好了。汤瓶水疗对改善全身状态，调整面部皮肤特别好，可惜你还不识宝。

"我倒是还有两个回族茶疗的方子，你试试看吧。第一个就是我自己配制的美容祛斑茶。就是用干玫瑰花 30 克，冬瓜皮（或苦瓜干）30 克泡茶，经常喝，有活血理气、祛斑美容的作用。

"还有一个小办法，是把莱菔子，也就是萝卜子，用文火炒焦且有香气后，晾凉、去皮、碾碎，饭前冲服 6~9 克，连服 3 个月。莱菔子是一个常用的中药，也是食品，理气的效果很强。回族医学认为黄褐斑是杂质堆积而成的，根本原因就是气不通畅，把气机调理通畅了，就算身体产生了一些废物，也可以很快地代谢掉，所以这个莱菔子对每个人都会有效，有一半人能完全治愈，有一半能减轻。"

她听了这个高兴得不得了，嚷嚷着回去马上试试。我说："你的斑很重，晚上回家洗完脸后一定用水疗治治，心里一定想着脸上的斑都随着水退掉了。别看哪个方法简单就捡哪个。你总满世界跑，在外面的时候要避免日晒，别瞎用化妆品。多吃维生素 C、维生素 E 含量多的食物，像橘子、苹果、西瓜什么的，对皮肤美白很有好处。"

她办完事走了，我还在上海接着忙世博的事情。我倒也不是很担心她会不听劝。再麻烦的方法，只要有效果，为了美容女性还是会尝试的。大家都觉得淡斑是艰巨的工程，事实也确是如此，但汤瓶水疗加食疗的小方法正在被越来越多的女性接受。如果有机会，也希望大家亲自体验体验。

第六节　汤瓶油疗让你由内而外变美丽

爱美之心，人皆有之。女性尤其如此。看看大街小巷林立的美容院的生意有多火爆，看看各大商场价格昂贵的护肤品柜台有多热闹就可见一斑了。也许没有进过美容院的女性大有人在，但没在护肤品上投过资的你绝对找不出一个，哪个女性的梳妆台上没有几瓶护肤品。

但若倒退三四十年，在西部的回族聚居区，哪个女人能拥有一瓶雪花膏就是值得骄傲的事情了。由于西部恶劣的环境、经济的滞后，人们没条件购买昂贵的护肤品，为了抵御干燥气候引发的皮肤干裂等问题，人们只是选用些最简单的油脂类的产品进行护肤。有些地区更直接，她们用天然的蜂蜜加水调和后直接抹脸，来达到养护皮肤的目的。

就是在这种情况下，很多回族女孩的皮肤依然细腻，有光泽，这就说明美容护肤不仅仅是靠高科技护肤品来完成的，更是把保健融入生活带来的结果。

以前人们用油脂护肤很常见，这一节我要说的回医油疗也是一个道理，不但美容院、按摩院在用，很多人也在家中使用。回医油疗既有中东特色，又有中国特色，它主要分为治病和美容保健这两大块。

用于治病的话，需要针对具体病症配出药方，然后制作出药油，像水疗一样，与脉诊、面诊等配合使用，加强疗效。以前回族人自己在家就能配置按摩油，我父亲在家就常做。

先给油加温，然后浇在药上，就像家里炸花椒油一样。等油冷却24小时，然后过滤药渣。乳香、没药可以直接用热油淋，红花则得等油冷一点再下。如果还要做水疗的话，可以把这些药先用水浸煮，这样煮过的水就可以做水疗了，用过的药再做油疗。

比如有颈椎疾病，那就用桂枝、藏红花、续断、当归、骨碎补配制松肩舒颈油；如有关节炎、胃痛，就用艾叶、藏红花、白芷、防风、独活等配制出追风舒络油，等等。

将药油与脉诊、面诊配合治疗，效果非常好，但在以前，一般老百姓温饱问题都没解决，很多人根本负担不起。现在生活条件好了，回医油疗才又开始大范围地推广。

随着时代的发展，回医油疗在这些年更广泛地应用于美容美体方面，深受广大女性朋友的欢迎。美丽与健康是不可分割的，皮肤粗糙、干燥的女性，大多肺功能不好；嘴唇总是脱皮，那脾功能一定不好。

我针对不同对象的身体状况，将药油与精油搭配使用，效果特别好。我用的都是单方精油，常用的有玫瑰精油、熏衣草精油、洋甘菊精油等。但是，单方精油不能直接用于皮肤，需要把几种精油与基础油调配在一起才能使用。

现在市场上的精油多种多样，让人眼花缭乱，由于植物的产地差异、栽培方式、采摘时机、采集人工成本及萃取方式等的不同，价格差异很大，便宜的几十块钱，贵的要几千块钱。

通常是纯度越高，价格越贵。怎么分辨精油的纯度呢？

1. 将一滴精油滴在干净的纸巾上，放置一晚，隔天起来，如果纸巾上仍留有一些明显的油渍，那么说明该精油的纯度不纯，极有可能是加入了其他基础油。因为大多数纯的精油是根本不会留下油渍，只会留下精油的余香。当然，也有例外，比如浓黏性的精油，如广藿香、韦惕蔚等就可能会留有油渍。同样，一些冷榨精油（如柑橘类）也会出现同样的现象。

2. 将单方精油滴入热水中，纯精油散开又凝合后是不会有黑色黏稠物的。若有黏稠物，则表示精油里含有杂质，纯度不够。

3. 将几滴精油滴入一个干净的玻璃碗中，加入一些水，摇晃，静等几分钟。如果混合沉淀后是奶白色或看起来较浑浊，那么该精油极有可能纯度不够。

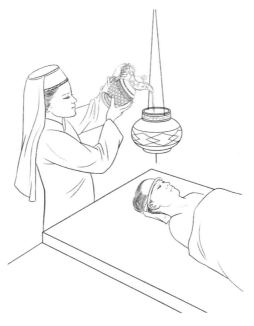

回医油疗与汤瓶八诊中的面诊相结合，不仅放松身心的效果很好，还有抗衰养颜的功效。

　　汤瓶面诊如果配合精油进行调理，美容效果最好。面诊本身就对美容有直接的作用。它通过震骨板、经窍仪等去疏通、刺激大脑的血液循环，通过作用于面部的经脉窍穴还可以去除面部皮肤上的很多沉淀物。而精油有舒解神经的功能，能促进血液循环、减低沮丧、减低怒气、平和缓解疼痛。

　　精油的香味可由鼻腔传达到脑部，借此达到生理及身心灵合一的效果。精油也可以穿透表皮组织，对一些皮肤常见的问题也有很不错的效果，例如：粉刺、湿疹、烫伤、刀伤和皮肤癌等。所以将精油用于面诊，效果倍增。

　　精油的蒸馏方法就是古阿拉伯人发明的。中国回族本身就有阿拉伯的血统，对香料、精油方面的运用是有传承性的。奥运会之后为打造后奥运经济时代，我在很多朋友的帮助下，在北京奥林匹克体育中心设立了国奥汤瓶八诊康复理疗中心。这个中心诞生不久，就在大家的共同努力下赢得了各界人士的重视，经常有一些知名演员来做理疗保健，并且我们和全明星高尔夫球俱乐部达成协议，成立了专门的保健俱乐部。这些影视明星中有很大一部分都是冲着养生美容而来的。

我一般使用的都是单方精油，根据患者需要把两三种单方精油在植物按摩油中稀释后使用，用作脸部、头部、颈肩部和身体按摩。

美容是女性每天都要做的"功课"，不可能天天都到我们康复中心来护理，所以我让理疗师们教给她们自己在家护理的方法，比如汤瓶养生功里收式的动作，还有转五围等，这才能从根本上改善女性的问题。就像很多人常跟我反映说："我用什么护肤品都不好使，这些产品都是骗钱的。"其实平心而论，有些东西是滥竽充数，但有些产品别人用就有效果，为什么你用就没效果呢？这就是体质的问题。先通过练习汤瓶养生功把身体调节好了，才能更好地吸收营养品中的成分，如果面部的气血循环都不好的话，还能指望那些有用的成分会渗透到皮肤里面，去美化容颜吗？

一谈到美容的问题我就想发些感慨，这也是我接触美容几十年所积累的人生感悟。很多人，甚至我的朋友都不知道我跟美容还有这么深的渊源。早在上世纪80年代，我在宁夏创办回民医院时就专门设置过整形美容科，原本的目的是为了帮助那些烧伤、烫伤等的病人。当时我安排了院内的两位医生到北京301医院学习。现在，其中一位学习认真又很有创造性的医生——田永成，在国内的整形美容业已颇有影响。因为当年我开展这个业务比较早，还被宁夏美容界誉为宁夏整形美容的摇篮。

但我本人更崇尚自然美，我觉得身体发肤受之父母，自然就是美。我认为所谓的美并非指鼻梁高、眼睛大、轮廓正，它应该是高尚的气质、饱满的精神、健康的皮肤、强健的体质综合呈现出的一种状态。

但随着社会竞争的日益激烈，现代女性的生活压力越来越大，仿佛一种看不见但无所不在的阴影，让现代职场女性身心俱疲。众所周知，持续而过度的压力会对人的中枢神经、自律神经、内分泌系统和免疫系统产生破坏力，使患者出现循环、呼吸、消化与皮肤生理等方面的失调，引起失眠、焦虑、慢性疲劳、神经衰弱等症状。很多女性都或多或少存在亚健康的症状，所以我总说，压力是美丽的天敌。希望汤瓶八诊能给更多生活在重重压力之中的女性带去身心灵的放松，让天下女性都由内而外散发出生命的活力。

愿汤瓶八诊造福各族人民

　　《汤瓶八诊》系列丛书自出版以来受到了读者的青睐，已销售一空。为满足民族医学专业人士研究及读者的需求，决定推出《汤瓶八诊（套装版）》。因《汤瓶八诊》系列丛书属于科普书籍，只能从千年传承的精髓中提取部分通俗易懂、简单易学的方法，公布于众，以便读者了解回医药汤瓶八诊疗法。

　　完整的回医汤瓶八诊疗法是在阿拉伯医学的基础上，吸取中华医学的精髓，由中原回族名医杨明公根据千年流传于中国回族民间的散落医疗保健方法，通过实践总结、充实完善而正式推出并传承七代的具有中国回族特色的回族医学疗法。它包括四大内容体系。一、内病外治养生保健法。在保健运用的过程中，通过传统的器具，振骨板、骨诊棒、推经锤、耳诊棒等配合独特的按摩手法，完成头诊、面诊、耳诊、手诊、脚诊、骨诊、脉诊、放血疗法、榻罐、刮痧等内病外治非药物疗法。二、通过以阿拉伯香药为主的组方用于药疗、火疗、油疗、药浴、熏疗、香药经脉贴等疗法的汤瓶八诊内病外治药物疗法。三、中国回族非常注重将养生与生活融为一体，一天五功，不但有利于心灵的洗礼，同时也是一种很好的健康养生保健方法。为了推广回族养生方案，先贤们在此基础上，总结汤瓶养生功，即在回族武术及武功的基础上所形成的自我锻炼的强身健体、修身养性的运动方法。同时，回族总结了有利于健康的清真饮食，用于日常自然养生方案。四、汤瓶八诊疗法是中国回医药民间传承的重要内容之一，通过千百年的传承所筛选总结的回族医药包括以下几种：1.香药经脉贴。用于治疗各种鼻炎，对因气血不调引发的病症有特殊的疗效。2.祛寒消风散。通过外用火疗的方法治疗因风寒引起的关节炎（老寒腿），疗效非常好。3. 脉诊外用药油。以阿拉伯香药为主的精油，对疏经活血、祛风散寒、润养肌肤、活血化淤疗效明显，是很好的外用药油。4. 消斑愈癜汤。内外兼治，效果明显。5. 香药消疖疏络膏药。通过百余年的民间传承验证，对治疗乳腺增生及改善乳腺癌的病状有明显的疗效。6. 口疮即消散等。通过传承验证，疗效显著。有着突出的阿拉伯医学和中华医学相互交融所形成的中国回族医学的特征。

回医汤瓶八诊疗法千百年来通过口传心授、言传身教的方法传承至今。我作为回族的一员，于70年代初自愿从上海支边来到了回族之乡——宁夏，就是想把祖传的回族武术汤瓶七式拳、心意六合拳及杨氏家族的汤瓶八诊疗法整理，传承，并发扬光大。到宁夏后，我一直在家父的谆谆教导下，秉承以善为本、以诚为荣、以量为度、以德为高的理念，在工作之余为广大病黎义诊施治，未料取得了令我自己都惊喜的疗效，更增进了我坚守弘扬传承的信念。几十年来，我从点滴着手，将汤瓶八诊发展至今，取得了让人欣慰的成绩，方觉没有愧对已故去的严父慈母。

1986年，我作为宁夏回族自治区第五、第六届政协委员，以政协提案倡导建立宁夏回民医院，在时任自治区政协主席李云和，自治区顾问委员会主任薛宏福及众多社会有识之士和领导的支持下，由中国宁夏伊斯兰信托投资公司，投资扶持创办了第一家中国宁夏伊斯兰医疗康复中心暨回民医院。该院的诞生为推动回医药事业的发展起到了积极的作用，引起了国内外学术界的关注。1992年，我应邀走出国门，以汤瓶八诊为桥梁，在马来西亚首富郭氏家族和精武体育会的支持下，创办了马来西亚中华汤瓶文化研究院和马来西亚汤瓶八诊理疗会所。为促进中马文化交流，搭建了宁夏和马来西亚经济、文化、贸易交流的平台，这是很值得我回忆的事情。

2009年，在自治区人民政府的关怀下，批准成立了宁夏第一所回医药汤瓶八诊职业学院——宁夏医科大学回族汤瓶八诊学院。在宁夏医科大学的支持下，为传承回医药汤瓶八诊疗法，开拓了一条独辟蹊径的传承发展之路。

当下，习近平总书记提出建设"丝绸之路"经济带，中国回族汤瓶八诊是丝绸之路上沉淀下来的记忆，它必会为促进中国和伊斯兰国家的医学文化交流，让伊斯兰国家更了解中国回族医学汤瓶八诊疗法的文化内涵，促进中阿友谊，以民族医学促进民族文化的交流起到积极的作用。回族是中华民族的重要组成部分，回族医学将为中华民族的复兴、实现伟大的中国梦做出应有的贡献。

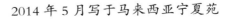

2014年5月写于马来西亚宁夏苑

汤瓶八诊 养生方案——

中国回族医学的理论基础

　　汤瓶八诊是回族医学的分支之一，它的理论基础与所有回族医学都是一致的。回族医学是在阿拉伯哲学思想指导下，以吸纳、改造东西方医学的思想和原理来研究人体结构、功能，进而研究人体失衡的动因、机制及防治方法的医学体系。因此，回族传统医学的基本理论与阿拉伯哲学密切相关，其理论基础源于"真一流溢说"，并以此提出"真一"、"元气"、"阴（静）阳（动）"、"四元"（水、火、气、土）、"三子"（木、金、活）和"四性"（冷、热、干、湿）、"四液"（白、黄、红、黑四液体质）、"心脑"、"脏腑"、"五官"、"经络"等医学理论。回族医学认为，"四元"与"四性"、"四液"相互协调，其微显程度及质量形色的变化失调是致病的主要原因，也决定着治疗手段和药物的选择。

　　回族医学的本质是自然医学，从人、自然、社会和身心统一的整体联系中研究人类的保健和防病治病。它独特的哲学理论根源和中国传统医学的精华相融合，便成为回族传统医学的突出特色。

真一七行论

"真"就是万物之主宰、天地万物之本原，"真一"就是有独无偶，"真一"是真实存在，是一元论宇宙观指导下的性理学说。"气、火、水、土"谓之四元；金木活类，谓之三子；四元三子，谓之七行；七行分布，万汇生成。

《医典》中说："各种物体是由四种自然质所构成，其中两种是轻的，两种是重的，两种轻的是火和空气，两种重的是水和地。"回族医学承袭"四元"理论，将"水、火、气、土"概括为"四气""四象"，着重研究它们连续运动着的生化方式及其相互关系，并吸收融会中国古代元气、阴阳理论的精华，以元气学说一以贯之，并认为"四元"为万有形色之宗元。"四元"不是四种物质元素，而是四种生化运动方式。

真一七行论的确立，反映了回族医学对古希腊医学的吸收和改造，以及与东方文化和中医学的结合。当古代西方学者锲而不舍地在有形的物质世界寻找自然本原的时候，中国的回族先民们却已承袭了中国古代，特别是中医学的思维方式和概念，把自然看成是一个无限的运动过程，运用"真一七行论"及其演化规律，深刻地阐述了人身"小世界"与宇宙"大世界"这一自然过程的无限性、运行性及其所表现的形象、气象等，为我们认识自然和人类自身的生命运动过程开拓了崭新的思路，从而为东西合璧的回族医学体系奠定了理论基础。

一、元气说

元气，阿拉伯哲学中"顿拉底"（溟渣）的概念与此类似，乃是自然生化过程发生、发展的原因和"第一物质""万有之始"，并贯穿整个生化过程的始终，即"真一"之实质。元气在生命的整个发生、发展过程中，发挥着统摄和原动力的作用，被喻为"第二实有""原动精神"，并且它所涉及的领域是多方面的，而不是指哪一具体物质。

二、阴阳说

回族医学的阴阳观念，一方面来源于阿拉伯伊斯兰医学，在元气生化的基础上进一步发展；另一方面则吸收了中医学阴阳理论的部分观点。因而在把阴阳作为两种相辅相成的运动方式的描述中显得更为明确。阴阳，是对人与自然相互关联的某些"实物"和"现象"对立双方的概括，是对立统一的概念。它既可以代表万物形色相互对立的运动形态，亦可代表同一形色内部相互对立的两个方面，如动与静、表与里、有形与无形、体与用等。它是从人与自然，大世界与小世界共同的本质属性中形成的概念。

回族医学认为，先天水火原属同宫，火以水为主，水以火为原。回族学者曾说："火，虽外明而内原黑暗，且难托付，所以星星之火，能烧万顷之山，顿为灰烬之余；水，外浊而内光明，更可托付，是故一粒种子，增添百万千亿，总成翠绿之美。同样，可以把人与自然界中相互关联的对立双方皆用阴阳来概括，凡是运动的、向外的、升腾的、炽热的、射照明亮的、燃烧的、功能亢进的，都属于阳；凡是静止的、内敛的、降坠的、寒冷的、昏暗的、凝滞的、功能衰败的，都属于阴。"

自然生化过程元气分为阴阳之后，"阴阳化而为水火，水得火则生气，火暴水则生土，是故水、火、土、气，四象成焉"。然而阴阳何以化而为水火？因阳为"智"所余化，而"智"有向外显形照射而明的特性，此阳之所以化而为火。火性含"智"而炎上，向外照射而明；因阴为"性"所余化，而"性"有内敛、收束、安定、无射照的特性，此阴之所以化而为水，水含"性"而趋下浸润含映内照。水受火炽热而生气，气，也是由水的微妙分化升腾而成，水体虽下，而含真阳，故受火炽，而其气直欲升腾。火与水搏而生土，土，即火之存迹坠落附着而成，火体虽上，而含真阴，故与水搏，而其土不得不坠落。可见水、火、气、土四者，高之中有丽下之义，低之中有附上之因，此所以阴阳衍化的依据，乃是"火根智能"，"水根性知"。回族医学在论及"四元"的运动程序际位时，指出："初则火上水下，土为浊阴，故逾气而下。土下，而清阳之气上矣。

继之土重于水，又沉水而下，气轻于火，又越火而上。气火日上，土水日下，遂划留空际矣。"而后"四际分空"排位，自上而下，依次为气、火、水、土。近于地者"温际"，温际属土，其气和平；上于温者"湿际"，湿际属水，其气稍冷；再上者"冷际"，冷际属气（风），其气肃冽；近天者"热际"，热际属火，其气炎热。"四际之气，皆万物之所仰藉，而因时各得以自正其性命者也。"可见认识回族医学阴阳衍化理论，对于进一步理解四元、四性、四际与阴阳的密切关系十分重要。

三、四元说

阴阳化而为水火，水得火则生气，火暴水则生土，是故水、火、气、土四元成也。"四元"又称四象、四气、四行、四奇行。通过这些不同的命名，可从不同角度了解其内涵：称名为"四元"者，说明它是同时成为一切有形物质（形）与无形事物（色）这两个方面的"元宗"。称名为"四行"者，可理解为自然界四种相互关联，相互作用，永不停止的运动过程。称名为"四象"者，四者分别是有形运动和无形运动的象征和现象，也是反映自然规律四种动态形象的总称。称名为"四气"者，更能集中反映水、火、气、土四者的本质，这是实指无时不有，无处不在，"弥满无隙"，渊源于阴"静"阳"动"，而出现在自然生化过程中，四类千变万化的运动形态。称名为"四奇行"者，四者以其为万有形色之宗元，其本义为"四奇"，奇者单也。谓"四象"，皆单自成"行"而无配故也。

（一）四元注位

"天地定位，而水火存于其中矣。"是由于"真阳之气外发而为天，真阴之质内敛而为地"。天，即气也。而气，即水受火炽而上腾者，所以天定位上也，且包乎地。地，即土地。土，即火与水搏而存迹以下坠者，此地之所以定位于下也。这就是天（气）、地（土）定位上下，分形于（土）内（气）外也。即天高地低，天外而地内。火无所着而附于天，飞扬散布，遂成日、月、星、辰之象；水性善下而附于地，高下坚泄流浸，遂成江、海、

汤瓶八诊
养生方案

河、渎之形。总之，火之存迹下坠，而其清者上附于天，水之真阳上升，而其浊者下附于地。天地万物均因水火交错而成。

（二）四气属性

四行附类，即理与象的依附。其性则各从其所生之"三子"而为位也。如得"活"性而生的，就依附于"气"，是因为活性生风；得"木"性所生的，依从于火，是因为木性生火；得"金"性所生的，依从于水，是因为金性生水；得"石"性所生的，依附于土，是因为石性生土。"皆因乎其本生之类，而其位自相属"，都是缘于它本生之类的性质、品位相近的缘故。

（三）四气方位

四气的方位："每一行，各有一专注之位。"如："气位于东，而其行也，自东而西。土位于西，而其行也，自西而东。火位于南，而其行也，自南而北。水位于北，而其行也，自北而南。"又言："至于弥满无隙之处，则四气互相换人，而滚为一气矣。四者单行，则万物无自而生。四者相换，则万物于兹而化育焉。"

回族医学据此立论，同时又提出：南方为"火"之正位，北方为"水"之正位，东方为"木"之正位，西方为"金"之正位。前面已述，"气"之正位在东，为什么这里又提出"木"居其位呢？这是因为木之母为气，居于东。水中之真阳上升也，气虽不名于水，其实为"水之精""木之母"也，故其位不仅为气之正位，而为木之位。同样。土之正位在西，为什么金居其位呢？这是因为金为土子，金未生前，为其母之正位，专注于西；金即生后，而其子与母同宫矣，故为"子母同宫"。由此可知，回族医学虽然对中医学主张的"五行生克说"持否定态度，但回族先贤认为：四气为失天之气，三子乃后天之气，"盖五行生克之理，清真造化之根。生克谓之后天，造化谓之先天"。但这里引出"气为水之精""气为木之母""金为土之子""子母同宫"以及"活性生风""木性生火""金性生水""石性生土""木、金、活为四元之子"等，为"七行"后天化育之机。反映了"四元""四行""三子"相互关系及其制化的理论。与中医学中五行学说内容，既一脉相承，又同中有异，各具所长。

（四）四气与四时生态

四时，即四气轮转流行而成，具体说：流行而至于东方，所专盛之气，则其时为春，知春之所以为春者，融和；流行而至于南方，所专盛之火，则其时为夏，知夏之所以为夏者，炎盛；流行而至于西方，所专盛之土，则其时为秋，知秋之所以为秋，收吸；流行而至于北方，所专盛之水，则其时为冬，知冬之所以为冬，坚凝。这里的四气四时说，既源于中医学的"五方说"，但又不同于中医学以中原为立足，阐述其不变的物候四方四时说。因为四地流行所形成的季节，为专盛之气性质所定。又言："气与火之流行，以发越为流行者也。""土与水之流行，以收藏为流行者也。""收藏之力即尽，则发越之机起；发越之机起，则东方所专盛之气又于兹而复始矣。"

气、火、水、土四行为先天之气，三子之母也；木、金、活三子乃后天之气，四行之子也。回族医学更重视先天、后天的和谐整体关系。假如无木，则火不生，则当木未生之先，先天之火何复生？假如无金，则水不生，而四行相聚，实为后天木金之母。木金之子怀孕于水火，以后，适木即生；而木之力亦能助火，是则"子助母力"，木能生火也：同样，适金即生，而金之力亦能助水，是则金能生水也。这就是，以先天育后天，以后天而补其先天之所未尽，气火上达，土水下坠，万物生息而永存也。若这种生态环境遭到破坏，"木金"竭尽，即"水火"无助，自然生态失调，"水火"同居相搏，则两气耗伤，永不能常润，火不得常炽，万物生息即破坏。

（五）四气与四液、四色

四液质，即清与浊，得子宫之濡养而两半者，分为四层：最外一层者色黑，属土，浊之至也，为黑液质；其近于黑者色红，属气，其浊中之稍清者，为红液质；近于红者色黄，属火，清中之稍浊者，为黄液质；居于最中者色白，属水，清之至也，为白液质。四者，为人身血肉精气之本。四液质之所以分为四类，"分之以其色也"，四色源于子宫阴火之所炽也。其居外而最与火近者，故其色黑；其二层稍与火相格，故其色红：其稍近于内而仅得火之气者，故其色黄；其居于最中而与火相远者，故其色白。四色分，而土、气、火、水四行，因其色所成而各有所属。另有二说：一则认为，清者之为色本白，浊者之为色本红。二则认为，盖清本阳水之所化，阳水色白；浊本阴火之所化，阴火色红。红白既判，复为子宫阴火所濡养，则红之外变而为黑，白之外变而为黄，此又为四色之说也。

（六）四元与人生六品显化

以元气学说为基础，以阴阳七行为理论框架的回族医学，认为先天大世界未有之先，先有六品无形之理，后有六品有形之象，而人身小世界之有也，先有六品有形之象，后有六品无形之理。从人生一点种子，结胎化育，"离四色初成之层次，而各归于四行之本位"。风（气）归风位，则升而至于其里，因人身（小世界）以内为上，故其至内者，为至上；火归火位，则升而至于风之位，其位亦内也。风火居内，居上，则水不能内存上位，其势不得不降而就下，以与土相降依。"就下者，就于其表也。"风火内升，其形为心；水土外降，其形为身。表里形合，则小世界（人身）之天地定位，中留空际，四元，四液交互，化育始蕃，是故人身五脏六腑，四肢百骸，筋脉肌肤成形。刘智《天方性理》又言："表里各有变化矣。其表之属土者，化为周身之肉。属水者，流为脉络之路。其里之属气者，化为心之质。属火者，发为灵明之孔，而对峙于心之左右。心身既成，而即于心身之间，结聚四脏，以为四行专住之位。四脏即成，而六腑亦次第皆具。耳、目、口、鼻、四肢、百体，悉皆分著，是为定质品也。""体窍既全，灵活生焉。"灵活者，人之所以为人之性也。

（七）四元功能

四元出现在自然生化中，显现出四类千变万化的运动形态。虽然说四元化而滋于万物，四行为万物之母，但绝不能把四元理解为人和万物的基本物质，或构成人类生命和宇宙大厦的建筑材料。回族医学着重研究四元连续着的生化方式及其相互关系，并且认为四行为万有形色之宗元，世界上万物的生、长、盛、衰均受到四元的影响和作用。

《默瓦吉福（格致全经）》："风以动之，火以发之，水以滋之，土以奠之。"认为水之功用为能滋润，以益生味（以益万物生长）；火之功用为能熏蒸，以助温暖；气之功用为能舒郁（即舒散郁结），以助活物；土之功用为能负载，以奠安处（以助稳定）。回族医学关于"四元"的功能与属性，早在印度传统医学中亦有反映，公元前4世纪左右，印度医学与希腊医学，通过阿拉伯医学中介有一些交流，原来固有的"三原质"学说受"四元—四体液"学说影响而变成"四大学说"，即地大以坚为性，能载万物；水大以润湿为性，能包容物；火大以暖为性，能成熟物；风大以动为性，能生长物。充分显示出地缘相近时文化（包括医学）传播过程中的弥散作用。这种弥散，又以交通的便利程度，民族文化的相近程度，宗教的力量等有所区别，但总体呈现融会、结合的态势。

四、三子说

"金、木、活"又称"三偶行"，为四奇行生化而成。天地定位，水火交错，大德所生，故称"三子"，滋生万物，又称名"三母"，即为精气所聚，又为纳载精气的实体。刘智《天方性理》："金则善于定固者也，木则善于建立者也，活则善于运行者也。"三气无所不至，万类形色应造化之机而生生不息。在生理上，"四液"与"三子"同步运行，滋生化育。"三子"以"四液"为根基，是构成生命机体的能量基础，也是进行生命活动不可缺乏的根源，"三子其性则各所生之类而为位也"。如"得活性而有者，从风。得木性而有者，从火。得金性而有者，从水。得石性而有者，从土"。在正常生理状态下，协调和平衡体液内外环境的自我稳态，是维持人体正常生命活动的基本物质，在病理变化中，又是导致各种疾病的内在根源。

（一）三子资化与显性

三子为化育万物之纲。正如刘智《天方性理》中所说："金、木、活三者，皆有所配合而成者也。金者，本地水之凝结，而得乎气、火之变化以成。木者，本气、火之施授，而得乎地、水之滋培以生。活者，本气、火、水、土四者之凑合，而洋溢充满于空中者也。自天地之化育观之，则金、木、活为天地之三子；自三者之化育观之，则三者又为万物形色之母。"

又言："三者之气，互入于万有之中，而以其气胜者为名，金气胜名金，木气胜名木，活气胜名鸟兽，要知万物中有万物也。其生也有自然之次第，先金，次木，次鸟兽。所以然者，无金则木不生，无木则鸟兽不育。""三者代天地之化育者也，故曰万物母。"三子发育显其性。

坚定者，金石之性也。生发非其所职，而坚定则确能丝毫不易。坚定显，则脏腑之悬系各就本位，而不至于摇动；气血之流通，各归经络，而不至于陨越；百骨之巨细，各安分寸，而不至于旁溢。通体坚整连束而不得解散者，皆此坚定之力为之也。长性也，草木之性也。而生长，则其所专职也。长性未显之时，胎之吸引不得自由，其受养于母也。长性既显之时，则气力强胜，吸引可以自由，其取资于母也。得其养，则长矣。长性之为物，即草木之性，有吸力，有化力，有存力，有去力。能吸，则有所取，以为养育之因；能化，则其所吸者熟而变化出焉；能存，则于其所化之精微者，悉收之以散布于脏腑肢体之间；能去，则于其精微之所遗剩者，悉皆除去之而不留也。此四力者，长性所含之妙本也。活性者，知觉、运动显用也。活性即为终身食色之根。知慌之为物也，其用十：五寓于外，五寓于内。寓于内者，觉、想、虑、断、记，其位总不离于脑。寓于外者，视、听、尝、臭、触，其位寄之于五官四肢。运动者，因其知觉之所至，而运动以应之。运之于脏腑之间者，气之事也。动之于四肢百骸者，气与血兼行之事也。

（二）三子禀性与四疾根源

"三子"在人体生理生化过程中，纳载和输布精气，各依其性能和顺序释放或聚集体液生化，并"以其气胜者为名"。"木气胜名木"，在生生不息的生理生化运动中，与红黄根源存在体内，尤其在红液质和黄液质等脏腑组织体液中。产生热能，并维持体温，增强胃的动力，帮助消化，润泽肤色，参与人的思虑和性格的形成。又因木能生火，气又是木之母，故以先天木之子（火）和母（气）补其后天之未尽，以资化机体必需的营养物质和能量。禀"火"气者，为黄疾根源，火炽木枯，以干、热为性。在病理上是燥证、热证疾病的主要起因。禀"风"气者，为红疾根源，气盛木郁，以热、湿为性。在病理上是热证、湿证疾病的主要起因。"金气胜名金",在生生不息的生理生化运动中,与黑白根源存在体内,尤其在黑液质和白液质等脏腑组织体液中。主要调节体液干湿度,消化吸收营养物质,增加或调控体液分泌,维护体内平衡等。参与人的胆识、性情。又因金能生水,金为土之子。故以先天金之子(水)和母(土)补其后天不足,以维持机体必需的营养物质和能量。禀"土"气者:为黑疾根源,土固金坚,以干、寒为性。在病理上是燥证、寒证疾病的主要起因。亲"水"汽者,为白疾根源,水泛金泣,以寒、湿为性。在病理上是寒证、湿证疾病的主要起因。"活"类,为水、火、气、土四者共合而成。木、金二母必须参与,堪称"造化之机",后天"小世界"人体自然体液,"皆得此活气以化育者也"。"活"在三母中,起着总调节、总统帅的作用,其功能为推动血液运行,主司呼吸,化解食物,吸收精华,排泄糟粕,主生殖发育等,相当于现代医学中的神经和内分泌系统的功能。由于活介于阴(静)与阳(动)之间,因此在人体中无孔不入,无处不到,运行于全身。代元宗之气发挥生化作用,进而利用摄入的水谷精华、营养物质,补充、修复组织细胞,维持能量,贮存营养,促进新陈代谢,促使机体生长发育,支配神经体液的正常功能,维护身体健康,与经络联系,在脑的参与下,主宰和调节生理活动。

(三)三子性情与盛衰病理

三子在正常生化过程中,"土返而向水,遂与水相凝合而金生焉。金能吸火下降,火降则气随人于土,而木生焉",是故"木能生"、"金能鸣"。木与火、气性相近,性温和,易热易湿。偏亢时,火性炎上,易燃烧。最易内扰心神,消灼津液,生成病理产物。偏衰时则湿盛,黏腻停滞,阻遏气机,妨碍功能。金与水、土性相近,性平润,易干易冷。偏亢时则燥,肃冽涩枯,感知迟钝,耗津损气,伤肺炼痰。偏衰则寒盛,寒泣沉淀,凝滞伤阳,收缩抑动,伤损筋骨。在三子中,金与木既相互对立,又相互依存。"无金则木不生,无木则金不化",任何一方都不能脱离对方而单独存在。如金木只温不润,则偏亢易热;只润不温,则偏亢易湿。或者,温不足则偏衰易寒,润不足则偏衰易干。只有柔锐适宜,湿润相济,不亢不衰,才能维持机体的平衡和正常生化功能。活类介于阴阳之间,是金和木资化的保证，对任何一方的盛衰均起着调节、保持动态平衡的作用。当其功能偏盛时，与金和合，则如火上浇油；与木和合，则蕴湿聚脓。当其功能衰败时，与金和合，则雪上加霜；与木和合，则干枯败裂，均会使病情加重。反之，金性物质，通过黑白根源调整其活类，使其不干不寒，干寒相宜；木性物质，通过红黄根源调整其活类，使其不湿不热，湿热适度。

四液四性论

　　回族医学的"四体液"，指的是黑液、红液、黄液、白液。回族医学受古希腊哲学"四元素"说的影响，依据古罗马医学家盖伦的四体液学说的基本观点而创立了体液学说。认为人的元始，从一点种子分为清阳和浊阴以后，由于得到母宫的濡养，"清"与"浊"又各自两半，分成四个层次。这四个层次是：最外一层，色黑属土；近于黑者，色红属风（气）；近于红者，色黄属火；居于里者，色白属水。四者均为人身血肉精气之本，各以不同特性和运动方式，维护和发挥着人体正常的生理功能。

　　四性即寒、热、燥、湿。回族医学认为人类生长于天地间，日月九天运动，"七洲分地"之变迁，必然对生命活动有着较大的影响。而地气之寒热温凉，则为"四际分空"的照映，不可不察。空中自地至天有四际：近于地者"温际"，上于温者"湿际"，再上者"冷际"，近天者"热际"。这四际分空，又是气火水土"四元"聚结而成。温际属土，其气和平；湿际属水，其气稍冷；冷际属风，其气肃冽；热际属火，其气炎热。"四际之气，皆为人与万物所仰藉，并使之因时而各得其所。"

一、四体液的概念

　　回族医学认为：白液质是由摄入人体的营养物及湿性物质产生的，

聚于人体各个器官组织最小单位间的清澈液体，遍布全身，性寒、偏湿。它通过自身的湿润性及营养物质，在其范围内除供给营养外，还能防止类似火、土的热性，干性物质破坏其体液，引起人体的异常变化。白液质偏多的人为白液体质。此类体质的人，眼球、舌面较白，体胖、稳重、嗜睡，睡时口角有涎水，脉大、慢（宽、迟、松），多尿色白。

黄液质是一种淡黄稍浊，味极苦的液体，性热、偏干。形成于肝脏，聚于胆囊变浓，主要参与消化。通过胆道滴进肠管，分解脂肪，促进消化吸收，并能刺激肠道，加快肠道蠕动及废物的排泄。有阻滞部分有毒物质、分解和降低毒素的功能。通过自身的热与运动，调节促进血液成分中的红液、白液、黑液不断运动，输送至人体最细微之处，并且有防止其凝固、振奋精神与增强体力的功能。黄液质偏多的人为黄液体质。此类体质的人，通常精力充沛，好辩喜争，情绪激动易怒，体轻形瘦。眼红、舌面稍黄，少眠易醒，嗜呼声粗，尿色偏黄，脉细、弦、快、紧。

红液质为生命活动的主要物质，是一种红色的浊中稍清的液体。味略甘咸，性湿、偏热，主要分布在骨髓与肝脏，通过心脏跳动及血管扩张而循环于全身，补充消耗的能量：与肺中吸入的新鲜空气结合，传送至人体各个部位，以满足生理生化的需求，并能把在生化运动中产生的废物和污浊气体，通过肺、肾、膀胱、皮肤汗腺等器官组织排出体外。红液质是用自身的湿润的热量，维持人体正常温度，生化输布能量，缓解疲劳，并能把人体正常生命活动过程中的其他体液传送至相应的部位。红液质偏多的人为红液体质。此类体质的人，肌肤光洁，身体较好，肥瘦适度，身轻骨坚，舌面稍红，尿色偏红，睡眠较好。

黑液质是一种色黑、味酸苦而混浊的液体。性干（燥）、偏寒。它能形成沉淀，保持各器官组织的形体和重量。限制黄液质和白液质过盛，防止其他体质液偏离自己的生化运动途径而扩散，并能保存营养物质。在为像骨髓、软组织、筋脉等干寒器官组织输送营养物质时起到特殊的新陈代谢作用。

二、四体液与病理

"四性"与"四液"发生异常或致病因素刺激持久，"四素"冲动增强，寒热或干湿调节失衡，又得不到自身的良好代偿，就会破坏机体的适应性反应，发生病理变化而患病。

（一）禀性热者

"热素"易动，干预加速湿热代谢过程。在适应范围内帮助机体保持恒定的温热环境，维持机体的生化代谢。一旦"热素"冲动，调节温热代谢过程反应性发生障碍，机体易发生炎性反应，迫血耗精，体液滞留沉淀，易形成"热病质"，亦为"热疾根源"。初见口渴，喜冷饮，面红目赤，身热烦躁，便秘，尿短赤，舌红苔黄，脉滑数。继则发热不退，或口舌生疮，或口苦，黄疸，或胸闷咳喘，痰多黄稠，或脘腹胀满疼痛，或尿血淋痛，或癫狂。

（二）禀性冷者

"寒素"易静，延缓湿热代谢过程，以保存热能，在适应范畴内，帮助机体保持内部环境低温代谢。一旦"寒素"凝滞，适应性反应就会迟钝，影响寒热代谢，能量释放调节也会出现障碍，身体失于温煦，脏腑组织功能衰败，动力减弱，体液代谢阻滞，易形成"寒病质"亦为"冷疾根源"。初见口不渴，喜热饮，面白身冷，肢寒背凉，便溏，尿清长，舌淡苔白，脉沉迟。继则脘腹冷痛，下利清谷，或面浮肢肿，小便不利，体弱肢冷，腰膝酸软，骨节疼痛。

（三）禀性干者

"干素"收敛，调节机体温度，保持体液平衡，维护正常生化代谢。一旦"干素"异常收敛，耗损湿液，影响脏腑组织正常的生化环境，干湿代谢适应性反应障碍，体液枯涸又得不到及时补偿就会形成"干病质"，亦为"干疾根源"。初见口干咽燥，舌干少津，便干尿少，继则皮肤干涩、粗糙，毛发干枯不荣，肌肉消瘦，干咳痰少，脉细数。

（四）禀性湿者

"湿素"濡润浸渗，调节机体湿润度，使之干湿相宜，维护正常的生化代谢,保持足够的体液输布功能。一旦"湿素"异常泛溢,壅阻气道,体液淤滞,输布代谢不及,适应性反应发生障碍,就会形成"湿病质",亦为"湿疾根源"。初见身重头晕,胸闷气喘,痰多涎多,脘腹胀满,呕恶,或肿胀或骨肢酸楚,妇女白带量多,肌肤麻木不仁,或黄疸,舌胖苔腻,脉濡或滑软。

脏腑经络气机论

回族医学认为:"夫一身之体窍,皆脏腑之所关合,而其最有关合于周身之体窍者,唯脑。盖脏腑之所关合者,不过各有所司,而脑则总司其所关食者也。脑者,心之灵气,与身体之精气,相为缔结而化焉者也。其为用也,纳有形于无形,通无形于有形,是为百脉之总原,而百体之知觉运动皆赖焉。"由此可知,回族医学对大脑的探索,在中国古代传统医学中曾名列前茅,对经络的存在及其重要作用,则完全采取肯定的态度。特别是将脑与经络提到主宰和调节生命活动的高度,难能可贵。

脑能"收纳"与"通觉"。"收纳"即"纳有形于无形",凡日之所曾视,耳之所曾听,心之所曾知,大脑都可以收纳而藏于内。"通觉"即"通无形与有形",主要依靠经络发挥作用。因为脑之中寓有"总觉之德",而经络自脑而通至全身。经络通至于目,于是目则得其总觉之力而能视;经络通至于耳,则耳得其总觉之力而能听;经络通之于口鼻,则口鼻得其总觉之力而口知味、鼻知臭。推而广之,肝开窍于目,其目之所以能视者,是脑之力。脾开窍于口,肺开窍于鼻,而其口之所以能知味、鼻之所以能知臭,都是脑之力。再者,经络自脑通至周身,则通身得其总觉之力,而手能持,足能行,百体皆知痛痒。即心为灵明之腑,而亦不能不有资于脑。脑得其养,而心之灵明加倍;脑失其养,而心之志气亦昏,这皆是脑"通无形于有形"。回族医学将当时阿拉伯医学(尤其是解剖学)对脑的研究成果,跟中医学"心主神明"的理论和经络学说巧妙地融为一体。

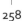

汤瓶八诊 养生方案

一、脑的理论

脑统帅思维情志活动，为五脏元气发露之机，与经脉联系主司神经思维活动，主宰和调节生理生化运动。这也反映了回族医学将人体的思维情感活动与脏腑组织生理活动结为一体的观点，是将人体结构的研究与生命过程的研究相结合的典范，是认识观与过程论的相互补充，所以，人体形色造化之机才协调有序，生生不息。

（一）脑的生理

回族医学认为：脑为髓海，又为元神之府，元气在生命的整个发生、发展过程中的统摄作用，又由脑代为发挥，故有脑主知觉、运动，脑为"百脉之会"的运输、传导、调节系统。各个脏腑器官功能才能得以发挥。而各个脏腑器官生命运动的动力、发生、调控、传送、演化过程，均以元气和以元气妙育的脑为根本，直接影响着个体生命的各个功能（营养力、生长力、生殖力）。如促进新陈代谢和机体生长发育，支配神经、体液的正常反射能力，维护肢体平衡与运动，主宰和调节生理生化活动等。

脑主心理、心性相合、心脑相映。回族医学认为，心、脑、性、情，既相互对应，又相互影响。人所显现的愉快、忧愁、赞叹、激愤、愤怒、恐惧、爱慕、憎恶等情绪和情感，是内外感觉系统对现实世界的各种反应形式，是人对现实形形色色的事物和社会欲求所产生的体验。那些能满足需要或适合社会欲求的对象，通过内外照应，表里感觉和心脑反应，就会引起"德性"肯定的情绪体验，如满意、愉快、喜悦等；反之，那些不能满足需要或不适合社会欲求的东西，就会引起否定的情绪体验，如不满意、痛苦、忧愁、恐惧、愤怒、仇恨等。在情绪与情感的生理反应中，视、听、言、臭、触"五觉"虽"分于心而发于表"，但所引起的忆、虑、记、悟、总觉之"五力"，皆要"分于智而寓之于脑"。所以脑司总觉之力，占主要地位，起主导作用。

（二）脑的病理

元气化育阴阳、清浊，四元、四液和四性分施协调均衡，则大脑灵敏、总觉之力应畅，收纳通使正常。反之则出现神经—体液病理反应。禀土气者，脑"干"也；禀风气者，脑"湿"也。干湿相宜，不偏不倚，脑之"纳通"才能保持正常。禀火气者，脑"热"也；禀水汽者，脑"冷"也。寒热相益，不胜不衰，脑之总觉之力才能保持正常。若在病理情况下，脑偏干或偏湿，皆影响脑之总觉之力。若火炎髓竭，元神渐昏，未老健忘，将成劳损。冷（寒）胜，剐脑于阳争于外，妨碍"通"使传导能力。脑之总觉之力因冷，凝滞经络而不得通达于外。总之，寒热偏胜，脑得不到充足的营养精气，灵敏低下，志昏力疲，皆影响百体之知觉运动。神经—体液系统亦不得正常输布运转。

回族医学认为，自然界的"四际"气候异常与冷、热、干、湿"四性"的盛衰是致病的外在因素，体质禀性与四大体液的不平衡与失常是人体发生病理变化的内在条件。疾病的产生，既与先天禀赋、气质、心性、体液质及"心脑"德性适应能力有关，又与现实的社会环境中各种形色事物及所感触的情绪反映的适应性有关。所以，回族医学非常重视情绪刺激对人体健康的影响。由此可见，情志不仅可以致病，而且在疾病的发生、发展中所表现出的种种不同的情感反应，也可以成为识病和预测疾病转化的依据，不同的情志刺激，对人体的体液、气质属性的损害也不尽相同。正如中医学所言："百病生于气也。怒则气上，喜则气缓，悲则气消，恐则气下……惊则气乱……思则气结。"皆可参悟辨证。

二、经脉理论

回族医学对经脉的认识，是吸收、融会东西方医药文化精粹，在伊斯兰自然哲学的基础上用联系的观点来研究整体机能的结果，是总体上各要素相互联系的学说。东西方传统医学均认为，经脉是古人在当时特定的历史环境下，对人体网络结构，包括血管、神经、淋巴组织等功能认识的综合反应。古人把这些综合反应归结、想象为如江河流通，彼此联系的集合体。回族医学也认为，经脉是活体生命动态结构中的功能系统。

（一）经脉的概念

经脉纵横交错、网络全身，联系心脑脏腑、五官肢体，沟通内外、表里、上下，是运行气血、调节体液禀性等功能活动的通道。通过经脉有序的循行和联系，人体的脏腑、四肢百骸、五官九窍、皮肉筋骨与心脑联结组成了一个有机的、动态的统一体。

在回族医学中，有关经脉的称谓和论述，散见于现存的《回回药方》残卷和伊斯兰哲学汉文译著以及明清时代的其他文献中。经脉，在《回回药方》中称作"脉络""经络""筋经"，甚至于称名"肉丝"。在《天方性理》中称谓亦是不一。如"其筋络自脑而通至于目……""气血之流通，各归经络"。之所以有这么多不同的称谓，是由于上述文献源自不同的回族医家而出现多种不同的译名，但其义皆为"经脉"。

（二）经脉的命名与组成

回族医学经脉名称中，不言"手足"及"三阴三阳"，而以相连属的脏腑组织、五官及四肢骨肉命名。其命名原则为：

1. 不论从脑发出的经脉，还是输归于脑的经脉，皆与脑连属，且贴近于头脑者，皆为阳经。反之，凡衍接于上述来去之阳经，距头脑远而在循行中连属脏者，皆为阴经。如胃经、胆经、膀胱经、督脉，以及大肠经、小肠经、三焦经都属阳经，而脾经、心经、肾经、肺经、肝经、心包经和任脉都属阴经。

2. 经络系统共分两大类：即精经和筋经。精经共十四条经脉，若按阴阳区分，有七条阳经，七条阴经。若按与脑之关系经脉还可分为两类：根于脑通流周身之经脉，有三阳、三阴经；流周身而返回于脑的经脉，也有三阳、三阴经。筋经是为加强阴阳表里经脉联系，流行分布于十四经脉未能行经的器官和形体部位，以补十四经之不足，以协助精经调节气血体液，维持人体生理功能的经脉。筋经按其所循行部位器官、形体命名，可分为头部筋经、面部筋经、胸腹部筋经、腰背部筋经及四肢筋经等。

3. 回族医学的经脉学说，也是对阿拉伯伊斯兰医学的继承。陈定泰在《医谈传真》提出的：经脉者"有二经二络……二经者，营为一经，卫为一经：卫经者，精气之所藏，营经者，血气之所蕴也。两络者，血自为一络，精自为一络，血络起于脉之末，精络发于脑之根。精络从内而出缠于外，血络从外而入缠于内，皆借息管脉管为生长，为收藏，为推移。脉管之生根于脊之节，而受气于心之蒂；息管之生，始于喉之左右气门，而散通于三焦"。此说与伊本·西那和伊本·那菲斯对脉络的研究成果相吻合，反映了回族医学关于经脉"发于脑之根"，从内而外、从上而下，又从外而内、从下而上注回"脑"，而分泌散通体液质，维持人体脏腑器官形体与气质四性的正常活动。

（三）经脉的走向及流注

1.经脉（四阳经）皆"发于脑之根"。而脑之精液质为"一之灵气，与身之精气相为缔结而化焉者也"。"纳有形于无形，通无形于有形，是为百脉之总原。"其"经脉自脑而通至于周身，则通身得其总觉之力，而手能持，足能行，百体皆知痛痒"。心及各个脏腑与经脉连属而"总统内外""而亦不能不有资于脑"。故脑为"百脉之会""百脉皆归于头（脑）"。

2.经脉自脑流通全身。首先，其"筋络"自脑而通至于耳、目、口、鼻、舌，再依次流通于经脉中的胃、膀胱、胆、肾四脉，下注于足，自足交接于经脉中的脾、肾、肝及任四经。而先之四阳经自脑出发属腑，交之于先之四阴经属脏，借脏位为用，以引灌育养者也。而后四阴经（心、心包、肺及任四经）脉络交布，循环贯注，以取资于先四阴经之精气以养其形。此其诸阴经及其属诸脏腑所以灵活也。经脉"由身而至于心为升，由心而至于身为降"，故经脉中一半为升，一半为降。升降也关系到脏腑经络、气血阴阳、体液四性等各方面的功能活动。升降虽统贯无形，却在无形中显现有形；经络虽直贯有形，却在有形中显现无形。

3.中医以肺经为经脉之始，回族医学却以胃经为经脉之始。然经脉中胃经属胃络脾，而胃者，水谷精液之海。"海之所行云气者，天下也：胃之所出气血者，经髓也。"元气"非胃气不能滋之"，中医学也这样谆复其辞，以强调胃气与胃经的重要性，从而构成其"土生万物"之说，故回族医学立胃经为始，寓意深也。任脉虽为阴经，但中途无有附寄，故直返复回，输流于脑。督脉虽为阳经，亦能从腰骶，直贯入小腹胞中，与任脉衍接贯通，独行于腹中。于腹之两旁，入肾经；又开两旁，系胃经；又开两旁，系脾经，在两胁系肝经；胁与脊之间，系胆经。其督脉自发于脑，过头顶，于脊之中行，脊之两旁，系膀胱经。始发于脑之三阳经，下行足之外廉，从足之内廉上行者，系先三阴经。后三阴经行手之内廉。复回于脑者，系后三阳经，行于手背之旁。

4.经脉自发于脑，后复回于脑，依次流注顺序为脑白质、胃经、脾经、心经、小肠经、脑红质、膀胱经、肾经、肝经、大肠经、脑黄质、胆经、肝经、心包经、三焦经、脑黑质、督脉、任脉，复回于脑白质。

（四）经脉的濡养

人体的各个脏俯组织器官，均需气血体液的濡养，才能维持其正常的生理活动。而气血体液的濡养，自经脉而通于脑和脏腑组织器官。"其有滋养者有二根焉：外根曰脐，内根曰胆。"外根滋养始于脐，脐为任脉和胃经所主，胃经为诸经之始，任脉为诸经之末。濡养之始终，根于脐，而"脐能引母之气血入胃，以取其滋养"，又称经脉先天滋养之根。内根滋养始于胆，因"胆能于气血之所引入者，分别美恶，而但用其美者，收其毒者"，中医学亦有"凡十一脏取决于胆也"之说。可见，胆在后天滋养中的地位。胆总领经脉，导上宣下，和调内外之气。胆经上通脑，下输诸经，协助脑分清别浊，支配黄胆液质，灌濡周身。此二根之所以滋养，内而脏腑，外而百窍，皆赖于脑之溢滋和经脉之传输作用。正如《灵枢·本脏篇》言："经脉者，所以行气血而营阴阳，濡筋骨，利关节者也。"

（五）经脉与四体液质

人体各个经脉互相联系，通过四体液的分泌输布，保持着机体的相对平衡协调。经脉的生理活动与脑关系密切，也与体液的清浊远近及禀性有关。一般而言，最敏感的体液是白液质，其次是红液质，再次是黄液质和黑液质。从清浊远近而言，至浊的及浊中之清的体液质，"浊者近而且小"，距心脑及脏腑器官近，功能活动和敏感程度有限，但"兼乎内外"，外至周身皮肉筋骨经脉，内至心质脏腑组织相连属的经脉；至清的及清中之浊的体液质，"清者远而且大"，距心脑及脏腑器官远，功能活动和敏感程度无限，且"无有表里通布全身经脉，表之属水土者与里之属气火者互为统贯"。

在诊治疾病过程中，运用这些观念，对心脑及脏腑器官疾病，多从黑黄体液、浊疾根源施治；见全身及情志方面的疾病，多从白红体液，冷润根源施治。当脏腑器官及躯体有慢性局限性病变时，经脉感传于脏腑肌肤最敏感的经脉及相应穴位，或灸，或针刺，以脏腑部位肌表经络穴位为主，此所谓"近端取穴"。当脏腑器官及躯体病变，转变慢性呈不典型性表现，经脉感传趋于头"脑"部，即将原来脏腑躯体病变兴奋，投回于大脑皮层感觉区。治疗或灸，或针刺，以头部经络相应穴位为主，此所谓"远端取穴"或"下病上取"。如《回回药方》言：病变仅局限于脏腑躯体者，"便知此疮在肝经内皮生"，治以"将灸的器于肝经下右胁里向稍上处一灸。要烧令皮破，于近肝经的内皮上，使其脓流数日去净"，"后将能洗去根源于此证相宜的汤药与吃，令去净"。同样，如胃经有病，"凡人多有润从脑经下到胃经"者，治疗"止于胃口上可受三处，如鼎足状"。当病变日久，其敏感区转回头部者，如："眼疼日久气窄，并癫三等证候，可于头上灸。""若恐生癫证者，头上灸五处：一在脑之生发起处，二在囟门以上少许，三在头后风府穴稍上，后二处在两耳后脑骨辏接处。"

由此可知，回族医学早已认识到经脉与脑、脏腑器官、躯体肌肤连属，与四体液及其清浊敏感微显程度关系极为密切，并运用于诊断治疗过程中。

三、脏腑理论

回族医学对于人体的组织结构认识，既承袭了阿拉伯伊斯兰医学的解剖学知识，比较完整地概括和描述脏腑的各种功能，同时又受中医学的影响和时代局限，把大脑神经的部分功能分司于五脏。而且，通过长期和大量的临床实践证明，以心脑为主宰的五脏，的确与某些情志活动相互关联。为此，回族医学将阿拉伯伊斯兰医学对"脑"的研究成果与中医学"心主神明"，五脏"各有所司"的理论巧妙地结合，于是形成了五脏性情司属说。其特征是以运动的观点来认识人体这一客体的各种运动形式，进而把全部生命组织放在宇宙本然运动和相互关系之中，既认识人体脏腑、经络、体液、质性、筋骨、体窍、气血等组织成分的个别功能，又认识到这些不同的生理功能的相互联系、相互影响以及与宇宙自然的相互关系，从而构成回族医学的脏象理论。

（一）脏腑生理功能

气在生命的整个发生、发展的过程中发挥统摄和原动的作用。气在人体不同的脏腑组织和不同的运动过程有不同的名称。以肾为名的生命运动的发生过程，其气名为发生之气（生殖之气）；以肝为名的生命运动的调控过程，其气名为调和之气；以心为名的生命运动的动力过程，其气名为元宗之气；以脾为名的生命运动的演化过程，其气名为谷养之气；以肺为名的生命运动的传送过程，其气名为呼吸之气；以脑为名的运动的"纳通"过程，其气名为灵敏之气；以胆为名的生命运动的纯净过程，其气名为升发之气，还有各脏腑经脉之气。

正如宋朝杨士瀛《仁斋直指方》所言："人咀气为主，一息不运则机缄穷，一毫不续则穿垠判。阴阳之所以升降者，气也；血脉之所以流行者，亦气也。营卫之所以转运者，气也；五脏六腑之所以相养相生者，亦此气也。盛则盈，衰则虚；顺则平，逆则病。"

五脏成分，属性不同，色性用情有别，功能各异。心取南方之土而成。因南方属火，土色赤、性燥，其情热，其声洪。故心主火而应夏，其位南，于身为舌而言发。肝取东方之土而成。因东方属木，土色青、性柔，其情长，其声和。故肝主木而应春，其位东，于身为筋而力生。肾取北方之土而成，因北方属水，土色黑、性弱，其情活，其声悠。故肾主水而应冬，其位北，于身为耳而听闻。肺取西方之土而成，因西方属金，土色白、性刚，其情短，其声厉，故肺主金而应秋，其位西，于身为鼻而气通。脾取中央之土而成，因中央属土，土色黄、性浊，其情深，其声沉，故脾主土而应四季，其位中，于身为形而色润。

（二）脏腑气机升降

回族医学认为气机动静，升降出入的运动过程，即动静相召，上下相临，阴阳相错，而变由生也，气机动静，升降出入，体用配合的气化活动，是生命存在的特征。在人体的脏腑组织中，还有肺的传送功能，肾的发生功能，肝的调控功能，心的动力功能，脾的演化功能，以及六

附录 中国回族医学的理论基础

腑的降浊升清功能，经络系统的输布传导功能，四液质及精髓、血，在体内的上下循环、内外传输功能，均表明整个生命功能，如生长、发育、应激、免疫、呼吸、消化、生殖等，都是在气化功能的基础上产生的。气化正常，就体现为正常的生命活动，气化不足，便表现出生命活动的异常，产生疾病。

（三）脏腑官窍

在论及五脏与五官，内外涵应时，认为力生于肝而养于肾，其萃在爪；气生于肺而养于脾，其窍在鼻；听通于肾而养于肺，其聪在耳；色润于脾而养于心，其征在唇；言出于心而养于肝，其苗在舌。

病因病机论

回族医学在辨证论治中，特别注重人的禀性及其病理根源，常将禀性衰败与病因病机联系在一起讨论。既要根据禀性与四性体液的相互联系，分析整体功能变化；又要通过识病认性，检查禀性衰败所致之病理根源及其症候表现，以便采驭相应的治则。在施治过程中，不断调整有机整体功能和禀性体液活动，使其趋于平衡，恢复健康。可见禀性衰败是回族医学病机理论的核心，也是东西方医学高层次、高水平的巧妙结合。运用这一学说，能较全面地概括疾病发生的原因和条件，能够从整体观念上阐明疾病过程中人体的病理变化，能为认证识性提供诊断依据。在辨证施治的过程中，有执简驭繁、提纲挈领的作用。

一、禀性衰败的概念

所谓禀性衰败，是生命体为响应内外环境干扰与刺激，改变禀性气质体液功能应变能力的一种态势。在脑神经体液的统一调控下，使身心的生命活动维持在适度的弱的稳态状况。禀性衰败也反映出致病因素、疾病根源和禀性体液应变能力两个方面所处的状态和进一步变化的趋势。禀性衰败突出了身心在受到病因干扰刺激后，产生的生理病理变化以及抗病反应时的特定功能状态。

二、病理根源

人之后天性命形体，全靠体液气血濡养。气血四液正常内行脏腑脉络，外充皮毛，渗透肌肉，滋养筋骨，故百体平稳，运动无碍。气血通达全身，载理承性。然而，尘世纷杂，浊气横流，四液不仅有数量和质量的变化，而且受染于热湿、疾、毒之浸，而浊而有朽。气浊而息动，可以呼出，吐故纳新，而体液朽而内浊，不可能经常排出浊液，换入新液，故体液受染。如不能及时调控，扬清抑浊，最易淹腐为浊湿、黑血、痰饮、浊风或黄水等异常体液、病理产物。正如《回回药方》卷30言："半消之血"流行至经脉，不得输布、凝聚郁滞，便成消渴、内蛊病。血淹于浊水，淤浊泛溢致病。这些有害的体液，根据其变化的程度，病理产物的性质和致病特点，导致疾病的类别，将它分为时风浊气、痰浊、淤血、湿浊、黄水、情志等6种。

三、疾病分类

回族医学根据其独特的理论体系，将疾病分为四大类，即禀性衰败气质失调性疾病、禀性衰败体液性气质失调性疾病、禀性衰败形体异常性疾病和禀性衰败组织结构损伤性疾病，并以此立法治则及护理。禀性衰败气质失调性疾病，系指在体液性或非体液性各种体内外因素的影响下，人体正常气质发生异常或禀性衰败气质失去平衡而产生的各种疾病。